U0145338

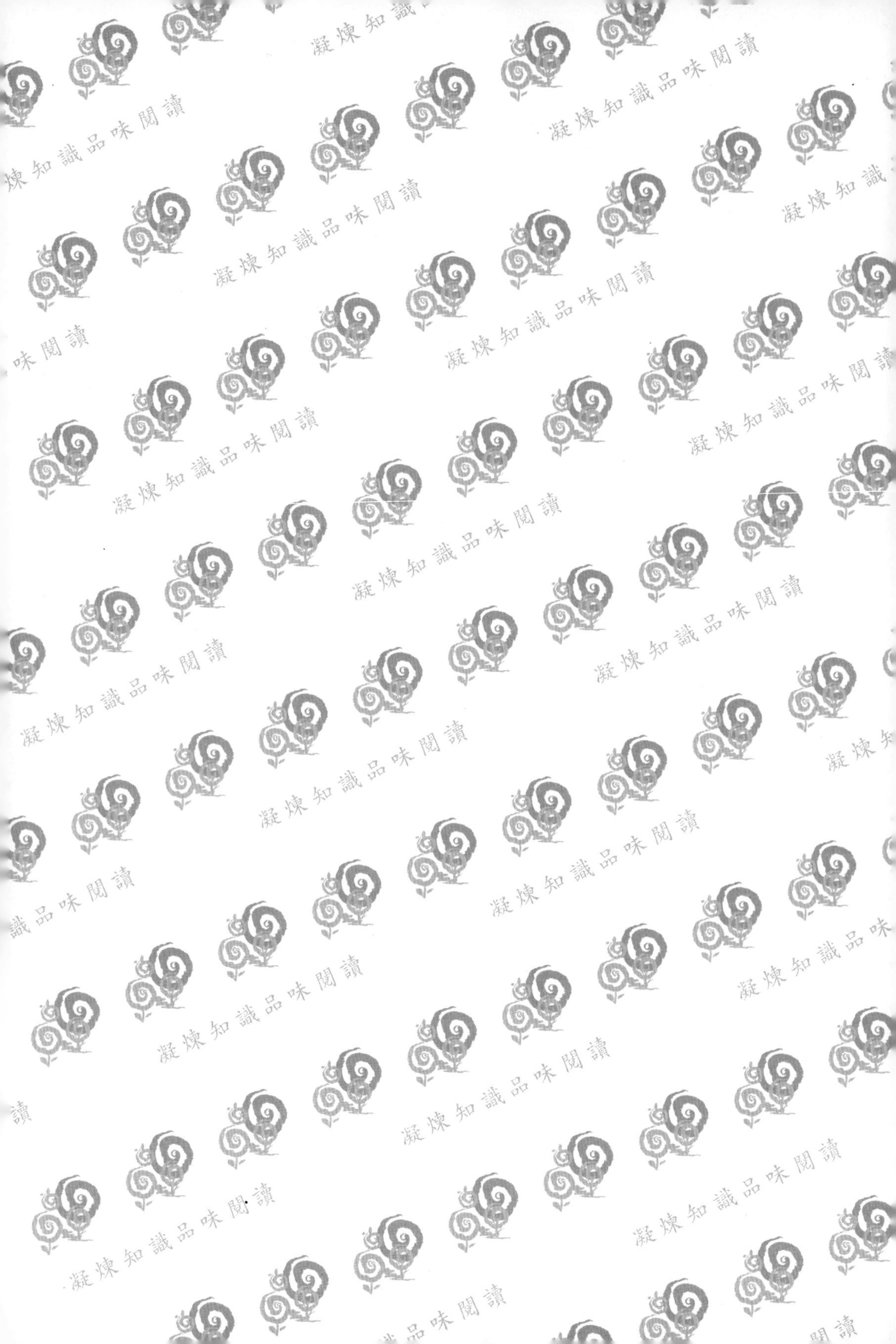

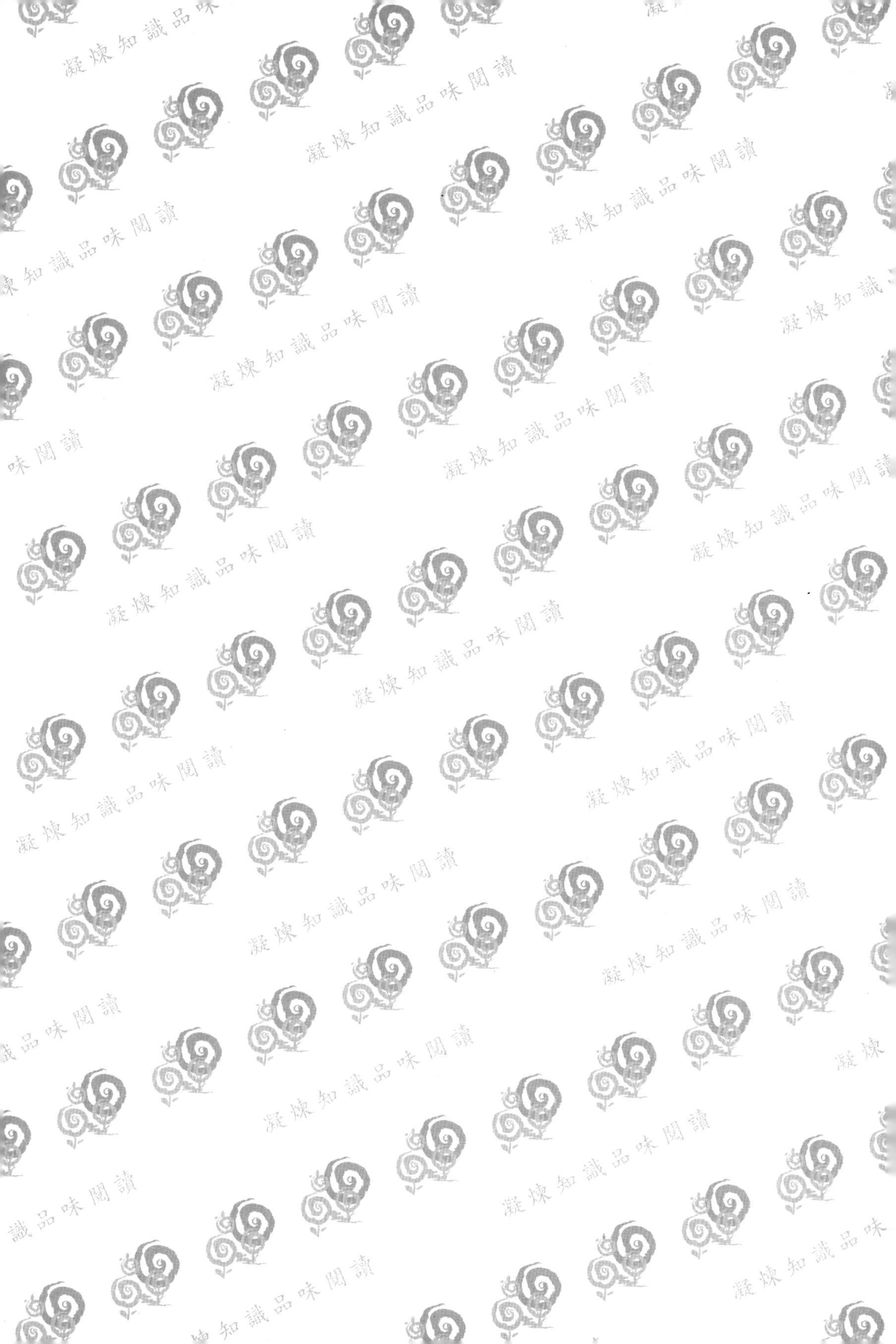

圖解系列

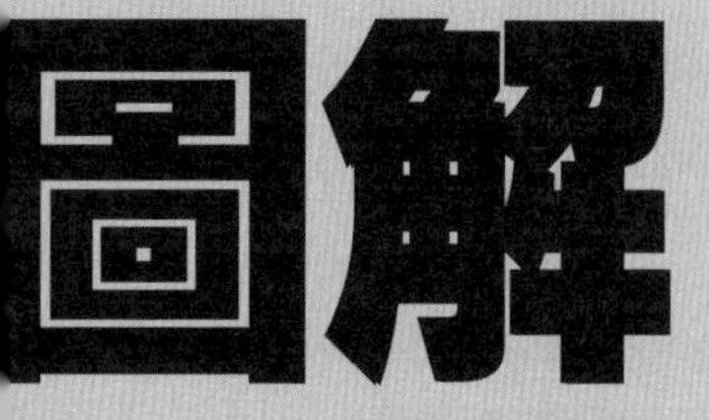

五南圖書出版公司 印行

流行病學

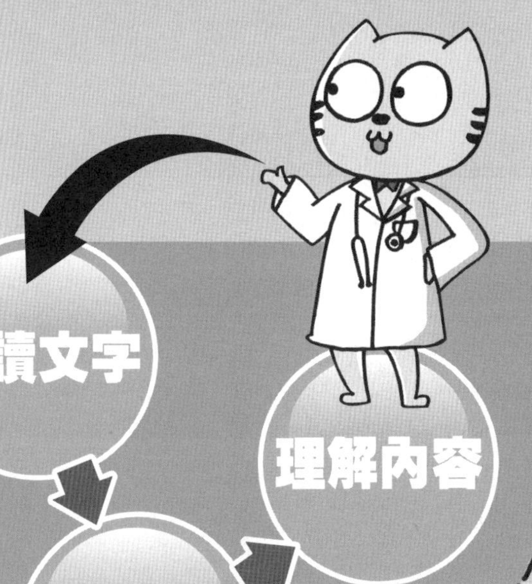

顧祐瑞 / 著

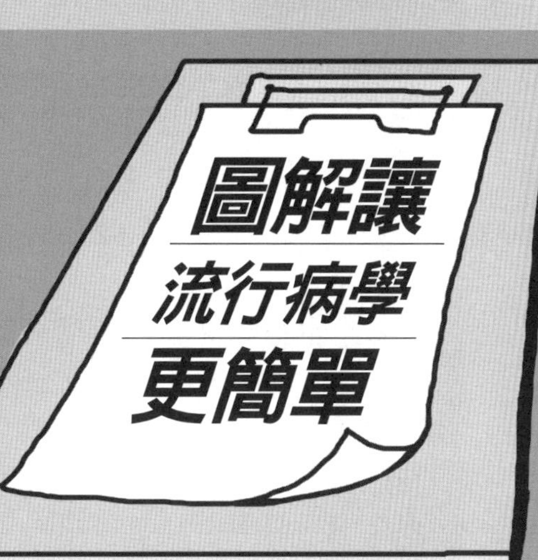

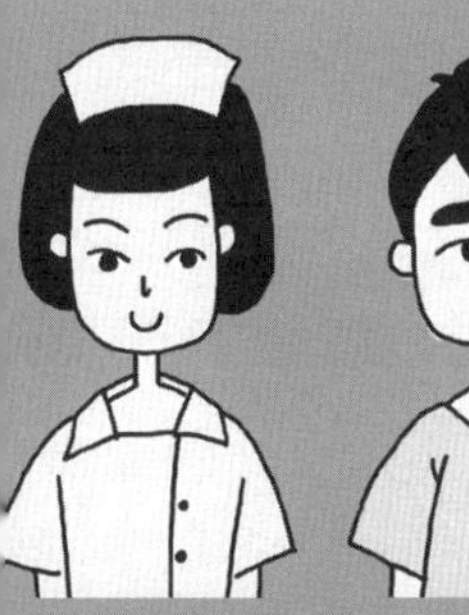
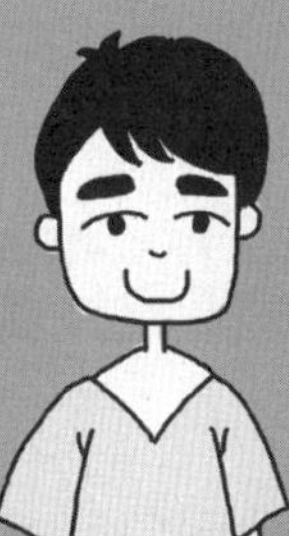
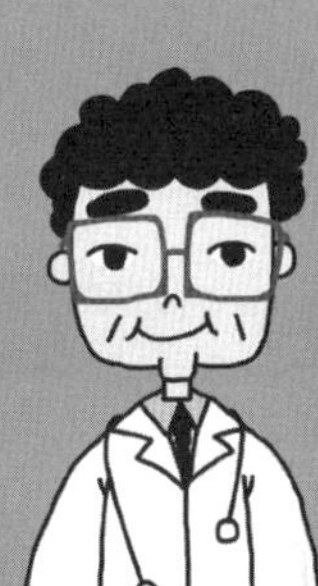
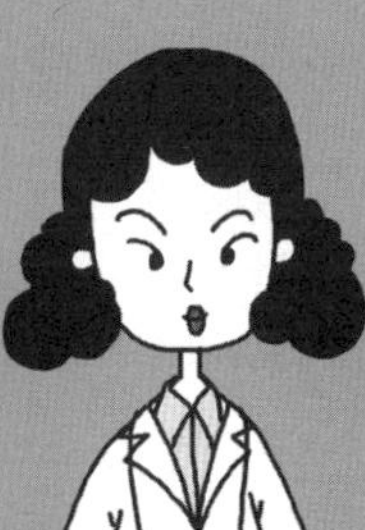
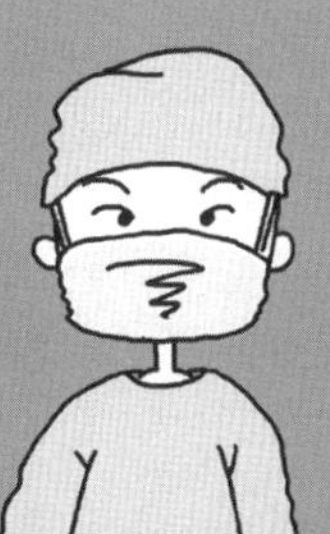
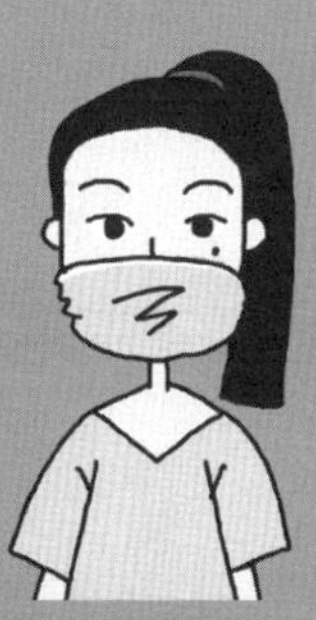

序言

序言

流行病學是公共衛生與預防醫學的基礎科學，藉由觀察、試驗及邏輯推理來描述疾病的形態，研究疾病的自然史，探討疾病的危險因子，推論致病的作用機轉，促進疾病防治措施的發展，並評估防治效益。流行病學是研究族群中疾病與健康狀況的分布及其影響因素，並研究防治疾病及促進健康的策略和措施的科學。對疾病的發生、發展進行干預，最終目標是控制疾病和促進族群健康。目前無論傳染病或慢性病的發生與傳播都方興未艾，更加顯示流行病學研究的重要性。

本書將流行病學的內容，拆解成一百多個小單元，藉由插圖與附表，加深學習印象與學習樂趣，適合公共衛生、醫事、生物科技等相關科系學生及從事衛生行政、醫療工作者或對流行病學有興趣者閱讀。

本書系統地介紹了流行病學的基礎理論、研究方法與應用，全書依公務人員考試命題大綱爲主要的章節編寫，共分流行病學基本原理與測量、假說建立及因果關係判斷的知識、流行病學研究的設計與分析、流行病學的應用、偏差、干擾作用及交互作用的分析及流行病學研究等六大部分，內容細分 19 章，共計 126 小節。主要內容包括流行病學概論、測量指標的建立、疾病自然史與致病模式、描述性、分析性及實驗性流行病學、傳染病流行病學、慢性病流行病學、疾病篩檢及防治、研究設計、臨床經濟學、實證醫學、醫院感染、資料蒐集及表達等。

目錄 CONTENT

一、流行病學基本原理與測量

二、假說建立及因果關係判斷的知識

四、流行病學的應用

CONTENT

第 10 章 | 疾病篩檢及防治

第 11 章 | 臨床經濟學

第 12 章 | 醫院感染

CONTENT

CONTENT

目錄

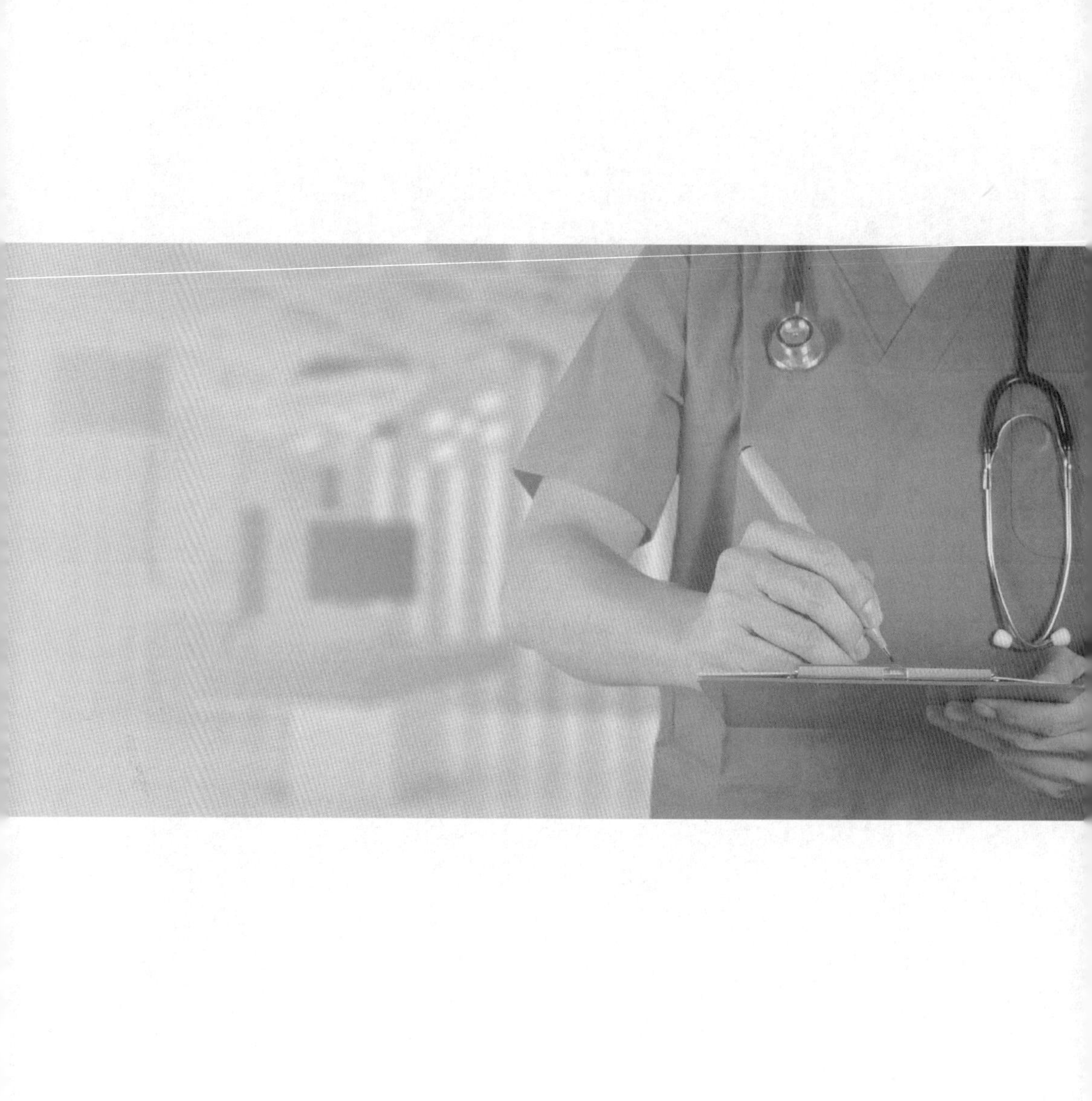

PART 1

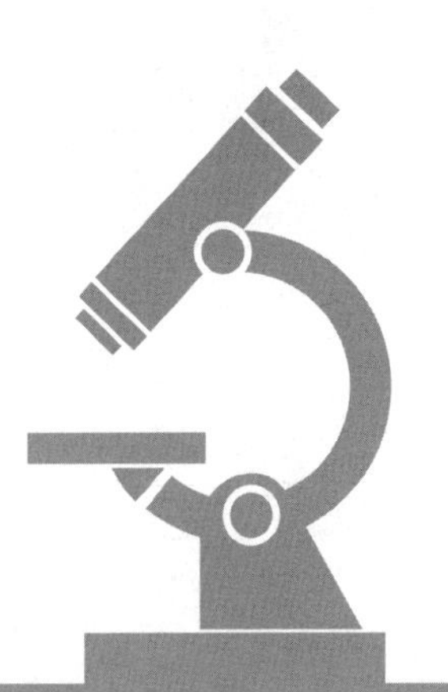

流行病學基本原理與測量

1 流行病學概論

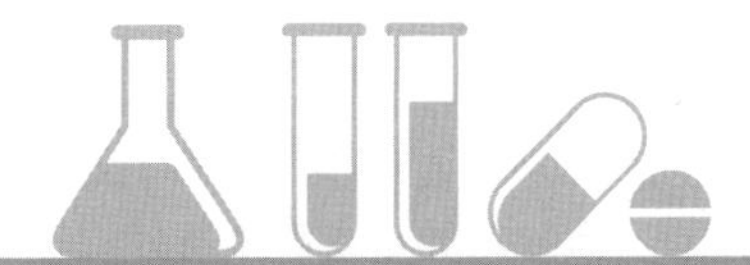

Unit 1-1 流行病學基本概念

早期的流行病學是以研究傳染病的發生與流行規律爲主，而形成了系統性的理論。隨著多數傳染病的流行逐漸被控制，生活水準的提高及壽命的延長，慢性病和非傳染病對健康的危害漸趨嚴重，所以流行病學研究的疾病自然會擴大到非傳染病。

流行病（epidemic）是指疾病在某一時間、地區、人群的發生率，遠超過正常的期望值，是相對而非絕對的概念，並不限於急性或慢性病，也不限於病例數的多寡。流行病學（epidemiology）字義中「epi-」表示「在……之中」，「demos-」表示「人群」，而「logos」表示「研究」之意。

流行病學是從群體水準研究疾病，臨床醫學是從病人個體水準研究疾病。流行病學主要研究疾病在特定族群中的發生、發展以及疾病與健康有關狀態，和事件的分布規律（包括現象及原因），控制疾病以及促進健康等的對策。

流行病學是研究人群中疾病與健康狀況的分布及其影響因素，並研究防制疾病及促進健康的策略與措施的科學。如傳染病、寄生蟲病、地方病、非傳染性疾病等；意外傷害、殘疾、智障、身心損害等；健康狀態、生理生化機能狀態、疾病前狀態、壽命等。

流行病學的原理與方法也被應用於衛生管理、健康教育及衛生服務的評價，和某些生理、心理、病理及臨床藥理學的群體現象的研究上。

根據其特定的研究範圍，流行病學有更細的劃分，如血清流行病學、臨床流行病學、地理流行病學、遺傳流行病學、腫瘤流行病學、心血管疾病流行病學、藥物流行病學、傳染病流行病學、慢性病流行病學等。

流行病學大致可分爲描述性流行病學、分析性流行病學及實驗性流行病學。描述性流行病學（descripitive epidemiology）爲描述疾病在不同人、時、地之分布狀況，調查疾病發生率、盛行率、死亡率、致死率，是一般流行病學研究的第一步。

藉由描述性流行病學研究中建立可能致病假說，進一步比較暴露組與非暴露組疾病發生率，或是病例與對照組的個案暴露率，來支持或推翻假說，這種探討危險因子和致病機制的流行病學，被稱爲分析性流行病學（analytical epidemiology），也稱之爲觀察流行病學（observational epidemiology）

最後藉由人爲介入性的實驗方法，如以個人爲單位的臨床試驗；或是以社區爲單位的社區試驗，來評估疾病預防性和治療性措施之效益的流行病學，稱爲實驗性流行病學（experimental epidemiology）。

流行病學的5W1H

項目	說明
who	哪一個族群容易罹病？
when	事件在何時發生？
where	事件發生在何處，是全球性的或是地域性的？有沒有群聚現象？
what	何種疾病流行、流行的機制是什麼？
why	為何疾病會在此流行、疾病的起源可能發生在哪裡？
how	如何預防疾病發生或改善疾病的預後狀況？

流行病學定義的演變

階段	年代	演變
Stallybrass	1931	流行病學是關於傳染病的科學——它們的主要原因、傳播蔓延以及預防的學科
《流行病學總論教程》	1936	流行病學是關於流行的科學，它研究流行發生的原因、規律及消滅的條件，並研究防治流行的措施
MacMahon	1970	流行病學是研究人類疾病的分布及決定疾病頻率的決定因素的科學
Lilienfeld	1980	流行病學是研究族群群體中疾病之表現形式及影響的因素
蘇德隆	1964	流行病學是醫學中的一門學科，它研究疾病的分布、生態學及防治對策
Last	1983	流行病學研究在族群中與健康有關狀態和事件的分布及決定因素，以及應用這些研究以維持和促進健康的問題

流行病學定義的詮釋

揭示現象
找出原因
提供措施
流行、分布
原因影響因素
策略、措施

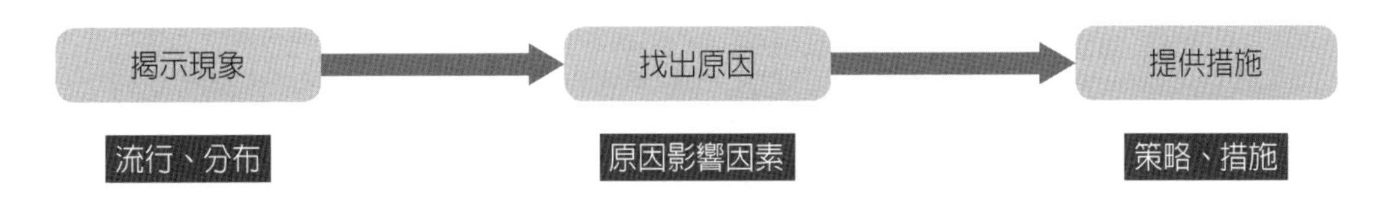

Unit 1-2 流行病學簡史

學科形成前期（～十八世紀）

人類文明史的早期，雖然認爲疾病是妖魔、瘴氣等因素引起，但也看到了疾病可由人體外的因素導致。

西元前1350年在埃及，天花被首次記載。死於西元前1157年的Ramses V木乃伊的臉上可見到很典型的天花疤痕。

西元前三世紀希臘著名的醫生希波克拉底（Hippocarates），在其著作《Air、Water and Place》中最早出現了「epidemic」，闡述了自然環境與健康、疾病之間的關係。

埃及在十四世紀鼠疫大流行時，約有2500萬人死於鼠疫。

清朝267年中，記載的疾病流行達328次。

學科形成期（十八世紀末～二十世紀初）

英國海軍外科醫生詹姆斯林德（James Lind），1747 年在海船上發現維生素C缺乏引起身體虛弱的壞血病的假說，並且將12名患病海員每兩人一組，分爲六組，每組服用不同的食物或水，開創了臨床實驗的濫觴。

1775年，英國低層白人的陰囊癌的發病率高於其他人群。取暖的煤燃燒不充分，產生大量的煤灰，煙囪需定期清掃，而煤灰中的特殊物質與皮膚的接觸，產生陰囊癌。

英國醫生愛德華琴納（Edward Jenner），1796年發現牧場的牛奶女工很少罹患天花，他便將一名12 歲男孩作爲第一例研究對象爲他接種牛痘，自此發現牛痘接種可以預防天花，爲傳染病的控制開創了主動免疫的先河。

英國著名內科醫生約翰・斯諾（John Snow），1848～1954年，針對倫敦霍亂的流行，首次使用病例分布的標點地圖法，對倫敦寬街的霍亂流行及不同供水區居民霍亂的死亡率進行調查分析。他提出「霍亂是經水傳播」的科學論斷被稱爲「現代流行病學之父」。

學科發展期（二十世紀四〇、五〇年代～）

此時期又稱爲現代流行病學時期。

第二次世界大戰後，社會經濟的迅速恢復和發展，科學技術呈現前所未有的進步，傳染病得到了控制，一些慢性非傳染病日漸成爲威脅健康和生命的主要問題，對衛生保健工作的需求逐步轉向控制、降低和預防這些疾病。

「鏈黴素治療肺結核」的隨機臨床對照試驗：1945年，英國生物統計學家布拉德福德・希爾（Bradford Hill）運用統計學原理，設計了一個實驗，證明了鏈黴素能夠殺死結核桿菌。

美國的弗明漢心血管病研究（Framingham Heart Study）。對弗明漢鎮三代居民的長期隨訪觀察（1948～，1971～，2002～），50年來發表1000多篇科學論文，確定了心臟病、腦中風和其他疾病的重要危險因素。

陰囊癌調查簡圖

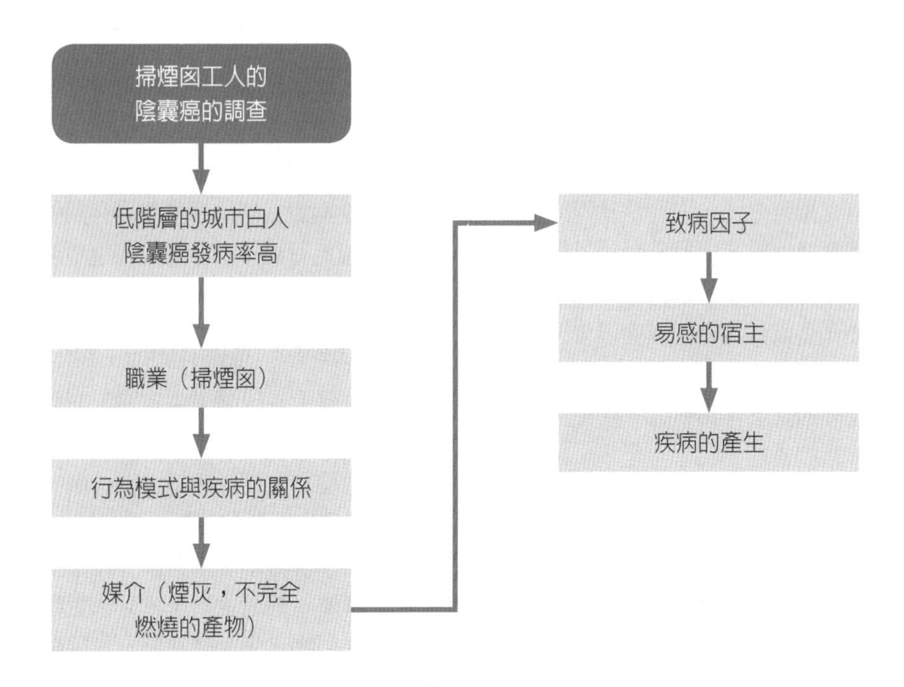

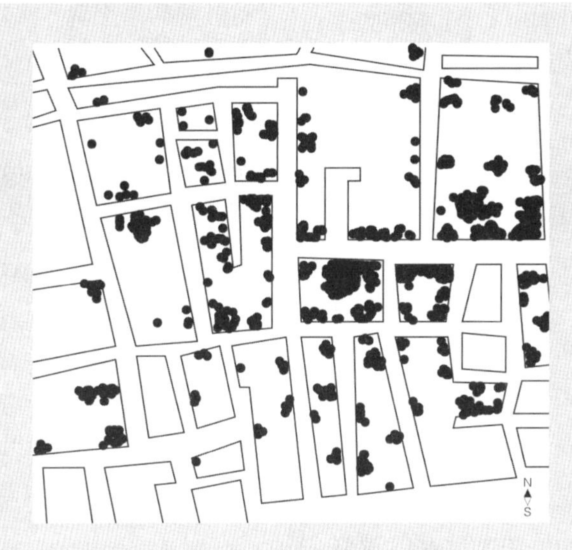

倫敦霍亂爆發，利用標點地圖法發現霍亂的傳染源並非是空氣，而是汙染後的水源。這是流行病學現場調查、分析與控制的經典實例

Unit 1-3 流行病學的研究範圍

在廣泛的公共衛生領域中，流行病學具有多種的用途。流行病學的早期研究關心的是傳染病的原因（病因），由於病因研究能導致確立預防方法，因而是基礎的重要工作。就此意義而言，流行病學是以促進族群健康爲目的的基礎醫學學科。

雖然某些疾病的病因僅與遺傳因素相關聯，但是，更常見的病因是由遺傳和環境兩類因素之間的交互作用所致。環境被定義爲能影響健康的各種生物學、化學、物理學、心理學或其他因素，更重要的是行爲和生活方式，而流行病學廣泛地研究這些因素的影響，以及評價促進健康的方法與措施的效果。

流行病學也研究個體和群體中各種疾病的原因與結局（疾病自然史）。流行病學原則和方法用於解決個體病人中的醫學問題，導致臨床流行病學的產生。

流行病學還常用來描述各種族群的健康狀況。對於衛生當局而言，了解疾病對族群的負擔是至關重要的工作，藉由確定預防保健工作重點的衛生計畫，以利用有限的資源達到最佳的效果。在某些專業領域中，如環境和職業流行病學，則強調對具有特殊環境暴露的族群進行研究。

近來流行病學家已涉足對衛生服務的效果及效益作評價。

臨床流行病學、分子流行病學、藥物流行病學以及代謝流行病學等學科的發展，流行病學的範圍早已超出了預防醫學的範疇，不僅可以疾病預防、控制，也可藉由評價提高臨床療效。

流行病學涉及面廣，與許多學科有關。大致可從與流行病學學科基礎有關的學科，以及應用流行病學方法的學科這兩個不同方面來歸納。

與流行病學學科基礎有關的主要學科

1.臨床醫學：臨床醫學中有關不同疾病患者的症狀、體徵和預後等方面的基礎知識與基礎理論，是流行病學工作者所必需的，是正確作出「群體診斷」的依據。

2.基礎醫學：醫學微生物學、醫學生物學、寄生蟲學、細胞生物學、分子生物學、生理學、生物化學、藥理學、實驗動物學等學科的知識較爲常用。

3.統計學和概率論：統計學和概率論的知識，是流行病學得以形成、發展的重要支柱。

4.社會學和心理學：流行病學調查是一項社會性很強的活動，其抽樣、實施方法也受到社會學調查方法的啓發。

廣泛應用流行病學的學科

流行病學和許多學科結合，發展出新的研究領域，如臨床流行病學、分子流行病學等，還發展出新的研究方向或研究重點，如車禍流行病學、移民流行病學等。

以科學名稱命名的分支流行病學

項目	說明
遺傳流行病學	研究血緣親屬中疾病的病因、分布、防治及其研究族群中疾病的遺傳病因
生態流行病學	生態學與流行病學的融合，從生態、環境變化的層面，探索疾病在時間、地域和族群的分布規律，以便及時發現或預測疾病發生的生態趨勢因素
口腔流行病學	用流行病學的原則、基本原理和方法，研究族群中口腔疾病發生、發展和分布的規律及其影響因素，同時研究口腔健康及其影響因素
社會流行病學	有關社會中健康保健的研究，和有關健康或疾病及其與社會因素關係的研究
數理流行病學	數學在傳染病學研究上之應用
藥物流行病學	將流行病學的研究方法應用在藥品使用的研究上
腫瘤（癌症）流行病學	探討族群中癌症的分布狀況及致癌機轉

以特別概念命名的分支流行病學

項目	說明
分子流行病學	套用先進的技術測量生物學標誌的分布情況，結合流行病學現場研究方法，從分子或基因水準闡明疾病的病因及其相關的致病過程，並研究疾病的防治和促進健康的策略和措施的科學
空間流行病學	利用地理資訊系統和空間分析技術，描述和分析族群疾病、健康和衛生事件的空間分布特點及發展變化規律，探索影響特定族群健康狀況的決定因素
移民流行病學	研究具有某種特點的族群從一個國家遷入另一個環境不同的國家，或在國內從一個地區遷入另一個地區時，比較遷入居民與遷入國家，或原居住國家居民間的某病發病率或死亡率，以探索病因或流行因素
傷害流行病學	運用流行病學原理和方法描述傷害的發生頻率及其分布，分析傷害發生的原因及危險因素，提出干預和防治措施，並對措施效果作出評估
景觀流行病學	研究疾病與環境因素之間的關係的科學
現場流行病學	流行病學應用於疾病預防控制的科學

Unit 1-4 流行病學的應用

群體診斷

從群體（mass）的角度觀察事物的動態變化，是流行病學有別於其他醫學學科的特點。群體和分布是流行病學中兩個最基本的概念；依研究目的不同，群體可大可小。

在多數的情況下，群體常用於指在一定範圍內具有某種共同特徵的人群，年齡、性別、職業、易感性、暴露史等都可作爲描述人群特徵的變數。如某地的愛滋病病人、某廠的工人、全國的碘缺乏病患者等。

分布是指一個衛生事件在「人」、「時」、「地」三方面的動態分布，這是流行病學醫師認識某一衛生事件，作出群體診斷並進而處理它的出發點和入手處。對防治效果的評價往往也是通過比較分布前後的變化來考察的。

群體診斷，往往要用統計學和概率論等有關方法對群體作出描述、分析，往往涉及到分子、分母、各種率、比等。無論統計分析方法多麼複雜、先進，如何準確揭示衛生事件的三間分布，進而及時作出群體診斷才是其根本點。

現場研究

流行病學起源於現場，並在現場研究中得到發展與提高，沒有現場研究就不會有今天的流行病學。現場是衛生事件實際發生的地方，是流行病學家主要的用武之地。

不深入現場、不認眞調查研究，就不能獲得充分、準確的資訊，也很難提出符合實際情況的防治對策和措施。反之，深入現場可以實際考查衛生事件的分布，從而作出理性、正確的群體診斷，提出實事求是的防治措施。

如果不重視現場工作，即使掌握了現代流行病學統計分析方法，也會由於基礎資料不可靠，或者對資訊缺乏深刻的了解，而很難作出令人信服的結論。

嚴密的邏輯思維

任何學科的研究者都需具備邏輯思維的能力，對流行病學工作者而言，此種能力的要求更高。流行病學分析的核心之一是比較，這一過程必須藉由嚴密的邏輯思維來完成。

在流行病學調查中，強調設立對照和使用安慰劑，是邏輯思維最基本的應用，不如此就難以從動態的比較中觀察到事物變化的本質。確定暴露與疾病之間的因果關聯，需要從關聯的強度、特異性、劑量效應關係、時序性、一致性和合理性以及生物學實驗證據等多方面來考查，這是邏輯思維在流行病學中的具體應用。

現代流行病學對偏差、干擾因素、效應修正因素等概念的認識，是流行病學工作者邏輯思維的素養。

預見性

流行病學的預見性是指流行病學研究往往在病因尚未明確之前，即可提示病因學探索的方向，並提前提出防治措施，從而有效地預防和控制疾病。流行病學的預見性是微觀學科的研究、干預活動開展的基礎。

1967～1978年報告天花的國家數

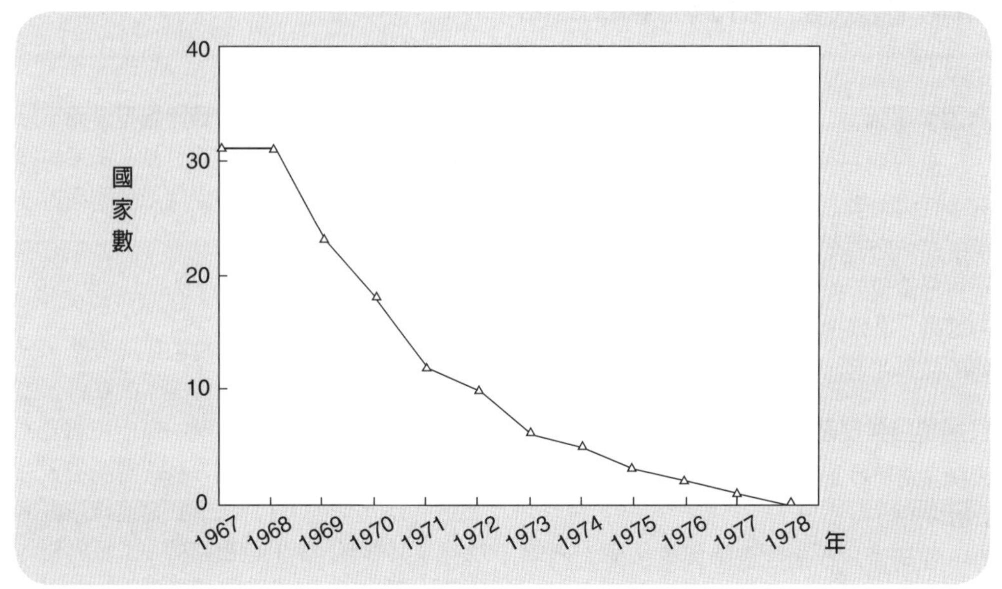

資料來源：Fenner等

流行病學的應用

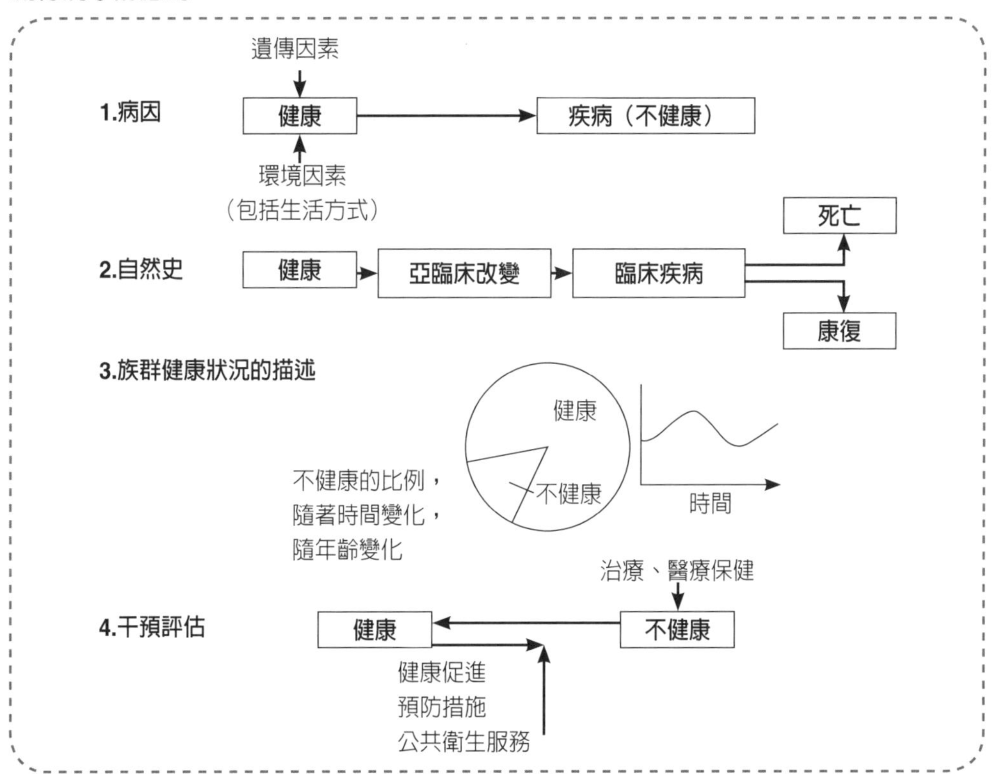

Unit 1-5 流行病學的目的

病因學研究

流行病學的發展是從病因學研究開始的，在病因學方面的研究相當多，成果也很多。在「原因不明疾病」的病因學研究中，不可只依賴於分析臨床表現或各種檢驗、檢測結果，必須進行流行病學研究，以查明該病的性質並進而找出病因。

疾病預防與控制

疾病預防與控制措施可分為四級：

1.初級預防

預防產生疾病的危險因素，使人們不接觸這些因素。如治理大氣汙染、杜絕毒品販賣、建立合格的自來水廠、創造寬鬆的社會和工作環境等，皆是政府和社會行為的預防，也是最有效率的預防。

2.一級預防

在疾病發生的危險因素已存在的情況下，預防疾病的發生，通過避免接觸危險因素和提高抵抗疾病能力來實現，如不抽菸、體育鍛煉、接種疫苗、合理營養、健康的性生活等，是個人最佳的預防。

3.二級預防

即當疾病已經發生，或是當身體生理功能減弱、表現出症狀時，早期發現疾病，預防其蔓延和嚴重後果，及時採取治療和防止傳播的措施，如早期發現腫瘤後儘快切除，早期發現傳染病儘早終止流行，皆是重要的預防。

4.三級預防

當疾病已產生後遺症，或身體代謝功能已處於不可逆轉的階段，展開康復治療，以儘量減輕疾病帶來的殘疾等負擔，緩解病痛和延長壽命，是為了預防疾病產生的嚴重後果。

疾病監測

疾病監測是長期不斷地收集、查核、分析疾病的動態分布及其影響因素的資料，並將有關資訊即時傳達給有關的單位和個人，以便採取適宜的干預措施。疾病監測中，主要應用分析性描述性方法，長期連續地觀察疾病及其影響因素的發展趨勢，並可對預防對策、衛生資源的分配進行評價。

一旦發生疾病爆發或不明原因疾病的流行，常常可藉由主動監測的方式，進行病因學研究。在疾病監測中可積累大量有價值的資料，為理論流行病學的研究提供了基礎，幾乎可以說，一切流行病學的研究方法都可以在疾病監測中應用。

對疾病防治、衛生服務活動進行研究和評價

對於新的疫苗、藥物或療法必須依靠流行病學實驗性研究來考核其實際效果，運用流行病學方法進行疾病防治、衛生保健活動的評價。評價可在活動進行的各個階段進行，以便即時總結經驗與教訓。

研究疾病的自然史

作為預後（prognosis）的依據和療效評估的參考，也可以用來探討各種危險因子在整個致病過程的作用時間。

希爾與道爾吸菸與肺癌病例對照研究——35歲以上吸菸者不同死因別的標準化死亡率

劑量效應關係

死因別	死亡個數	非吸菸者死亡率	不同平均日劑量的吸菸者死亡率			全死亡率
			1克以上	15克以上	25克以上	
肺癌	36[1]	0.00	0.48	0.67	1.14	0.66
其他癌症	92	2.32	1.41	1.50	1.91	6.65
呼吸道傳染病（排除癌症）	54	0.86	0.88	1.01	0.77	0.94
冠狀動脈心臟病	235	3.89	3.91	4.71	5.15	4.27
其他心血管疾病	126	2.23	2.07	1.58	2.78	2.14
其他	247	4.27	4.67	3.91	4.52	4.36
全死因	789	13.61	13.42	13.38	16.30	14.00

流行病學在醫學的角色

	臨床醫學	預防醫學
目的	病患的診斷、治療和復健	目的則在預防疾病的發生，並促進整個族群（社區）的健康
對象	個人	整個族群或社區
醫療保健	治療與復健，研究出更有效的治療方法提高復健的效益	扮演預防與管理的角色，也就是如何提供有效的預防方法，以消弭社區疾病
解決流程	① 急診、門診（頭痛醫頭） ② 實驗診對（對症下藥） ③ 治療復健 ④ 健康的個人	① 流行偵查、疾病調查（緊急防範） ② 確定流行（全面防治） ③ 遏止蔓延 ④ 健全的社會

臺灣十大死因死亡年齡中位數

單位：歲

	150年			較上年增減歲數			較十年前增減歲數		
	合計	男	女	合計	男	女	合計	男	女
所有癌症死亡原因	**69**	**68**	**71**	**-**	**-**	**-**	**-**	**-1**	**2**
氣管、支氣管和肺癌	73	73	72	-	-	1	-	-	1
肝和肝內膽管癌	70	66	75	-	-	-	3	1	4
結腸、直腸和肛門癌	74	72	75	-	-1	-	2	-	3
女性乳癌	60	82	60	1	…	1	5	…	5
口腔癌	59	58	71	1	-	1	5	4	3
前列腺（攝護腺）癌	81	81	-	-	-	…	3	3	…
胃癌	74	73	75	-	-2	1	-	-2	4
胰臟癌	70	67	73	-	-1	-	-1	-3	2
食道癌	59	59	67	-	-	-1	-	-	-2
卵巢癌	61	-	61	1	…	1	3	…	3

Unit 1-6 流行病學的研究方法

從邏輯推理的角度來看，人們認識事物的方式可分爲歸納和演繹。流行病學基本上是一門歸納性的科學，它從「描述」與「分析」兩方面表現其歸納性；在描述中注重分析，在分析中貫穿描述。

分析性描述是將所得資料按不同地區、不同時間以及不同族群特徵分組，將疾病、健康或衛生事件的分布情況眞實地展示出來。

對某一衛生事件的認識，都需要反覆經歷分析性描述與描述性分析的過程。在分析性描述的基礎上可以比較容易地開展描述性分析，而當一項或多項描述性分析結束後，往往需要對此在更高的層次上作分析性描述，直至事物的本質得到充分的揭示。

觀察性研究

觀察性研究是指研究者不對被觀察者的暴露情況加以限制，藉由現場調查分析的方法，進行流行病學研究，在概念上與實驗性研究相反；觀察性研究主要包括橫斷研究、病例對照研究。

橫斷研究是指選擇一個時間，對族群的患病、健康情況或某一衛生事件的分布進行現況調查的研究，通常可採取典型調查、抽樣調查、普查或篩查的方法。

病例對照研究：此研究的特點是，藉由設立含有一定數量病例的病例組，和一定數量不患某病的研究對象的對照組，應用同樣的方法，回顧調查病例組與對照組中某些可疑因素的發生頻率和強度，從而找出有意義的病因線索。病例對照研究是流行病學病因學研究中，最常用和最基本的方法。

實驗性研究

實驗性研究是指在研究者控制下，對研究對象施加或消除某種因素或措施，以觀察此因素或措施對研究對象的影響。實驗性研究可畫分爲臨床試驗、現場試驗和社區干預試驗三種試驗方式。

1.臨床試驗

這是以病人爲試驗對象，以考察一種或多種臨床療法以及藥物對疾病轉歸的影響，而進行的實驗研究。在臨床試驗中需遵循隨機和盲法（單盲、雙盲和三盲）的試驗原則，來保證試驗結果的科學性。

2.現場試驗

這種試驗性研究以一般族群爲研究對象，受試者一般爲未患某病的人，常用於生物製品的效果評價。與臨床試驗相同的是，現場試驗也必須遵循隨機和盲法的原則。

3.社區干預試驗

這是一種選擇不同社區，分別施以不同干預措施的試驗。與現場試驗不同的是，社區干預試驗不針對個人，不對受試社區中的人隨機分組，只對受試社區分組。

數學模型研究

又稱理論流行病學研究，即藉由數學模型的方法來類比疾病流行的過程，以探討疾病流行的動力學，從而爲預防和控制疾病、制定衛生策略。

流行病學研究方法（按設計類型分類）

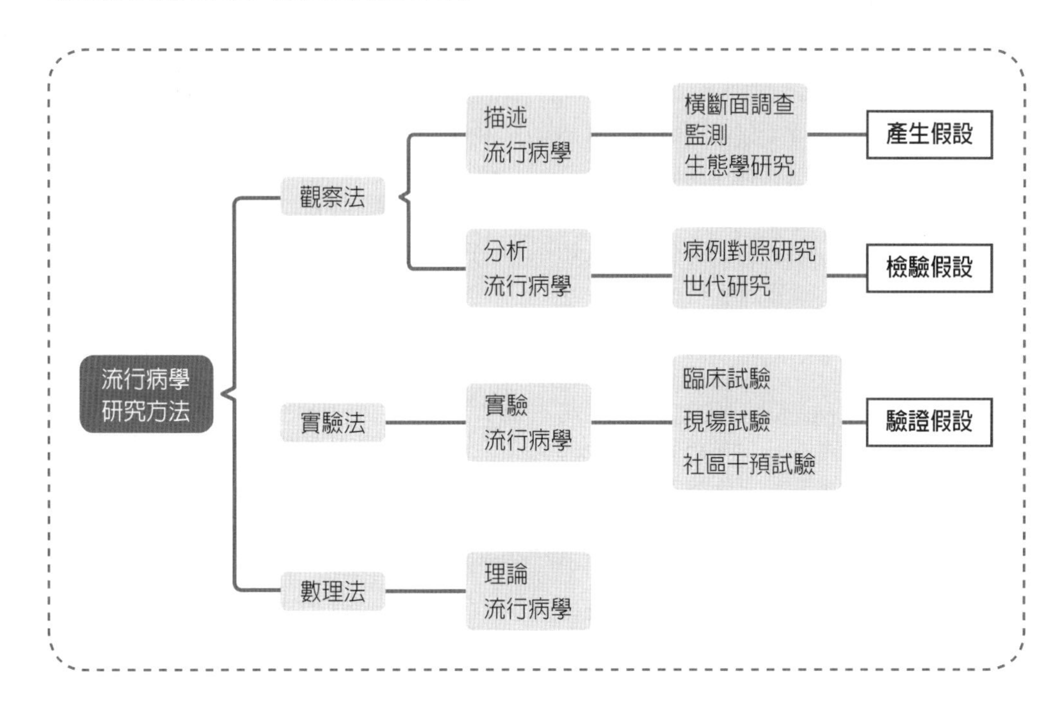

病例對照研究示意圖

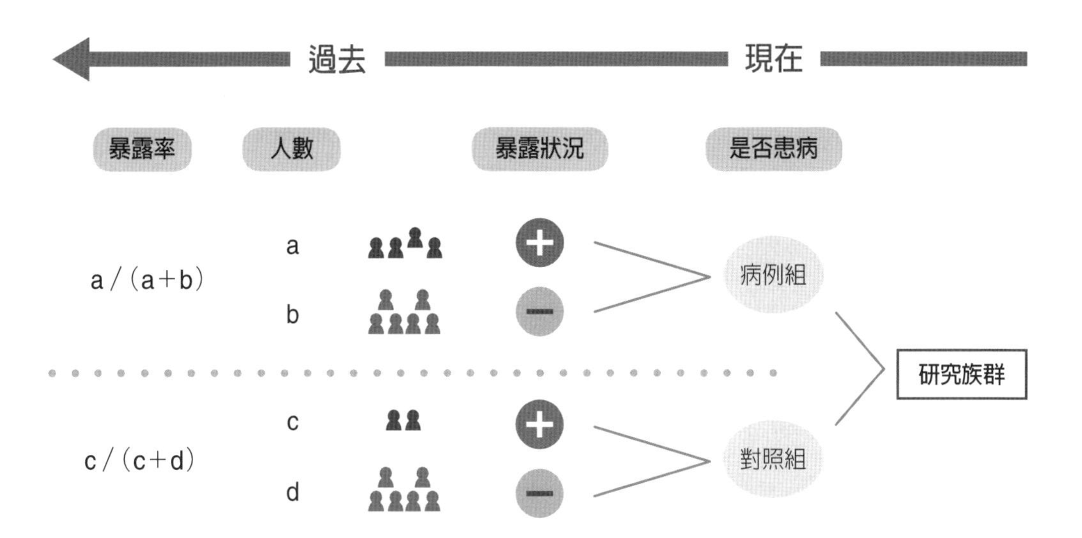

Unit 1-7 流行病學的發展

新發展

1.研究領域擴大：研究領域深入醫學的各個領域，觸及衆多的公共衛生議題，產生了一系列新的流行病學分支。

2.相關學科增加：研究內容包括生物學、環境、行爲、心理、社會因素等。

新指標

1.累積發生率（cumulative incidence, CI）：可用於爆發流行調查，也可用於慢性病的調查。觀察期間可長可短；同時，分母爲觀察開始時的實際暴露人數，所以結果更趨於準確。

2.發生密度（incidence density, ID）：在單位時間內發生新病例或死亡速率的指標，又稱爲發生率（Incidence rate）。

3.潛在生命年數損失（potential years of life lose, PYLL）：指死亡所造成的壽命損失，即期望壽命與實際死亡年齡之差。是在考慮死亡數量的基礎上，以期望壽命爲基準，進一步衡量死亡造成的壽命損失。

4.校正失能狀態後人年（disability-adjusted life years, DALY）：指從發病到死亡（康復）所損失的全部健康生命年。

5.限制活動天數（restricted activity days, RAD）、臥床殘存天數（bed-disability days, BDD）、缺課天數（days lost from school, DLS）、缺勤天數（days lost from work, DLW）、生命品質（quality of life, QL）等新指標。

新方法

1.統合（Meta）分析：一種對具有相同研究目的的相互獨立的多個研究結果，進行系統的綜合研究方法，以彌補單個研究結論的偏差。

2.嵌入式病例對照研究（nested case-control study）：是一種將世代研究和病例對照相結合的研究方法。

3.捕捉標記再捕捉法（capture-mark-recapture, CMR）：爲估計某地有某病或某種特徵人數多少的一種快速流行病學調查方法。該法要開展2次或2次以上的調查，對第一次調查（捕捉）其中登記在案的人，經過統計學處理，估計患病人數及信賴界線。

4.平行篩檢法（parallel screening）：將不同敏感度和特異度的檢測方法進行串聯的篩查方法。

5.按規模大小或比例的機率抽樣（probability proportional to size, PPS）：是兩階段整群抽樣法。

6.批次品質保證抽樣（lot quality assurance sample, LQAS）。

7.路徑分析（path analysis）：多因素分析提供了一種合理而有用的方法。

8.隨機應答技術（randomized response technique, RRT）：藉助於隨機化裝置向被調查者提出敏感或一般問題，根據回答者答「是」的比例估計人群中敏感行爲的比例。

9.德菲法（Delphi method）：是一種集思廣益來推測未來現象的方法，最後匯集形成一致性具體的共識。。

10.綜合多變量評估（synthesis of multivariate assessment）：是把具有一定層次結構的指標體系中，多個描述被評價事物不同方面（維度）且量綱不同的指標，轉換成無量綱的相對評價值，並逐層綜合這些評價值，以得出對該事物一個整體評價的一種系統方法的總稱。

流行病學新概念

項目	說明
主動監測（active surveillance）	盡力去搜索病例以提高監測的敏感性。哨點監測、CMR法、死亡或發病漏報調查都屬於主動監測
第二代監測（second generation of surveillance）	在臨床監測和血清學監測的基礎上，常規增加行為學監測的內容，稱為第二代監測。行為學監測主要針對有可能改變的危險行為，成為連接監測和干預的橋梁。行為學監測既可針對一般族群，又可針對高危族群
效應修正（effect moditlcation）	暴露因素在各層中與疾病的聯繫強度（測量的效應）因第三變數的存在情況不一而大小不同，該第三變數稱效應修正因素（modification factor or modifer）。流行病學研究的目的即是消除干擾作用，並盡力發現效應修正作用

德菲法（Delphi method）圖示

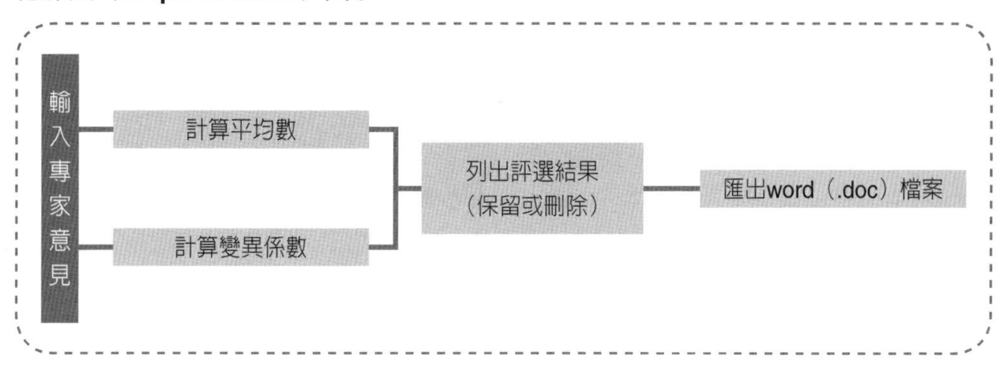

路徑分析的重要工具：路徑圖舉例

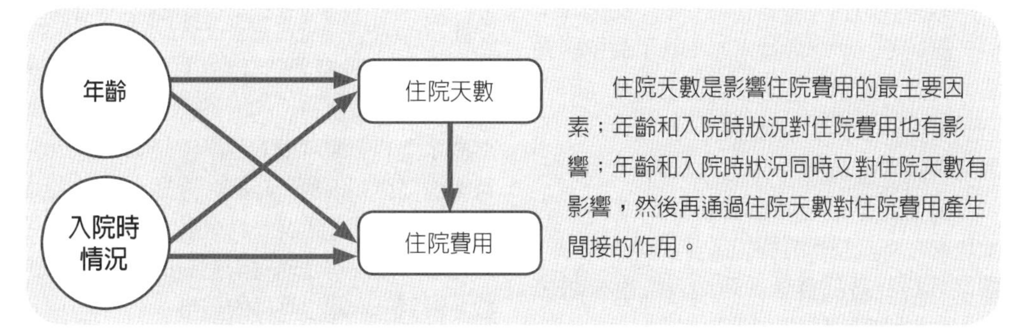

住院天數是影響住院費用的最主要因素；年齡和入院時狀況對住院費用也有影響；年齡和入院時狀況同時又對住院天數有影響，然後再通過住院天數對住院費用產生間接的作用。

Unit 1-8 流行病學的兩難

發展vs 困惑

幾十年來，流行病學發展迅速，研究內容廣泛涵蓋人類疾病和健康，逐漸成爲現代醫學的基礎學科。決策者、媒體、大衆也慢慢領悟到流行病學的存在及其重要性。

流行病學藉助其他領域的知識和技術，如統計學、電腦硬體和軟體的發展，使處理大量複雜資料的能力大大提高，可以從資料中挖掘出更多的資訊。

隨著傳染病發病和死亡率的下降，慢性非傳染性疾病的流行，危險因素流行病學成爲主導，但是，這種危險因素流行病學遭到越來越多的批評，一些學者認爲，危險因素流行病學已經到達其能力的極限。

從自然科學和醫學的角度來看，危險因素流行病學缺乏深度和精度，無法捕捉到眞正的病因和發病的生物學機制；流行病學同時也進入了一個專業過度細化的時代，在解決疾病病因和人群預防問題時，流行病學家的思維和採用的方法，越來越侷限在自己的小分支專業範圍內，更關注臨床和實驗室的結果。

觀察性研究vs實驗性研究

觀察性研究方法儘管易受偏差的影響，但一直是流行病學最基本的、應用最多的方法。然而，近期一些研究實例使觀察性研究遭到更多的譴責，盡是虛假、重複性差、非因果的關聯結果。

實證醫學進一步動搖了觀察性研究的地位。在實證醫學證據的品質評價系統中，觀察性研究是品質低於隨機對照臨床試驗（RCT）和系統綜述的研究證據。

倫理和實踐的考慮大大地限制了RCT的廣泛應用；嚴格的研究對象入選標準也限制了其結果的適用範圍。有時RCT很難派得上用場，必須求助於觀察性研究。

族群vs個體

流行病學的定義是「流行病學是一門研究族群的健康狀態、健康事件的分布情形和決定因素，並應用研究結果加以控制健康問題的學問」；但是，近幾十年的危險因素流行病學似乎背離了這個本質。流行病學家思考疾病和健康的方式以及研究的方法，從族群轉移到了個體，把個體從其所處的特定社會背景中完全地孤立出來。

個體的社會經濟學背景最多只是作爲個體的某種屬性或暴露的代理指標來研究，或簡單地作爲干擾因素來控制。

單一層次研究vs多層次研究

多層次研究將傳統的生態學研究和個體層次研究有機的聯繫起來，克服了單獨在任何一個層次上開展研究的侷限性。多層次研究，可以了解群體層次和個體層次上的因素如何影響個體疾病的發生、群體層次的因素如何影響個體層次因素的作用，以及不同層次上的因素如何導致群體間疾病頻率的差異等問題。

多層次研究仍然存在很多問題，在理論上，需要發展合理的因果模型，以便解釋群體水準和個體水準的因素，是如何聯合作用影響健康和疾病分布的。否則，多層次研究最終只會簡化爲又一種統計方法的應用，處理著一堆沒有任何實際意義的群體層次變數，得到一堆難以解釋的結果。

流行病學研究的發展

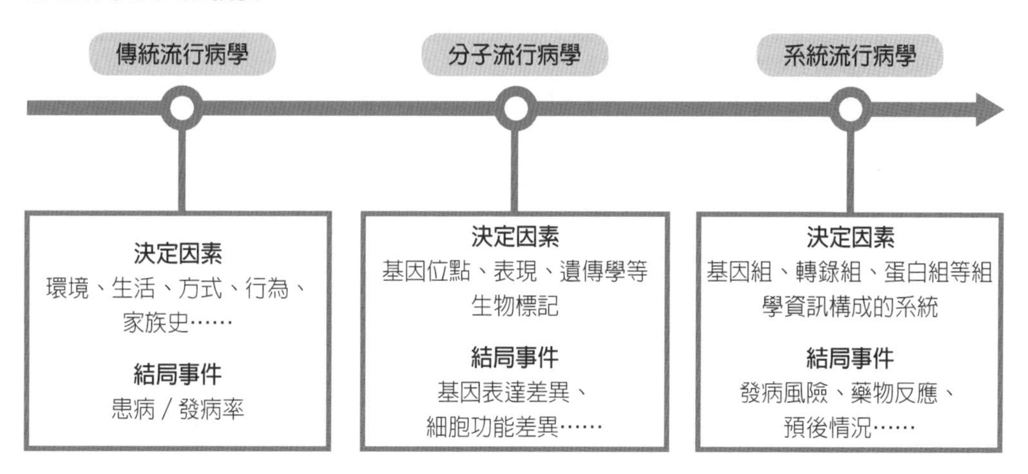

「生物醫學＋社會科學＋流行病學」模型

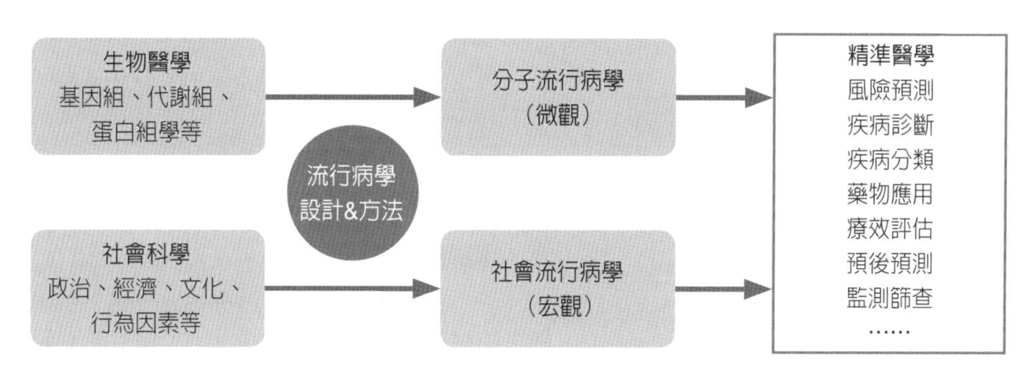

常用研究類型的鑑別

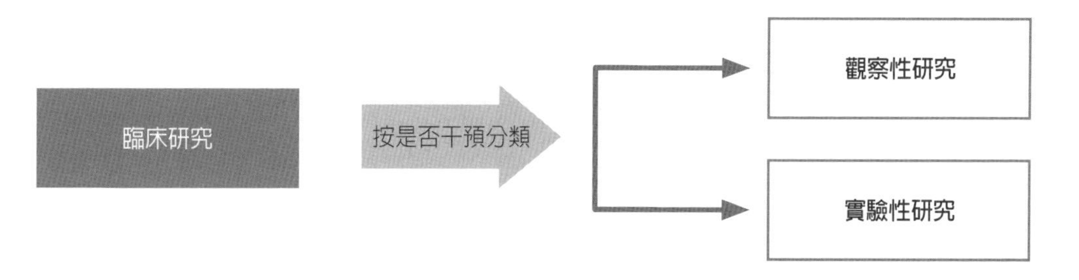

Unit 1-9 老年流行病學

老年流行病學是老年醫學的一門方法學，主要涉及老年人的疾病、健康、社會生活、心理情況等。現有的臨床流行病學資料已證明，在相同基礎疾病的情況下，高齡是一個獨立的危險因素。高齡族群具有「三最」特點：即最高患病率、最高傷殘率和最高醫療資源利用率。

老年流行病學的研究

老年流行病學的研究目的不單純是追求延長人的壽命，而著重於如何防止或減少老年疾病致殘的發生，延長其健康預期壽命；如何解決老年人特殊需求，提高其生活品質；如何將有限的衛生資源進行合理分配，使有限的資源發揮最大的功能；如何確定老年醫學的研究重點，評價老年醫學研究課題是否科學、設計是否合理可行等。

老年流行病學的目標及研究方向

1.面對日益嚴重的老齡化問題，老年流行病學首先就應著眼控制構成公共衛生問題的主要老年常見病、多發病，如研究和確定老年人心腦血管疾病、呼吸系統疾病、惡性腫瘤、第二型糖尿病、骨質疏鬆症、老年痴呆、帕金森氏病、老年性白內障、攝護腺肥大等疾病的危險因素和保護因素。
2.提高老年人的生活品質。老年學和老年醫學的研究目標不僅是爲了延長老年人的壽命，更重要的是提高老年人的生活品質，對老年人生活品質進行調查、評估，並採取有效措施以改善老年人生活品質，是老年流行病學的重要課題。
3.展開社區綜合防治研究，在示範社區內建立主要老年疾病的檔案，對幾種主要老年疾病進行監測。在社區內針對主要老年疾病的危險因素和保護因素，進行綜合防治研究。
4.將現代流行病學及衛生統計學方法應用於老年醫學研究，如確定老年醫學的研究重點，評價老年醫學研究課題是否科學、合理、可行，對老年人用藥、老年人營養品、傳統的保健方法進行科學的評價和驗證等。
5.展開長壽調查、老年醫學綜合考察、老年人生理參考值的研究等。
6.展開老年人健康教育，促進老年人健康的生活方式和健康行爲，積極宣導和促進健康老齡化。
7.協助衛生行政部門制定和建立老年衛生計畫。

年齡劃分標準

根據俾斯麥（Otto von Bismarck）所提出65歲爲退休年齡，並以此作爲老年期的開始。1982年聯合國老齡問題世界大會提出以60 歲爲老年期的開始年齡。2001年世界衛生組織曾提出年齡畫分標準：44歲以下人群爲青年人，45至59歲人群爲中年人，60至74歲人群爲老年前期或準老年期，75歲以上人群爲老年人，90歲以上人群爲長壽老人。隨著老齡化迅速發展，年齡畫分標準尚有待於重新界定和認可。

1950年、1975年、2005年、2025年和2050年按國家組別分列全世界60歲以上人口的規模與分布（按百萬計算）

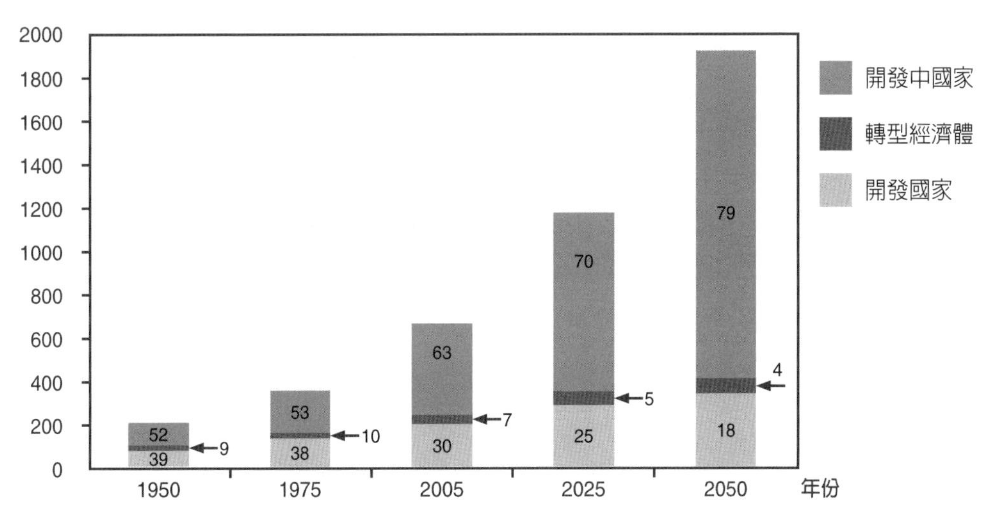

資料來源：聯合國（2005年）
注：(1) 本圖展示的是估計數（2005年以前）和中位變量預測值（2005年以後）
(2) 條形內標註百分比

2005年世界衛生組織各區域按主要原因組分列的死亡分布圖（百分比）

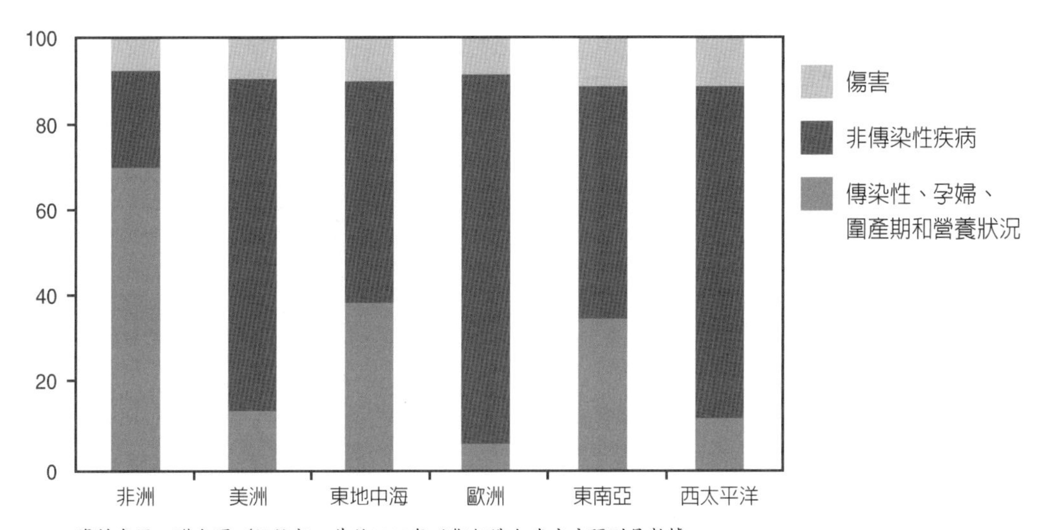

資料來源：聯合國／經社部，基於2005年世衛組織全球疾病預測局數據，
可查閱：http://www/who.int/entity/healthinfo/statistics/bod_deathbyregion.xls

2

測量指標的建立

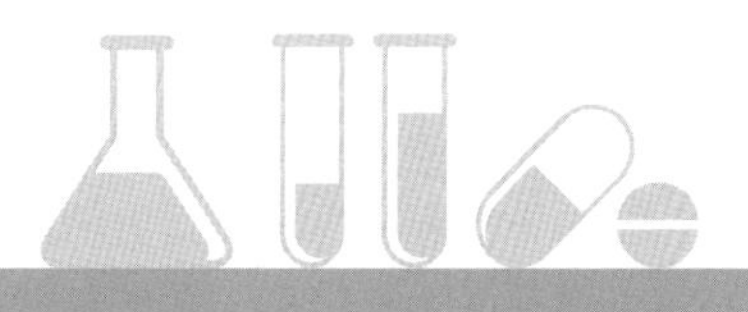

Unit 2-1 衛生統計指標

各種衛生統計指標值可於內政部統計年報及衛生福利部統計資訊網查詢。有些指標採用年齡分組分別計算，慣用的分組組距為5年。

死亡

與死亡有關的指標如粗死亡率（crude death rate）、新生兒死亡率（neonatal mortality rate）、標準化死亡率（standardized death rate）。

標準化死亡率屬於直接標準化，最常見的就是性別、年齡別的校正。以年齡的校正為例，就是用各個年齡層的年齡別死亡率乘以標準人口該年齡層的人口數，再加總後，除以標準人口總數。標準人口通常採用世界衛生組織（WHO）所定義的世界標準人口為基準，然必須註明是採用WHO1976年或目前WHO 2000年所定義的標準人口。

標準化死亡比（standardized mortality ratio, SMR）屬於間接標準化；當一個地區死亡率不穩定或不清楚死亡者年齡，僅知道死亡的總人數時，可以採用此法；也就是用各年齡組人口數，乘以標準人口的年齡別標準死亡率的總和，當作預期死亡人數，然後將死亡的總人數除以預期死亡人數，即可得SMR。當SMR>100%時，表示該地區死亡風險高於標準人口的死亡率。

出生

與出生有關的指標如一般生育率（general fertility rate）、總生育率（total fertility rate）、粗出生率（crude birth rate）、自然增加率（natural increase rate）。

生命表

生命表（life table）係將特定範圍的全體人口，就其死亡因年齡而異所產生的狀況，以各種函數表示的統計表。生命表各種函數的意義如下：

1.生存機率（probability of surviving）

${}_{n}p_{x}$：已達某年齡（x歲）者，其到達x+n歲時仍生存的機率。單一年齡生存機率（n=1）則以p_x表示。

2.死亡機率（probability of death）

${}_{n}q_{x}$：x歲者達到x+n歲前可能遭受死亡的機率。若n=1，則以q_x表示。

3.生存數（number of survivors）

l_x：一定的出生人數（通常為十萬人），其到達某年齡（x歲）時尚生存的人數。

4.死亡數（numbers of death）

${}_{n}d_{x}$：x歲時的生存數在達到x+n歲前的死亡人數。若n=1，則以d_x表示。

5.定常人口（stationary population）

假設死亡秩序不變，經過一段時間其人口的年齡結構並未因此而有所變動，此種狀態的人口稱為「定常人口」。${}_{n}L_{x}$：為x歲至x+n歲年齡組距間的定常人口數。

6.平均餘命（life expectancy）

假設一出生嬰兒遭受到某一時期的每一年齡組所經驗的死亡風險後，他們所能存活的預期壽命，亦即達到x歲以後平均尚可期待生存的年數，稱為x歲的平均餘命。平均餘命雖又稱為平均壽命，但與「死亡者平均年齡」不同，因為它係將某年死亡者的年齡相加除以死亡人數，因其未考慮眾多為死亡者，所以，該值通常小於平均餘命。

生命表依呈現方式分為二類

分類	說明
完全生命表	計算每一歲年齡組的存活
簡易生命表	計算每五歲或每十歲年齡組的存活

全國國民生命表　民國98－100年（部分）

年齡 X	生存數 l_x	死亡數 d_x	生存機率 p_x	死亡機率 q_x	定常人口		平均餘命 $\overset{o}{e}_x$
					L_x	T_x	
日（DAY）							
0	100000	207	0.99793	0.00207	1916	7911723	79.12
7	99793	35	0.99965	0.00035	1914	7909807	79.26
14	99758	22	0.99978	0.00022	1913	7907894	79.27
21	99736	15	0.99985	0.00015	1913	7905981	79.27
28	99722	45	0.99955	0.00045	8741	7904068	79.26
月（MONTH）							
2	99677	30	0.99970	0.00030	8191	7895327	79.21
3	99648	57	0.99943	0.00057	24564	7887136	79.15
6	99590	50	0.99950	0.00050	50464	7862572	78.95
年（YEAR）							
0	100000	461	0.99539	0.00461	99615	7911723	79.12
1	99539	48	0.99952	0.00048	99516	7812108	78.48
2	99492	32	0.99968	0.00032	99476	7712592	77.52
3	99460	24	0.99976	0.00024	99448	7613116	76.54
4	99436	20	0.99980	0.00020	99426	7513668	75.56
5	99415	21	0.99979	0.00021	99405	7414243	74.58

＋知識補充站

2017年9月20日內政部公布「105年簡易生命表」，國人的平均壽命為80.0歲，其中，男性76.8歲、女性83.4歲，跟主要國家相比，男、女性的平均壽命皆高於中國、馬來西亞及美國，而低於日本及挪威等國。

Unit 2-2 基本指標

比例、比率、組成比例

比例（ratio）：是兩數相除所得的比值，它是一個通稱，分子與分母可以互斥，也就是分子的個案可以不包含在分母內，最常用的指標就是性比例（sex ratio）、勝算比（odds ratio）。

1.比率（rate）：分子的個案包含在分母內，如死亡率、出生率等。比率所採的單位通常會依據事件發生機率的多寡，決定以百分率（%）、千分率（‰）或十萬分率（‱）作單位。通常有偶率採百分率，出生率採千分率，疾病別極年齡別死亡率採十萬分率計算。

2.組成比例（proportion）：又稱分率，指分子部分占整體（分母包含分子）的百分比值，通常以百分率來表示，如盛 率、致死率、週產率、新生兒死亡率等，某特定健康事件／所有健康事件。如十大死因死亡百分比，即是計算各種疾病死因死亡數占總死亡人數百分組成後，選出最高的十種死因。

粗率、標準化的率、特定率

1.粗率（crude rate or observed rate）：或稱觀察率，總病例數或發生數與總人口數或人年數的比值，屬於總和指標。一般提到的死亡率或出生率係指粗死亡率、粗出生率，也就是未經過校正的比率，最常用的校正是性別、年齡別的校正。

2.標準化的率（standardized rate）：比較兩個人口群的死亡率，因為兩個人口群的年齡組成不同，則較年輕的人口群的粗死亡率會較低，因此兩個人口群比較時，不宜使用粗率作比較，必須先作年齡的校正再作比較。

3.特定率（specific rate）：係指某個次人口群的比率，最常見特定別死亡率有新生兒死亡率、嬰兒死亡率、年齡別死亡率、疾病別死亡率等。

發生率、盛行率

1.發生率（incidence rate）：指一段時間裡（通常指一年）發生某種疾病的新個案人數；發生率是一個相對的概念，指發生新個案的人數除以有此風險的人口數，通常用千分率表示。

2.盛行率（prevalence rate）：指的是組成比例（proportion），通常係指百分比（percentage）。在流行病學裡，統計一個人口群中疾病的盛行，指的是一段時間裡人口群中所有罹病個案總數，或者是一段時間裡一個人口群中所有罹病個案總數除以其人口數，一段時間通常指一年。

對一個發病後需要長期治療才會好的疾病，若某年發生率變高時，其盛行率也會變高；相反的，對一個發病後很快就能治癒的疾病就可能有發生率很高，但是盛行率低的情形。罕見疾病係指低盛行率的疾病。

當代率、世代率

1.當代率（current rate）：當代率僅用某一段有限的時間（通常是一年）觀察到的資料去推算。

2.世代率（cohort rate）：世代率則是由某種經驗的發生，開始觀察一段時間發生的情形，如出生世代（birth cohort）、婚姻世代（marriage cohort）等的追蹤觀察。

三種盛行率

項目	計算
點盛行率（point prevalence）	某時間點上之所有現有病例數 / 某時間點上之所有人口數
終生盛行率（lifetime prevalence）	某時間點上之所有曾患過某病的人數 / 某時間點上之所有人口數
期盛行率（period prevalence）	某時段內之所有現有病例數 / 某時段內之所有人口數

健康指標之衛生保健資訊的蒐集

項目	說明
獲得來源	主動性收集→監控、調查（瘧疾港埠檢疫） 被動性收集→報告、登記（法定傳染病、先天缺陷、惡性腫瘤）
涵蓋範圍	選樣性收集：住院病人疾病傷害調查 全面性收集：戶籍登記（死亡、出生、結婚、離婚、遷移、就業）、人口普查臺灣地區死亡統計、臺灣地區人口統計、臺灣地區人口普查
蒐集時間	例行性收集：戶籍登記 定期收集：食物中毒調查

發生率統計之產生有賴通報登記或調查，如：
癌症發生率：國民健康署癌症登記
TB發生率：結核病盛行率調查

發生率

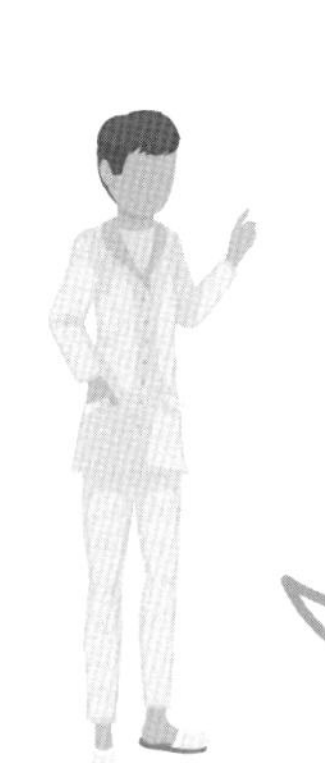

盛行率多仰賴調查
TB盛行率：結核病盛行率調查、糖尿病盛行率、腎臟病盛行率、高血壓盛行率、高血脂盛行率、高膽固醇盛行率（三高）：國民營養健康狀況變遷調查
統計資料可由相關研究成果報告中蒐集

盛行率

Unit 2-3 生命統計

生命統計學常以罹病率（morbidity）和死亡率（mortality）來描述或比較社區人口的健康狀況；亦以盛行率（prevalence）和發生率（incidence）來描述或比較社區疾病的情形。

常用的生命統計指標：⑴靜態的人口資料指標是反映人口數率（絕對數與相對率）、人口分布及人口組成等。⑵動態的人口資 指標是包含人口增長率（出生率、死亡率、遷入率、遷出率）及組成的變化率。

靜態人口分析

1. **性別**：人口中男女性別人口分配的情形，一般以「性比」（sex ratio）表示。該性比普通以每一百位女子所相當的男子數表示之。通常把人口性比稱爲普通性比或一般性比，即一般所說的性比，又按不同的年齡組別求其性比，即年齡別性比（age-specific sex ratio）。
2. **年齡**：人口構成的另一種基本特徵即爲「年齡」，年齡一般以「年」爲單位表示之。人口年齡的計算係以出生的日開始至統計標準日爲止，按實歲計算，即年滿一整年方統計爲一歲，未滿部分則不予計算。但幼小的嬰孩有時以「月」、「週」，甚至「日」爲單位表示。

動態人口分析——出生

1. **粗出生率（crude birth rate）**：一年內每千位年中人口的平均活產數。活產嬰兒即嬰兒的出生，不論妊娠期間的長短，不論完全脫離母體後，具有呼吸或其他任何生命的跡象，如心房與臍帶的跳動，或隨意肌明顯活動等，不論臍帶是否切斷或胞衣是否附著，均視爲活產。
2. **一般生育率（general fertility rate）**：一年內每一千位育齡婦女的平均活產數，而不論其已婚或未婚。一般生育率是當年的出生活產數與年中育齡婦數女的比較，亦即年中每千位育齡婦女中有多少出生嬰兒數之意。此項生育率較能客觀地測定一國或某一地區人口的生育力水準，因爲它以消除了粗出生率中所含性別及年齡組合中的部分因素。
3. **年齡別生育率（age-specific fertility rate）**：一年內每一千位某年齡組育齡婦女的平均活產數，常用的年齡組距爲五歲。
4. **總生育率（total fertility rate）**：假定一世代的育齡婦女按照目前的年齡別生育水準，在無死亡的情況下，度過其生育年齡期間所有可能的出生數或出生率，此率理論上是每一歲年齡別生育率的總合。
5. **完全生育率（completed fertility rate or lifetime fertility rate）**：此率是追蹤一群婦女成員活存到生育年齡的結束，至少到44歲，實際生育的總數。有偶婦女一般生育率：每一千位有偶婦女的平均活產數，爲所有有偶婦女年齡別生育率的總平均。
6. **毛繁殖率或淨繁殖率（gross or net reproduction rate）**：毛繁殖率是僅以女性出生數計算得到的年齡別生育率的總合。

人口指標

項目	說明
年底人口數（人）	指該年底人口總數
戶量（人／戶）	指平均每戶人口數
人口密度（人／平方公里）	平均每一平方公里的人口數
性比例（男／百女）	男性人口對女性人口的比例，即每百名女子相對男子數
幼年人口（人）	實足年齡為0至未滿15歲人口數
青壯年人口（人）	實足年齡為15至未滿65歲人口數
老年人口（人）	實足年齡為65歲以上人口數
扶養比（%）	指65歲以上老年人口占15至64歲人口的比重，作為依賴人口對工作年齡人口扶養負擔的一種簡略測度
扶幼比（%）	指14歲以下幼年人口占15至64歲人口的比重，作為幼年人口對工作年齡人口扶養負擔的一種簡略測度
老化指數（%）	衡量一地區人口老化程度。公式為：（65歲以上人口數）÷（15歲人口數）×100

性比的表示方法

項目	說明
受胎比 （第一性比 primary sex ratio）	$\frac{\text{懷孕中男胎數}}{\text{懷孕中女胎數}} \times 100$
出生性比 （第二性比 secondary sex ratio）	$\frac{\text{出生時男嬰數}}{\text{出生時女嬰數}} \times 100$
人口性比 （第三性比 tertiary sex ratio）	$\frac{\text{人口中男子數}}{\text{人口中女子數}} \times 100$

年齡期間（age periods）

年齡期間	人生階段
未滿4週	新生兒期（new-borns）
未滿1歲	嬰兒期（infants）
1～4歲	學齡前期（pre-school years）或幼童期（early childhood）
5～14歲	學齡期（school years）
15～24歲	訓練期（training years）或青年期（youth）
25～44歲	早期活動期（early working years）或壯年期（the prime of adulthood）
45～64歲	後期活動期（later working years）或中年期（middle age）
65歲以上	退休期（retirement years）或老年期（old age）

Unit 2-4 疾病指標

發病率

發病率（incidence rate）表示在一定期間內，一定族群中某病新病例出現的頻率。觀察時間單位可根據所研究的疾病病種及研究問題的特點決定，通常多以年表示。

分子與分母的確定：分子是一定期間內的新發病人數。若在觀察期間內一個人有多次患病時，則應分別計爲新發病例數。對發病時間難確定的一些疾病，可將初次診斷的時間作爲發病時間。

分母中所規定的暴露人口是指可能會發生該病的族群，對那些不可能患該病的人（傳染病的非易感者、已接種疫苗有效者）。實際工作中不易實現，當描述某些地區、某集團的某病發病率時，分母多用該集團、該時間內的平均人口。

發病率可按不同特徵（如年齡、性別、職業、民族、種族、婚姻狀況、病因等）分別計算，此即發病專率。由於發病率的準確度可受很多因素的影響，所以在對比不同資料時，應考慮年齡、性別等的構成，進行發病率的標準化。

罹患率

罹患率（attack rate）又稱侵襲率，和發病率一樣，也是族群新病例數的指標。通常多指在某一限定範圍，短時間內的發病率。觀察時間可以日、週、月爲單位，適用於局部地區疾病的爆發，如食物中毒、傳染病及職業中毒等爆發流行情況。其優點是可以根據暴露程度精確的測量發病機率。

患病率

患病率（prevalence rate）也稱現患率，是指某特定時間內，總人口中某病新舊病例所占比例。患病率可按觀察時間的不同分爲期間患病率和時點患病率兩種。時點患病率較常用，通常患病率時點在理論上是無長度的，一般不超過一個月；而期間患病率所指的是特定的一段時間，通常都超過一個月。期間患病率實際上等於某一特定期間開始時患病率，加上該期間內的發病率。

感染率

感染率（infection rate）指在某個時間內能檢查的整個族群樣本中，某病現有感染者人數所占的比例。感染率的性質與患病率相似。流行病學研究可藉由檢出某病的病原體的方法來發現感染者，也可用血清學或其他方法證明族群處於感染狀態。感染率常用於研究某些傳染病或寄生蟲病的感染情況和分析防治工作的效果，可用於估計某病的流行態勢，也可爲制定防治措施提供依據，是評估族群健康狀況常用的指標。

續發率

續發率（secondary attack rate, SAR）指在某些傳染病最短潛伏期到最長潛伏期之間，易感接觸者中發病的人數占所有易感接觸者總數的百分率。在進行續發率的計算時，需將原發病例從分子及分母中去除。對那些在同一家庭中來自家庭外感染或短於最短潛伏期、或長於最長潛伏期者均不應計入原發病例。續發率可用於分析傳染病流行因素，包括不同條件對傳染病傳播的影響（如年齡、性別、家庭中兒童數、家庭人口數、經濟條件等）及評價衛生防疫措施的效果（如對免疫接種、隔離、消毒等措施的評估）。

致病率（morbidity）相關指標

項目	計算
累積發生率（cumulative incidence, CI）	$\frac{（某地區某期間）發病人數}{（該地區該年之）人口} \times 100000$
發生密度（incidence density, ID）	$\frac{發病人數}{人 \times 時間} \times 1000$
發病率（onset rate）	$\frac{（某地區某期間）發病人數}{（該地區該期間之）感染人數} \times 100$
平均發病次數（frequency rate）	$\frac{（某期間之）發病數}{（該集團之）人口數} \times 100$（或1000）
平均罹病日數（disability rate）	$\frac{（某期間之）罹病總日數}{（該集團之）人口}$
平均治療日數（severity rate）	$\frac{（某期間之）罹病總日數}{（該期間之）發病數}$
二次侵襲率（secondary attack rate）	$\frac{發病人數-初發病例數}{感受性人數-初發病人數} \times 100$

2011年宜蘭縣某教養院3～5月份桿菌性痢疾侵襲率

身分別	總人數	確定病例	極可能病例	桿菌性痢疾因襲率
C1 棟住民	34	3	2	15%
C1 棟工作人員	11	0	0	0%
C2 棟住民	35	9	7	46%
C2 棟工作人員	12	1	2	25%
住民合計	69	12	9	30%
工作人員合計	23	1	2	13%
住民與工作人員合計	92	13	11	26%

註一：統計單位為人數，重複發病者只計算一次

註二：桿菌性痢疾侵襲率計算公式為：（確定病例＋極可能病例）／總人數

Unit 2-5 死亡指標

死亡率

死亡率（motality rate）表示在一定期間內、一定族群中，死於某病（或死於所有原因）的頻率，是測量族群死亡危險最常用的指標。其分子爲死亡人數，分母爲發生死亡事件的總人口數（通常爲年中人口數），常以年爲單位，多用千分率、十萬分率表示。

死於所有原因的死亡率是一種未經過調整的率也稱死亡粗率（crude death rate）。死亡率也可按不同特徵如年齡、性別、職業、民族、種族、婚姻狀況及病因等分別計算，此即死亡專率。計算時應注意分母必須是與分子相應的人口。

對不同地區死亡率進行比較時，需注意不同地區人口構成不同，而存在差異，爲消除年齡構成不同所造成的影響，需將死亡率進行標化後才可進行比較。

應用死亡率是用於衡量某一時期，一個地區族群死亡危險性大小的一個指標。既可反映一個地區不同時期族群的健康狀況和衛生保健工作的水準，也可爲該地區衛生保健工作的需求和規劃提供科學依據；如發展中國家死亡率水準仍然高得令人難以接受，兒童死亡率較發達國家高出10倍，如果貧窮國家的兒童死亡率能降低到富裕國家的水準，則每年就會少死1100萬名兒童。發展中國家母嬰死亡率平均是發達國家的30倍。

某些病死率高的惡性腫瘤，死亡率與發病率十分接近，其死亡率基本上可以代表其發病率，而且其死亡率準確性高於發病率，因此常用作病因探討的指標。死亡專率可提供某病死亡在人群、時間、地區上的變化的資訊，用於探討病因和評價防治措施。

病死率

病死率（fatality rate）是表示一定時期內（通常爲一年），患某病的全部病人中因該病死亡者的比例。

應用病死率表示確診疾病的死亡概率，它可表明疾病的嚴重程度，也可反映醫療水準和診斷能力，通常多用於急性傳染病，較少用於慢性病。一種疾病的病死率在不同流行中可因病原體、宿主和環境之間的平衡發生變化而變化。但是在比較不同醫院的病死率時，需格外小心，因爲醫療設備好、規模較大的醫院接受危重型病人比較小的醫院要多，因而大醫院有些疾病的病死率可能高於小醫院，所以用病死率作爲評價不同醫院的醫療水準時，要注意可比性。

生存率

生存率（survival rate）是指接受某種治療的病人或患某病的人中，經若干年隨訪（通常爲1～5年）後，尚存活的病人數所占的比例。生存率反映了疾病對生命的危害程度，可用於評價某些病程較長疾病的遠期療效，在某些慢性病、癌症、心血管疾病、結核病等的研究中常常應用。

累積死亡率

累積死亡率（cumulative mortality rate）指在一定時間內死亡人數占某確定族群中的比。通常爲了說明在某一年齡以前死於惡性腫瘤的累積概率的大小，有時累積死亡率可由各年齡死亡率相加獲得；多用百分率來表示。

不要誤踩「死亡率」資料地雷

地雷	說明
不是每個死因別死亡率都適合評估醫療保健介入效果	結核病死亡率 vs. 腦瘤死亡率
不同「死亡率」的分母、分子不同	‧分母可能是全人口、某疾病病患、所有死因、處置 ‧分子可能是原死因、所有死因、提及死因
死亡人數少的死亡率解釋	善用95%信賴區間

流感併發重症確定及死亡病例數統計

年齡別	病例數	死亡數	每十萬人口累積發生率	每十萬人口累積死亡率
小於3歲	8	0	1.3	0.0
3～6歲	7	0	0.8	0.0
7～18歲	15	0	0.5	0.0
19～24歲	2	0	0.1	0.0
25～49歲	50	7	0.6	0.1
50～64歲	108	16	2.1	0.3
65歲以上	291	40	9.1	1.3
統計	481	63	2.0	0.3

全國不分齡每週肺炎及流感死亡人數

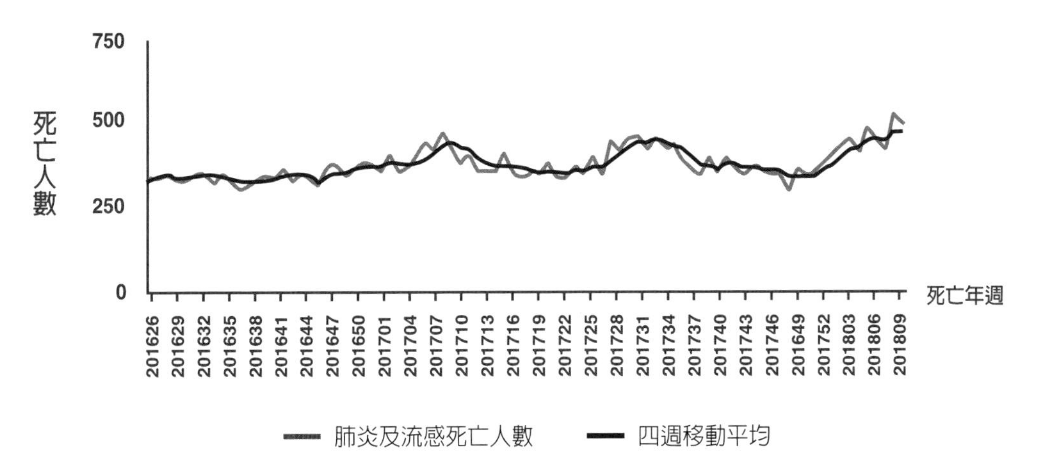

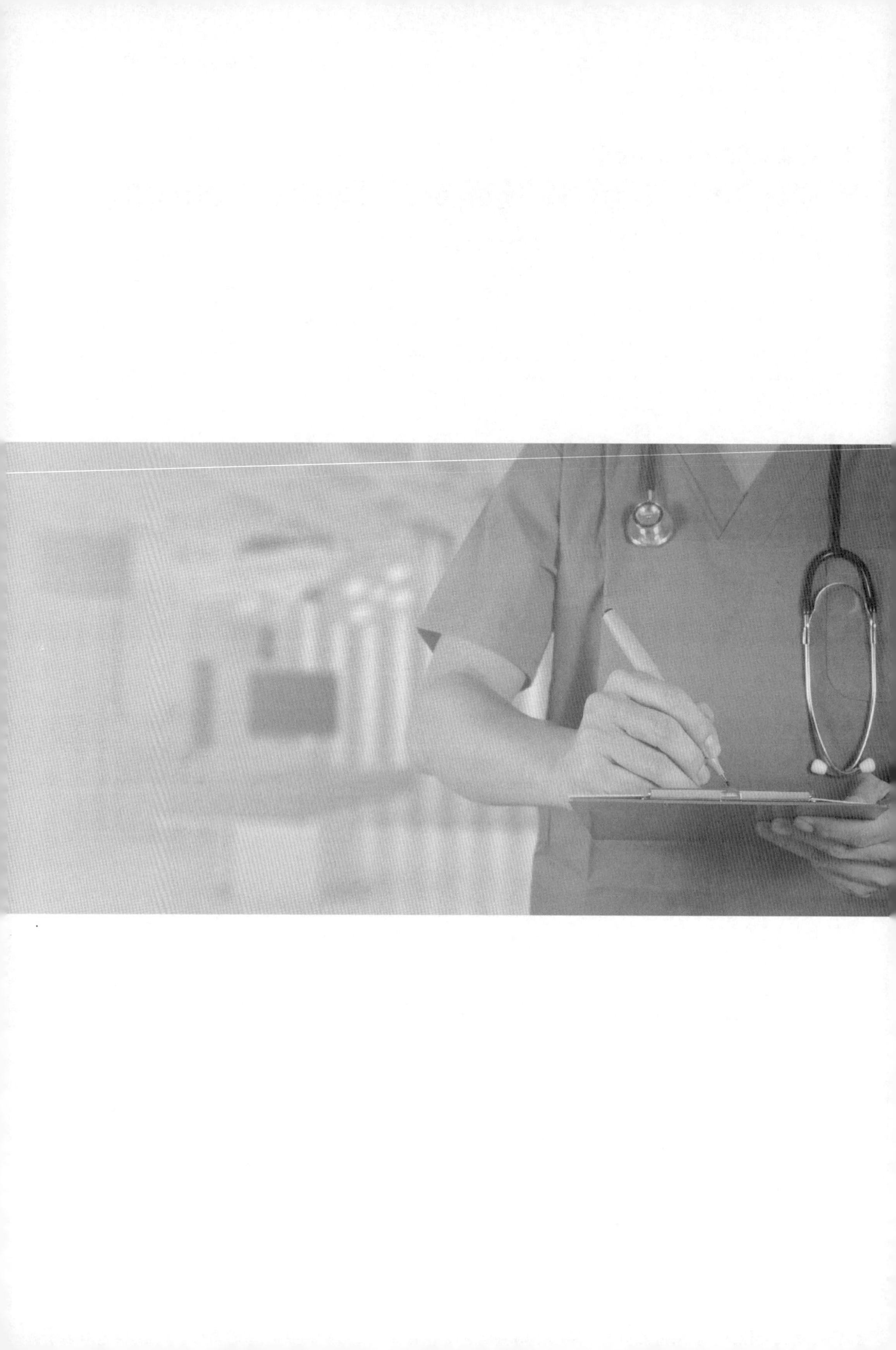

PART 2

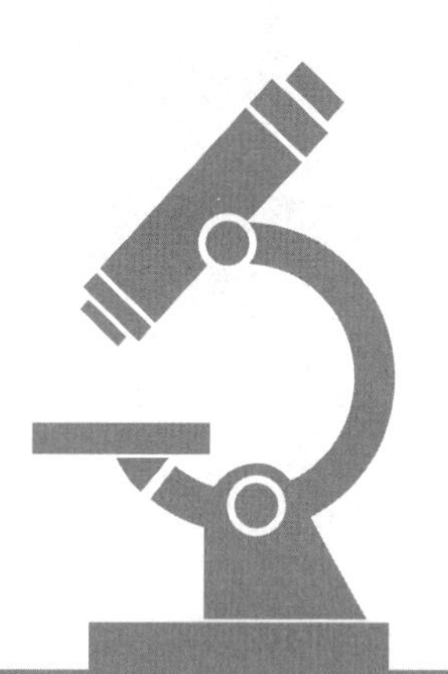

假說建立及因果關係判斷的知識

3

疾病自然史與致病模式

3-1 疾病的地區分布

3-2 疾病的時間分布

3-3 疾病的人群分布

3-4 疾病流行的強度

3-5 分布的形成

3-6 描述疾病分布常用的率和比

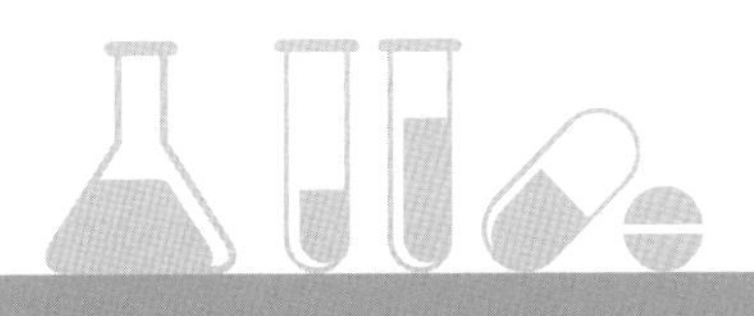

Unit 3-1 疾病的地區分布

地區分布的不同主要有以下幾方面原因，分析時應作全面考慮。

1.所處的特殊地理位置，地形及環境條件。如平原、山區、荒漠、林區、沼澤地、海拔高度、水源、土壤中微量元素等。
2.氣象條件的影響，如溫度、濕度、降雨量等。
3.當地人群的特殊風俗習慣及其遺傳特徵。
4.人群組成的社會文化背景如政治活動、交通條件及文化水準等。

區分布包括疾病在不同國家及同一國家不同地區的分布、疾病的城鄉分布、疾病的地區聚集性、地方性疾病（endemic disease）。

疾病在不同國家的分布

1.有些疾病只發生於世界某些地區，如黃熱病只在非洲及南美洲流行。
2.有些疾病雖在全世界均可發生，但其在不同地區的分布不一，且各有其特點，如霍亂，多見於印度，可能是因爲該地區水質適合霍亂弧菌生長及與當地族群的生活習慣、宗教活動有關。
3.有些非傳染病全世界各地雖都可見發生，但其發病和死亡情況不一。肝癌多見於亞洲、非洲；乳癌、攝護腺癌多見於歐洲、北美洲；日本的胃癌及腦血管病的調整死亡率或年齡死專率居首位。

疾病在同一國家内的不同地區分布

種分布的不均一性可能與某些地區存在著較強的致病因素、外環境的某些理化特點（如碘、氟含量的高低，可使某些疾病集中於一定的地區）、生物媒介的分布及一定的社會因素和自然因素有關。

疾病的城鄉分布

農村由於生活條件、衛生狀況、人口密度、交通條件、工業水準、動植物的分布等情況不同，所以疾病的分布也出現差異。

疾病的地區聚集性

患病或死亡頻率高於周圍地區或高於平時的情況稱爲聚集性（clustering），地區聚集性的發生率可提示一個感染因數的作用，而地區聚集性可提示局部環境汙染的存在。

地方性

由於自然因素或社會因素的影響，使得某種疾病經常存在於某一地區，或者只在某一地區的族群中發生，不需要外地輸入。

地方性疾病的依據

1.該地區的各類居民，任何民族其發病率均高。
2.在其他地區居住的相似的族群中該病的發病頻率均低，甚至不發病。
3.遷入該地區的人經一段時間後，其發病率和當地居民一致。
4.人群遷出該地區後，發病率下降或患病症狀減輕或自癒。
5.除人之外，當地的易感動物也可發生同樣的疾病。

移民流行病學

對移民族群的疾病分布進行研究，以探討病因。它是經由觀察疾病在移民、移民移入國當地居民，及原居地族群間的發病率、死亡率的差異，從其差異中探討病因線索，區分爲遺傳因素或環境因素作用的大小。

疾病的城鄉分布

城市	農村
人口多，密度大	人口密度低
交通擁擠，人口流動性大	交通不便，與外界交往少
較少經水傳播傳染病流行	腸道傳染病易流行
蟲媒傳染病<農村	蟲媒傳染病>城市
慢性病及腫瘤發病率	某些地方病發病率
出現職業性損害	呼吸道傳染病不易流行

日本人、美國白人與日本移民的一些死因標準化死亡率比

疾病	日本人	日本移民		美國白人
		非美國出生	美國出生	
食道癌（男）	100	132	51	47
胃癌（女）	100	55	48	18
腸癌（男）	100	374	288	489
乳腺癌（女）	100	166	136	591
宮頸癌	100	52	33	48
腦血管疾病	100	32	24	37
動脈硬化性心臟病	100	226	165	481

中風盛行危險與都市化程度之羅吉斯回歸分析（顯示城鄉差異小）

因子	粗OR（95%CI）	校正OR（95%CI）
都市化程度		
最高	1.00	1.00
高	1.06（0.95～1.19）	1.09（0.97～1.23）
中	0.98（0.89～1.08）	1.01（0.91～1.12）
低	1.32（1.22～1.43）"	1.08（0.99～1.14）

OR（odds ratio）：危險比，CI（confidence interval）：信賴區間

"$p < 0.001$

Unit 3-2 疾病的時間分布

不論是描述性或是分析性的流行病學研究，最初的著手處和著眼點都在於疾病的流行特徵。

不同疾病的時間分布不同，同一疾病可能表現爲時間分布上的多種特徵。時間分布的流行病學意義，取決於病因作用的強度。

疾病的時間分布包括：短期波動（rapid fluctuation）、季節性（seasonal variation）、週期性（cyclic change）、長期趨勢（secular trend）。

短期波動

以日、週、月計數的短期觀察資料，短期波動的含義與爆發相近。短期波動的含義與爆發相近，區別在於爆發常用於少量族群，而短期波動常用於較大數量的族群。

短期波動或爆發係因族群中，大多數人在短時間內接觸或暴露於同一致病因素所致。因致病因素的特性不同，可導致潛伏期的長短不一致，接觸致病因素的數量和期限也不同，這可使疾病發病時間出現先後，從暴露至最早發病的時間相當於最短潛伏期，反之爲最長潛伏期。

傳染病常表現有爆發或短期波動，如食物中毒的爆發，多因大量族群同時食用相同的被汙染食物引起，其潛伏期短，發病可在幾天或幾小時內達高峰。傳染病的流行曲線多呈對數常態分布，曲線達高峰的速度與流行期限、傳染性、潛伏期長短、族群中易感者的比例及易感人群的密度等因素有關。

季節性

指疾病每年在一定季節內呈現發病率升高的現象。

季節性升高原因：病原體的生長繁殖受氣候影響；媒介昆蟲季節消長均受到溫度、濕度、雨量的影響；與野生動物的生活習性及家畜的生長繁殖等有關；受生活方式、生產、勞動條件及醫療衛生水準變化等影響；與暴露病原因素的機會及族群易感性有關。

週期性

定義指疾病發生頻率經過一個相當規律的時間間隔，呈現規律性變動的狀況，通常每隔、年或幾年後發生一次流行。有效的預防措施可以改變疾病的週期性規律。疾病週期性的變化多見於呼吸道傳染病。

疾病週期性常見的原因及疾病出現週期性必備的條件：

1.多見於人口密集、交通擁擠的中大城市。存在著傳染源及足夠數量的易感族群，特別是新生兒的積累，提供了相應數量的易感者。當缺乏有效的預防措施時，週期性便可發生。

2.傳播機制容易實現的疾病，族群受感染的機會較多，只要有足夠數量的易感者疾病便可迅速傳播。如有些腸道傳染病，因傳播途徑較難實現，則族群受感染的機會不一，且較少，所以便無明顯的週期性表現。

3.由於這類疾病可形成穩固的病後免疫，所以一度流行後發病率可迅速下降。

4.週期性的發生還取決於易感者積累的速度及病原體變異的速度，它們也決定著流行間隔的時間。

長期趨勢

長期趨勢爲疾病動態的連續數年乃至數十年的觀察，在這個長時間內觀察探討疾病的病原體、臨床表現、發病率、死亡率等的變化或它們同時發生的變化情況。

傳染病的季節性特性

特性	說明
嚴格的季節性	傳染病發病多集中在少數幾個月內，這種嚴格的季節性多見於蟲媒傳播的傳染病
季節性升高	雖一年四季均發病，但僅在一定月份發病升高，如腸道傳染病、呼吸道傳染病，全年均有發生，只是腸道傳染病的發生多見於夏秋季升高，而呼吸道傳染病在冬春季升高

鼠疫的流行特徵

流行特徵	說明
流行範圍	在歷史上，曾有3次世界範圍的大流行
流行性	因為疫區藉交通工具向外傳播形成外源性鼠疫，引起流行、大流行
季節性	與鼠類活動和鼠蚤繁殖情況有關。人類鼠疫多在六至九月，肺鼠疫多在十月後流行

霍亂的流行病學特徵

流行特徵	說明
地方性	歷次世界性霍亂大流行在輻射地域上有所不同，但它們的發端卻都指向了印度地區，尤其是恆河三角洲，這與該地區的生態環境息息相關。三角洲地帶屬於潮濕的熱帶氣候，年降雨量高達1250～2500毫米，每逢雨季，暴雨肆虐，河水氾濫。由於霍亂具有一定的自然疫源性，水系統是其傳播的主要途徑，因此自然水體的品質和生態直接影響了霍亂弧菌的生存和傳播，並影響著傳播的範圍和速度
季節性	氣候因素與霍亂流行的相關性尤為明顯，使得霍亂暴發具有明顯的季節性、週期性和地理分布的規律性。印度的自然地理劃分明確，其氣候屬熱帶季風型，典型特點是全年高溫，有明顯的雨、旱兩季。在雨量充沛的夏秋季節，霍亂的發病率和致死率就會自然上升。恆河三角洲地區的霍亂大多於當年的九到十一月出現，在十二月末或一月初達到高峰
週期性	霍亂的流行時段一般為3年，每次流行都會歷經復活─衰退─平息的發展過程。霍亂的爆發或短期波動乃因大量人員在短時間內接觸同一致病因素所致，這種週期性與在北方邦的哈德瓦和阿拉哈巴德舉行的大壺節有著密切的關聯

Unit 3-3 疾病的人群分布

與疾病有關的一些人群特徵可成爲疾病的危險因素，這些資訊包括：性別、職業、民族和種族、宗教、婚姻與家庭、流動人口。

年齡

年齡與疾病間的關聯比其他因素的作用都強，多數疾病的發病率與死亡率均與年齡變數有關；有些疾病幾乎特異地發生在一個特殊的年齡組；慢性病隨年齡增長發病率有增長趨勢；急性傳染病隨年齡增長發病率有減少趨勢。

年齡分布出現差異的原因：①傳染病中不同年齡的人群暴露導致疾病年齡分布差異；②免疫水準；③有效的預防接種可改變某些疾病固有的發病特徵。

疾病年齡分布的分析方法

1. **橫斷分析（cross sectional analysis）**：主要分析不同年齡組的發病率、患病率和死亡率，多用於傳染病的分析。這種分析方法能說明同一時期不同年齡死亡率的變化，和不同年代各年齡組死亡率的變化，而不能說明不同年代出生的各年齡組的死亡趨勢。
2. **出生世代分析（birth cohort analysis）**：將同一時期出生的人劃歸一組稱爲出生世代（birth cohort），可對其隨訪若干年，以觀察死亡情況，這是死亡統計中很有用的一個資料。該方法在評價疾病的年齡分布長期變化趨勢及提供病因線索等方面，具有很大意義。它可以明確地呈現致病因素與年齡的關係，有助於探明年齡、所處時代特點和暴露經歷在疾病的頻率變化中三者的作用。

性別

疾病的死亡率存在明顯性別差異，各年齡別死亡率男性均高於女性，雖然不同地區或不同疾病有所不同，但男女發病率存在明顯差別。

疾病分布出現性別差異的原因：男女暴露或接觸致病因素的機會不同；疾病的性別分布差異與兩性的解剖、生理特點及內分泌代謝等生物性差異有關；男女職業差異；兩性生活方式、嗜好不同導致疾病的性別分布差異。

職業

職業分布不同導致感染或暴露於致病因素的機會不同；暴露機會與勞動環境有關；職業反映勞動者所處的社會經濟地位和衛生文化水準；各職業體力勞動強度和精神緊張程度不同。

民族和種族

不同民族、種族的遺傳因素不同；風俗、生活和飲食習慣不同；社會經濟狀況、醫療保健水準不同；定居點的自然環境和社會環境不同。

宗教

教義、教規對其生活方式產生影響，也對疾病的發生和分布規律產生影響。

婚姻與家庭

不同婚姻狀況對人的健康常有很大的差別。婚姻狀況對女性健康有明顯影響，如婚後的性生活、妊娠、分娩、哺乳等行爲對女性健康均有影響。

流動人口

傳染病暴發流行的高危人群；疫區與非疫區間傳染病的傳播紐帶；對傳播性疾病起不可忽視作用；給兒童計畫免疫的落實增加難度。

2007年65歲以上老年人口主要死亡原因

死亡原因	男性		女性		男／女（倍）
	每十萬人死亡率	順位	每十萬人死亡率	順位	
所有死亡原因	4726.4		3386.2		1.4
惡性腫瘤	1364.9	1	761.1	1	1.8
腦血管	496.1	2	379.8	3	1.3
心臟疾病	468.8	3	393.4	2	1.2
糖尿病	308.3	4	370.7	4	0.8
肺炎	298.9	5	161.4	6	1.9
腎炎、腎症候群及腎性病變	184.6	6	179.2	5	1.0
事故傷害	125.4	7	60.7	9	2.1
慢性肝病及肝硬化	88.5	8	83.3	7	1.1
高血壓性疾病	70.1	9	77.8	8	0..9
支氣管炎、肺氣腫及氣喘	53.0	10	30.3	11	1.7
敗血症	50.1	11	45.1	10	1.1

資料來源：行政院衛生福利部（2008）。

十大高風險工作排行

	職務名稱	易引發職災／傷／病
1	消防員	顏面／肢體傷殘、燒燙傷
2	洗窗工／高空作業員	摔傷／癱瘓、中暑／熱衰竭
3	鍋爐相關人員	顏面／肢體傷殘、燒燙傷
4	搬家工人	脊椎傷害
5	警察	椎間盤突出、槍傷、毆傷
6	車床／沖床／模具人員	肢體傷殘、重聽
7	線纜維修人員	顏面／肢體傷殘、燒燙傷、摔傷／癱瘓
8	模板工	摔傷／癱瘓、壓傷、中暑／熱衰竭
9	送貨員／快遞	骨折、肢體傷殘
10	保全員／警衛	腦中風／心血管疾病／猝死

資料來源：1111人力銀行調查整理。

2016年全國職業病成因之件數與占比

職業病成因	件數	占比（%）
職業性聽力損失	1635	63.5
職業性肌肉骨骼疾病	534	20.7
職業性皮膚疾病	204	7.9
職業性肺病	84	3.3
職業性神經系統疾病	63	2.4
職業性心臟血管疾病	21	0.8

資料來源：勞動部職安署

Unit 3-4 疾病流行的強度

疾病流行的強度就是疾病在某地區一定時期的數量多少，以及各病例之間的關聯程度，也稱爲疾病的社會效應，也是疾病在人群中的數量變化。表示流行強度的術語有散發、暴發、流行和大流行。

1.散發（sporadic）：指某病發病人數不多，病例間無明顯的相互傳播關係，或在一定地區的發病率呈歷年一般水準。散發適用於範圍較大的地區。不同病種、不同時期，散發水準皆不同。散發一般多用於市、縣以上範圍，不適於小範圍的人群，如一間托兒所、工廠和學校等。在小範圍人群中出現的患者稱爲散發病例或單個病例。以下情況時，疾病分布常呈散發形式：⑴常年流行，病後免疫力持久，或因預防接種，使人群維持一定免疫水準的疾病，如麻疹；⑵隱性感染爲主的疾病，如小兒麻痺；⑶傳播機制難以實現的傳染病，如斑疹傷寒、炭疽等；⑷潛伏期較長的傳染病，如麻風。

2.暴發：指在集體單位或小居民區，短時間內某病的發病人數突然大量增多的現象。如麻疹、手足口病、腮腺炎等容易在學校、托幼機構等人群密集的地方暴發流行。多數患者出現在該病的最長潛伏期內，有相同的傳染源或傳播途徑。

3.流行（epidemic）：指某地區某病發病率顯著超過歷年的散發發病率水準。有些傳染病當它流行時，隱性感染占大多數，臨床症狀明顯的病例可能不多，而實際感染率卻很高，這種現象稱爲隱性流行。如小兒麻痺常出現這種現象。

4.大流行（pandemic）：指某疾病的發病蔓延迅速，涉及地域廣，人口比例大，在短時間內可以越過省界、國界甚至洲界，形成世界性流行，如流行性感冒、霍亂，歷史上曾發生過多次世界性的大流行。

流行性感冒（流感）的全球性大流行一直是世人關注的焦點，在二十世紀中一共發生了三次全球大流行，分別是1918年H1N1、1957年H2N2、1968年H3N2。按歷史經驗，每一百年會有三到四次流感大爆發，每次相隔約35年。

全球性流感的流行病學

由全球的流感監測顯示，每個月均有從人類分離出的流感病毒株，許多溫帶地區的流感活躍期均是在冬季期間。在北半球，流感通常於十一月至隔年三月流行，而南半球流行期爲四月到九月；在熱帶地區，流感可以全年都很活躍。

流感的流行是在一定的範圍內，可能是在一個社區、城市或是一個國家，爆發了流感的流行。地區性的流感通常具有一定的特徵，就是流行的開始是很突然的，在2至3星期內病例數遞增，整個流行期約5到10週。

在流感流行期間，死亡率會上升，並非單單只是肺炎和流感所造成，應包括了心肺疾病及其他可能因流感而加速惡化的慢性疾病。

人感染禽流感情況

年份	地點	型別	感染數	死亡數
1997	香港	H5N1	18	6
1998	中國	H9N2		
1999	香港	H9N2	2	
2003	香港	H5N1	3	2
2003	香港	H9N2	1	
2003	荷蘭	H7N7	83	1
2004	越南	H5N1	23	15
2004	泰國	H5N1	11	7

流行病調查流程

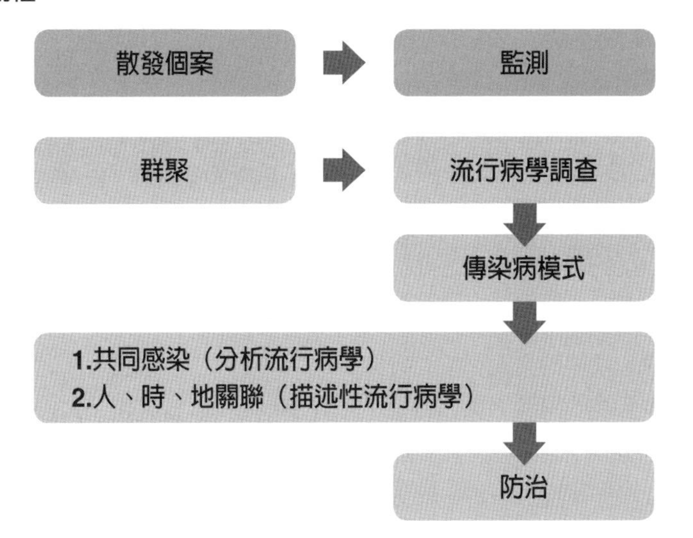

知識補充站

Pandemic（大流行）：世界衛生組織疾病大流行應符合下列條件：

1. 一種新病原在人群中出現。（SARS）
2. 病原因感染人，引起嚴重病況。（H1N1, H5N1）
3. 病原易在人與人之間傳染。（plague, cholera）

Unit 3-5 分布的形成

疾病的分布是指疾病的人群現象，表現爲在不同的時間、地區、人群上發生的頻度。流行病學研究可藉由觀察疾病在人群中的發生、發展和消退，描述疾病不同時間、不同地區和不同人群中的頻率與分布的現象，這就是疾病的分布。它是流行病學研究的起點和基礎。

研究疾病的流行規律和探索疾病病因的基礎：

- 可說明認識疾病流行的基本特徵。
- 對疾病分布規律及其決定因素的分析，有助於爲合理制定疾病的防制、保健策略及措施提供科學依據。

研究疾病分布的意義

1. 它是研究疾病的流行規律和探索疾病病因的基礎，因爲疾病的分布特徵受病因所左右，所以它可爲富有成效的研究提供病因、問題或假設的線索。
2. 通過對疾病分布的描述，可說明我們認識疾病流行的基本特徵，是臨床診斷很有價値的一個重要資訊。
3. 對疾病分布規律和決定因素的分析，有助於爲合理地制定疾病的防制、保健對策及措施提供科學依據。

疾病的流行特徵通過疾病在族群中的人群、時間、地區分布得以表現。流行特徵是病因在特定的人群、時間、空間中，隱蔽而不斷地得以實現的結果，是流行過程的可見形式。對於病因已知的疾病，流行特徵是判斷和解釋病因的根據。對於病因未明之疾病，流行特徵是病因的外在表現，是形成病因假設的重要來源。所以，不論是描述性或是分析性的流行病學研究，最初的著手處和著眼點都在於疾病的流行特徵。

疾病的自然史

疾病自然史是指在未經治療處置下，疾病的自然演變過程。

1.可感受期（stage of susceptibility）：疾病尚未發生，但是與該疾病相關的危險因子已經存在宿主體內或環境之中，利於該疾病的形成。

2.臨床前期（stage of presymptomatic disease）：疾病相關的致病因子已在生物體內產生病理變化，但臨床診斷上無法察覺，即尚未出現臨床症狀。臨床前期的時間長短視不同的疾病而有所不同；同一個疾病，不同人的臨床前期也有所不同。傳染性疾病的臨床前期又稱爲潛伏期，慢性疾病的臨床前期又稱爲隱伏期。

3.臨床期（stage of symptomatic disease）：此時病患的生理或心理的結構或機能已達到明顯的變化，可以在臨床上查覺疾病的症狀。

4.殘障期（stage of disability）：疾病發展到了臨床期，有些個案會痊癒康復，有些人卻會產生或長或短的後遺症，而使得病人產生暫時性或永久性的機能受損。

5.死亡期（stage of death）：疾病也有可能會持續惡化，最後進入疾病自然史的最後一期，會使得殘障患者終告死亡。死亡有時並非直接由原發疾病本身所造成，患者亦可能死於疾病的合併症或續發疾病。

環境健康資訊系統概要

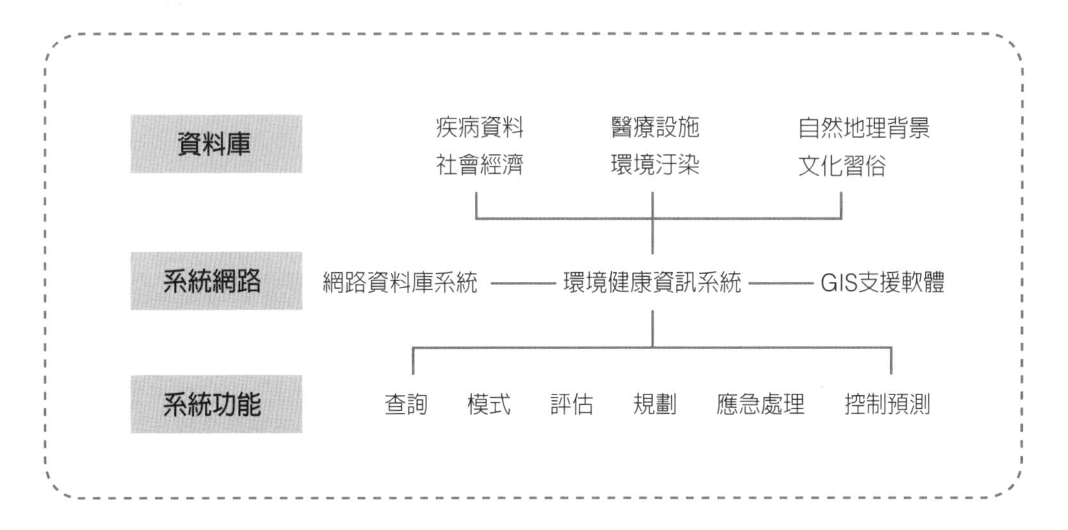

疾病的自然史與三段五級預防的關係

可感受期		症候前期	臨床期 / 殘障期
促進健康	特殊保護	早期診斷 早期治療	限制殘障／復健
初段預防		次段預防	三段預防
1.衛生教育 2.注重營養 3.注意個性發展 4.合適的工作娛樂休閒環境 5.婚姻座談和性教育 6.遺傳優生 7.定期體檢	1.預防注射 2.培養個人衛生 3.改進環境衛生 4.避免職業傷害 5.預防意外事件 6.攝取特殊營養 7.消除致癌物質 8.預防過敏來源	1.篩選檢定 2.特殊體檢 3.適當治療以遏止疾病的惡化並避免進一步的併發症和續發症	1.心理、生理和職能的復健 2.提供適當的復健醫院、設備和就業機會 3.提供限制殘障和避免死亡的設備 4.醫院的職能治療 5.療養院的長期照顧

Unit 3-6 描述疾病分布常用的率和比

流行病學研究工作常涉及到有關疾病和健康狀況的測量，流行病學多趨向於定量的分析研究，所以有人提出流行病學使用的是定量的語言。

率：是指在某一確定人群中某些事件發生的頻率。一個率由分子（發生數）、分母（可能發生的總數）、事件發生的特定時間和乘數組成，乘數將分數和小數轉換成整數。大多數率是構成比，分子是分母的一部分。例如：某疾病之病死率是某病死亡數除以某特定時期內的患某病病人數，結果用百分數、千分數表示。

1.比：兩個變數的數值之商。表示分子和分母之間的數量關係，而不管分子和分母所來自的總體如何。分子和分母是兩個彼此分離且互不相重疊或包含的量；分子和分母本身可以是絕對數，也可以是率、比例或比。比的分子不一定是分母的一部分。

2.比例：表示同一事物局部與總體之間數量上的比值，分子和分母的單位相同，而且分子包含於分母之中，常用P= a/a+b 來表示。比例有兩類，一類是反映事物靜止狀態內部構成成分占全體的比重，通常也稱構成比例，它是可以反映某種概率的數值。另一類是與動態的發生變化概率密切相關的，也稱發生頻率比例，它反映在一定時間內，發生某種變化者占全體的比例。該指標和時間區間有關聯，是動態發生變化者占原來全體的頻率，反映了在該時間區間內發生某種變化的概率。

應注意，率和發生比例都是用來描述變數隨時間變化的動態指標；區別是前者可以取任何值，是反映動態過程的一個參數，而後者取值僅在0到1之間，是變數在一定期間內發生變化的概率。

發病指標

1.發病率（incidence rate）：在一定期間內，一定族群中某病新病例出現的頻率。

2.罹患率（attack rate）：族群新病例數的指標。通常多指在某一侷限範圍，短時間內的發病率。觀察時間可以日、週、旬、月爲單位。適用於局部地區疾病的爆發，食物中毒、傳染病及職業中毒等爆發流行情況。

3.患病率（prevalence rate）：指某特定時間內總人口中，某病新舊病例所占比例。

4.感染率（infection rate）：是指在某個時間內能檢查的整個族群樣本中，某病現有感染者人數所占的比例。

5.續發率（secondary attack rate, SAR）：指在某些傳染病最短潛伏期到最長潛伏期之間，易感接觸者中發病的人數占所有易感接觸者總數的百分率。

死亡指標

1.死亡率（motality rate）：表示在一定期間內，在一定族群中，死於某病（或死於所有原因）的頻率。是測量族群死亡危險最常用的指標。

2.病死率（fatality rate）：表示一定時期內（通常爲一年），患某病的全部病人中因該病死亡者的比例。

3.生存率（**survival rate**）：指接受某種治療的病人或患某病的人中，經若干年後，尚存活的病人數所占的比例。

4.累積死亡率（**cumulative mortality rate**）：指在一定時間內死亡人數占某確定族群中的比。

人感染禽流感情況

指標		計算式
發病率		$\frac{\text{一定期間內某族群中某病新病例數}}{\text{同時期暴露人口數}} \times K$
患病率	時間患病率	$\frac{\text{某一時間點一定族群中出現患病新舊病例數}}{\text{該時間點人口數（被觀察人數）}} \times K$
	期間患病率	$\frac{\text{某觀察期間一定族群中出現患某病的新舊病例數}}{\text{同期的平均人口數（被觀察人數）}} \times K$
感染率		受檢者中陽性人數／受檢人數 x K
續發率		$\frac{\text{一個潛伏期內易感接觸者中發病人數}}{\text{易感接觸者總人數}} \times K$

K＝100%，1,000／千，或10,000／萬

死亡指標之計算

指標	計算式
死亡率	$\frac{\text{某期間內（某因病）死亡總數}}{\text{同期平均人口數}} \times K$
病死率	$\frac{\text{某時期內因某病死亡的人}}{\text{同期患病某病的病人數}} \times K$
生存率	$\frac{\text{隨訪滿n年尚存活的病例數}}{\text{隨訪滿n年的病例數}} \times K$

K＝100%，1,000／千，或10,000／萬

4 假說建立及因果關係判斷

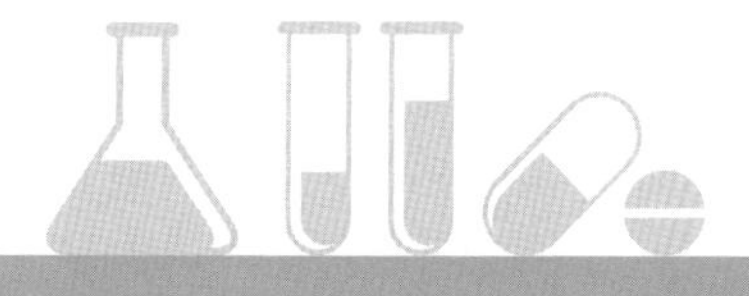

Unit 4-1 病因

病因和疾病的診斷有關，還關係到疾病的治療與預防。從流行病學觀點來看，發病機制的研究固然重要，但病因的概念必須更爲廣泛，必須不受這種狹窄的觀點所限制，而應當從常見的多因素病因，及從可以影響這些因素的預防策略來考慮。

病因是引起疾病的重要作用的原因、條件或特徵，或者是這些因素的綜合。

病因概念的發展

1.單病因說（或特異病因說）：把病因歸納爲①生物因素，主要是各種病原微生物；②物理因素，如聲、熱、光、電、放射線等超過正常範圍後均可致病，此外還有損傷；③化學因素，如農藥、化學藥品、各種營養素等。

2.多病因說：隨著對病因知識的積累，認識到多種慢性病或非傳染病，甚至於急性疾病和傳染病的病因並不是單一的。多病因對身體的作用，可以是分別作用均可發病，也可以是這些因素聯合作用才能發病，也可能相繼作用才能發病，或者還有其他作用方式。

流行病學從群體觀點出發，從控制疾病、預防疾病的策略出發，認爲當其他因素在某人群中不變時，某因素在該人群中增加或減少後，某病在該人群中的發生也增加或減少，則該因素可以被認爲該疾病的病因。

充分病因和必需病因在上述諸多因素的綜合作用後一定引起（或引發）該疾病，這個綜合就是充分病因（sufficient cause）。當缺乏某因素即不會引起該病，這個因素被稱爲必需（必要）病因（necessary cause）。每個充分病因的綜合中必然包含有必需病因，如沒有結核桿菌就不會發生結核病，沒有傷寒桿菌就不會引起傷寒，結核桿菌和傷寒桿菌就分別是結核病和傷寒的必需病因。必需病因的作用在時間上必須在疾病發生之前。

病因的各因素從流行病學觀點來看有四類因素。它們每種都可能是必需因素，但每種單獨則很少是引起某種疾病或狀態的充分病因。

⑴易患因素（predisposing factors）：如年齡、性別、過去的疾病可以形成對某病因的易感狀態。

⑵誘發因素（enabling factors）：如缺乏營養、低收入、居住條件不良及醫療保健不足等可促發疾病；相反的狀況又有助於疾病恢復、維持健康。

⑶速發因素（precipitating factors）：如暴露於某特異病原因數（agent）或有害因數能促進發病。

⑷加強因素（reinforcing factors）：屢次暴露於致病因數或做不適宜的重工作，會加重已發生的疾病或狀態。

病因的相互作用（interaction）

當兩種或多種病因共同起作用時，其作用大小有兩種可能：一種是類似這幾種病因分別作用的相加；而常見的則是其大小高於這幾種病因分別作用的相加。因此，消除一種病因就可以大量減少發生該病的可能。

病因假設形成的途徑

途徑	說明
求同法	如果多種不同情況與某種疾病的存在有聯繫，而在這多種情況均有一個共同的因素，則這個因素很可能為該病的病因
求異法	如果有A、B兩種情況，某病的發病率在A顯著高於在B，而在A有某因素（F），在B沒有該因素，則F很可能是該病的病因
共變法	當某個因素（F）出現的頻度或強度發生變化時，該病發生的頻率與強度也變化，則F很可能是該病的病因
類推法	當一種疾病的分布與另外一種病因已清楚的疾病的分布相似時，則這兩種病可能有共同的病因

病因（A_1、A_2、A_3）對身體的三種作用方式示意圖

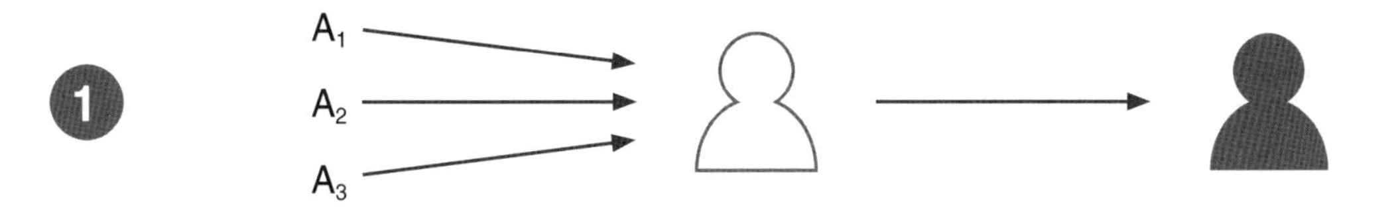

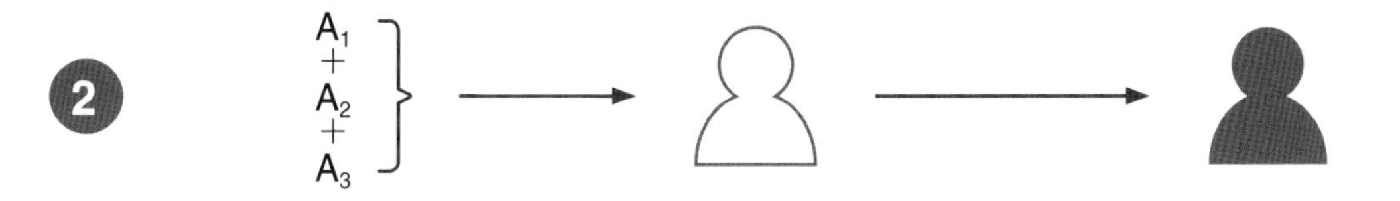

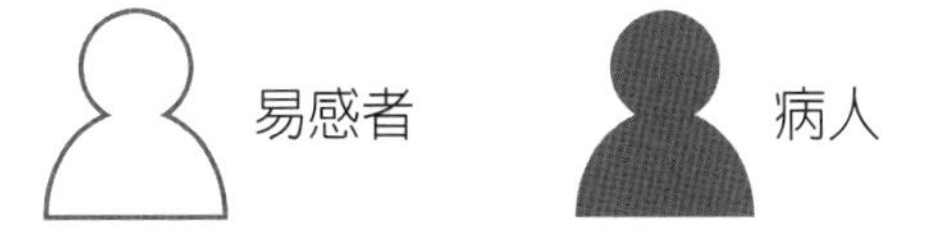

Unit 4-2 致病模式

疾病致病模式

1.三角模式

包括宿主、環境、病原體三個因素。三角模式未能將宿主、病原和環境的各式各樣特性，及其交織而成的複雜性加以考慮。慢性病難以用三角模式說明，因爲慢性病並不像傳染病一樣，有相當特定唯一的必要病原。

2.輪狀模式

是一個以宿主遺傳基因爲中心軸，外圍爲物理性、生物性、社會性三個環境的同心圓。此模式強調宿主在生態環境中受到各外在環境的影響而致病，又稱爲生態模式。每一部分在致病的影響力上，會因疾病種類的不同，而占有不同的比例。

就遺傳性疾病而言，基因軸心所占的份量較重；傳染性疾病而言，宿主免疫力和生物性環境所占的比例較大；機動車事故傷害而言，宿主行爲、物理性環境和社會性環境則較重要。

3.螺狀模式

多病因互動的多階段進程。傳染病和慢性病的發生，都需要經過或短或長的潛伏期或誘導期。

從病原開始侵入人體的特定分子或細胞，隨著時間逐漸侵害更多的細胞、組織、器官、系統，擴大病理變化的範圍，導致臨床症狀的發生，甚至造成全身性的疾病。病灶由小擴大的各階段進程，隨時都會受到相同或不同的宿主與環境危險因子之交互作用的影響。病灶越大，牽涉的危險因子可能越多。

網狀模式：強調疾病並非由單一因素所形成，而是由許多錯綜複雜的關係鏈交織形成的因果網所造成。模式中的任一個因素都可能是疾病的某一因素，而非唯一因素，且各因素之間互有關聯。

網狀模式適合用來解釋慢性病的致病機轉，但未能比較出各因素對疾病的重要性。網狀模式並未指出各因素之間的相對重要性，未能指出各個因素的作用類型。

將相關的因子分成四類：必要且充分、必要但非充分、充分但非必要、既不必要也不充分。

⑴某個因子必須存在，疾病才會發生，則稱此因子爲疾病的必要因子，但是有該因子疾病並不一定會發生

⑵某個因子存在時，疾病定會發生，則稱此因子爲疾病的充分因子，但是沒有該因子疾病也會發生

⑶必要且充分因子和疾病是呈一對一的關係，亦即有該因子疾病必會發生，疾病發生一定要有該因子

⑷而非必要也不充分因子，則表示有該因子不一定會發病，發病也不一定要有該因子。

充分因子是幾乎不存在的，絕大多數的因子都是屬於既非必要也非充分的，像抽菸之於肺癌，抽菸的人不一定會發生肺癌，肺癌也不一定要抽菸才會發生。這一類既非必要也非充分的因子，也被稱之爲輔助因子。

輪狀致病模式的決定因子

決定因子	說明
前置因子	也被稱為間接原因或遠因，它是指造成宿主易感受性的因素，如年齡、性別等
促進因子	指協助宿主發生疾病的因素，如營養狀況、天候氣象等
沉澱因子	也被稱為直接原因或近因，它是指導致宿主發病的因素，如病原感染、汙染暴露等
加強因子	指惡化宿主病情的因素，如併發感染、重複暴露等

約翰高登的三角模式

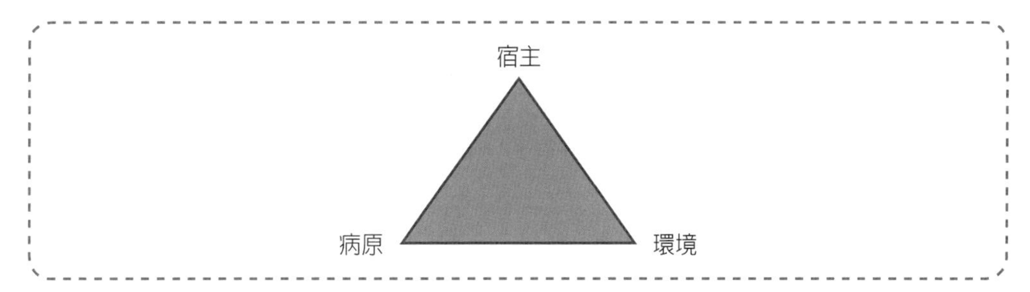

螺狀致病模式——多階段多病因的進程

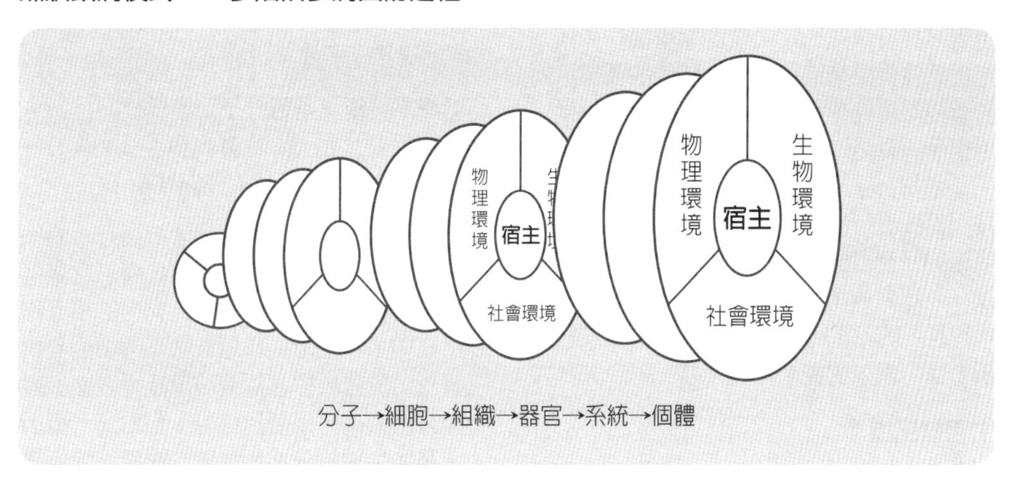

Unit 4-3 分子流行病學

近二十年來分子生物學被引入流行病學研究領域，使流行病學研究中的組間比較更爲準確、對發病機制的認識更爲明確，也對暴露與疾病發生過程的研究更爲精確。

分子流行病學是結合了分子生物學、臨床醫學、統計學及流行病學的一門科學。分子流行病學是以生化與分生的角度來看基因與環境危險因子，在疾病發生和散布時所扮演的角色，就是一種用多重科學的方法來確認疾病發生、繁殖、散播之因果關係的科學。

研究分子流行病學領域的主要目的是在調查自然環境中各細菌的差異性，如從研究探討臨床菌株的傳染力、致病嚴重性及對各種抗藥物的感受性等方向，來了解各菌株之間的異同。

一般而言，藉由短期的分子流行病學調查，可以幫助了解地方性疾病的發展，若是長期的分子流行病學調查則可觀察全球性流行疾病的傳播及演化的趨勢。

利用分子生物學技術來進行流行病學的研究，不但可以驗證傳統流行病學的看法，也因其具有快速鑑定未知的感染菌株，與判定內源性再感染或外源性再感染的價值，對於管控區域性或世界性的肺結核感染提供了更全面的資訊。

進行分子流行病學研究設計時，首先應按照傳統流行病學研究設計的一般要求，如明確的研究目的，選擇有代表性的樣本及數量，各種對照組的設置，對照組和實驗組的可比性、方法的準確性、合適的資料統計分析方法、偏差的控制等。

生物標記種類

⑴**暴露生物標記**：與疾病／健康狀態有關的暴露因素的生物標記。

⑵**效應生物標記**：指宿主暴露後產生功能或結構性改變的生物標記。

⑶**易感性生物標記**：在暴露因素作用下，宿主對疾病發生、發展易感程度的生物標記。

常用實驗室方法

1. **核酸研究方法**：生物的任何性狀（表型）是由於其本身的遺傳物質核酸（DNA或RNA）所決定的。對於核酸的分析最能客觀地反映各種生物現象（效應）的本質。

2. **蛋白質研究方法**：蛋白質是基因表達的產物，幾乎所有生物體都具有蛋白質，包括結構蛋白和功能蛋白。對蛋白質進行研究分析，實際上是間接地對其相對應的基因進行分析，因爲蛋白質的氨基酸順序是由相對應的核苷酸順序決定的，因此蛋白質分析也具有特異性。

3. **酶學技術**：大多數酶屬於蛋白質，因此可以用分離蛋白質的方法分離酶，並可在特定條件下定性、定量測定其活性，同樣也可以測其分子量。

4. **免疫學技術**：常用分子免疫學標記技術，如酶標記（EIA）、螢光標記（FIA）、放射標記（RIA）三大標記技術。

5. **生物晶片技術**：是近幾年才發展起來的一種基於分子雜交原理的檢測技術。它是通過微縮技術，根據分子間特異性的相互作用原理，將生命科學領域中不連續的分析過程，集成於矽晶片或玻璃晶片表面的微型分析系統，以便對細胞、蛋白質、基因或其他生物組分進行準確、快速、大資訊量的檢測。

傳統流行病學與分子流行病學的關係

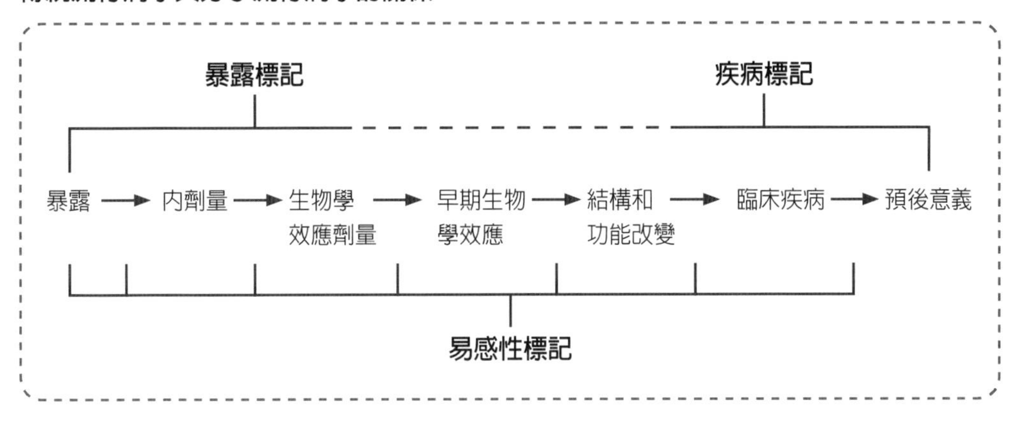

傳染病研究常用的生物標記

類別	生物標記	意義
病原體核酸	病毒和細菌DNA、RNA，質體DNA、噬菌體DNA、轉座子DNA，病原體基因多態性等	病原體特徵研究，病原體分類、檢定，傳染源、傳播途徑確定，耐藥檢測及機制研究，人群感染狀況等
病原體蛋白	病原體特異蛋白（包括酶蛋白）結構、表達量及功能活性	同上
病原體抗原	蛋白抗原，多糖抗原，脂類抗原	病原體分類、檢定，傳染源、傳播途徑確定，人群感染狀況等
人體血清抗體	血清IgG、IgM等	人群感染狀況、免疫水準，疫苗接種效果評估等
人體基因組	基因結構、表達、調控，基因多態性	身體易感性

慢性非傳染性疾病常用的生物標記

類別	生物標記	意義
核酸類	基因組、癌基因、抗癌基因、修復基因、酶代謝基因結構、功能及多態性，mRNA；病原體DNA、RNA等	疾病診斷及分布、疾病易感性、環境危險因素研究、健康狀態評價、人類學研究等
蛋白類	蛋白質結構、表達量及功能活性	疾病診斷及分布、疾病易感性、環境危險因素研究、健康狀態評價等
酶類	酶的結構、表達量及功能活性	同上
抗原抗體類	疾病特異抗原、抗體	疾病診斷及分布、疾病易感性、環境危險因素研究等
其他類	醣類、脂類、激素類、多胺類、細胞因數類等	疾病診斷及分布、病因研究、疾病易感性、健康狀態評估

Unit 4-4 Mill 法則

歸納法，跟演繹法相對應。演繹是從普遍原理推演出比較不普遍之原理，或特殊事宜，或是由一普遍概念，而推演出其必然特徵。歸納則是由觀察到之特殊事實，推演出一條普遍結論或定律，此結論或定律，不僅適用於已觀察之事實，而且適用於一切未觀察到之類似事實。

歸納法，就其爲一科學方法而言，創始於培根（Francis Bacon），而完成於彌爾（J.S.Mill）。彌爾稱歸納法爲探求因果關係之方法，其法有五。許多自然科學家喜歡將歸納法與假設法連用，亦即先根據經驗作一假設，然後再以歸納法予以求證。

1.類同法（the method of agreement）：如果在不同的情況下均會產生某一種疾病（或是健康效應），而這些不同的情況下，均同時有某一特定因素的存在，那麼此特定因素很有可能就是導致疾病的原因。

2.差異法（the method of difference）：如果兩個或是兩個以上族群的特定疾病發生率有顯著的不同，而發生率較高的族群間除了有特定暴露因子以外，其他可能影響疾病發生之因素，都與發生率較低的族群相似，那麼此特定暴露因子可能就是該病的致病因。

3.同異並用法（the joint method of agreement and difference）：此方法是前述兩方法之合併。當我們觀察兩個或是兩個以上的族群時，發現某一特定疾病的發生率增加前，都會先存在某一特定因素，而且若此特定因素不存在，則該結果也不會出現。此一因素可能就是該結果的致病因子。

4.剩餘法（the method of residues）：根據此法則，在數種可能致病的因子暴露後，觀察到數種疾病的發生率增加。研究者可以排除其中數種與特定致病因子有關聯的疾病，而剩下的疾病就可能是由剩下的致病因子所引起。

5.共變法（the method of concomitant variations）：此法則的基本原理與線性劑量反應關係雷同。換句話說，當不同觀察族群中某種疾病的發生率，隨著特定因子暴露強度或劑量的差別而有所不同，則該特定因子可能是導致該疾病之原因。

演繹法與歸納法的差異

邏輯性質：評判演繹論證的方式爲有效或無效；在歸納論證處則爲強與弱。

前提與結論的關係：

1.一個有效的演繹論證，不可能「所有前提皆眞，而結論爲假」；一個強的歸納論證，卻有可能「所有前提皆眞，而結論爲假」。

2.有效的演繹論證，不會因前提的增加而變成無效論證；強的歸納論證，可能會因爲前提的增加而轉弱。

3.有效的演繹論證，結論的內容包含（蘊涵）在前提之中；強的歸納論證，結論的內容超出了前提所給予的。

演繹與歸納法

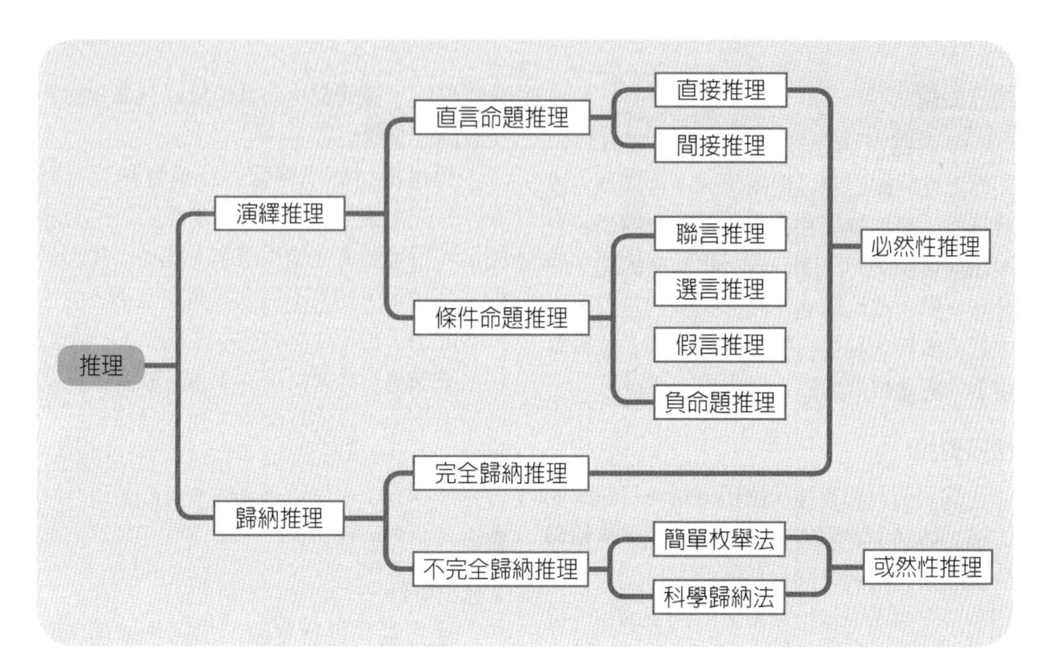

分析歸納法

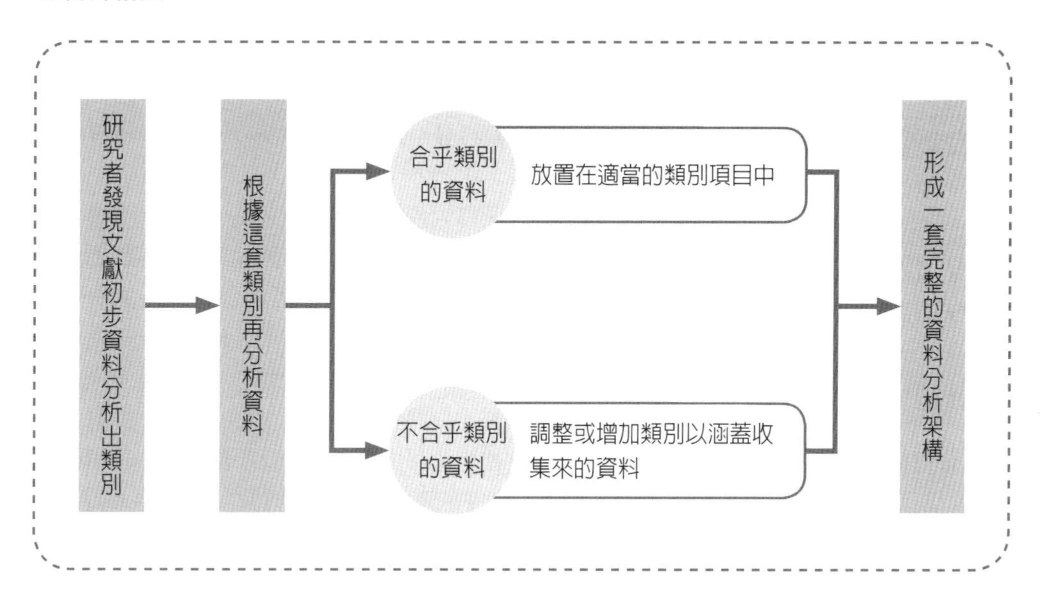

Unit 4-5 病因研究的方法

建立假說

一般應用描述性流行病學研究方法，如歷史性回顧研究、橫斷研究（抽樣調查或普查）、疾病登記和報告分析、生態學研究等，描述疾病的三間分布。根據疾病的三間分布特點，並比較病區和非病區的差異，從中找出與疾病發生有關的現象或因素，再應用下列的邏輯推理法，形成病因假說。

檢驗假說

病因假說建立後，應用分析流行病學的方法，如病例對照研究和佇列研究，來檢驗假說因素和疾病之間的相關性，目的是從其相關研究中進一步推論兩者的因果聯繫，從而檢驗病因假說。

病例對照研究是比較病例族群與對照族群（非病例）危險因素的暴露比例，是否具有差異及其程度；世代研究是比較危險因素的暴露組與非暴露組的發病率（或死亡率），是否具有差異及其程度。前者不受疾病頻率的限制，容易找到研究對象，在短時間內可以得到結果，但只能確定聯繫的存在，不能確定因果聯繫；後者偏差較少，可直接計算發病率、相對危險度，並可觀察「因」 和「果」的時間順序，但只能用於發病率較高的疾病，花費時間、人力和物力較多。

證實假說

通過病例對照研究和世代研究對病因假說進行初步驗證之後，一般需要通過流行病學實驗研究來證實病因假說。實驗方法可人為地控制某些因素，它不僅能控制那些已知是重要的干擾變數，而且也能控制那些尚未被認識的干擾變數。

應用流行病學實驗（或稱實驗流行病學）研究方法，對分析流行病學階段的有關因素利用實驗方法加以確定。如加上此因素則某病發生，如果不加則該病完全不發生，或者同加入組相比，發病率明顯低的一種方法。實驗流行病學又稱「干預實驗」，在統計學上完全可比的情況下，比較暴露組（干預組）與非暴露組（非干預組）發病或死亡水準的差異，從而證實病因假說的眞實性。實驗性研究分為：

1.動物實驗

應用動物進行實驗，給動物增加某種因素，如果給動物增加某種因素後，動物的發病率或死亡率明顯高於對照組，或者高劑量組的動物發病率或死亡率明顯高於低劑量組，病因的致病作用就得到證實。如通過動物實驗，已經證實黃麴黴毒素是肝癌的致病因素。

2.族群干預試驗

族群干預試驗是通過干預減少族群中某種因素的存在，如果減少某種因素後，族群中某病的發病率或死亡率明顯低於對照組或干預前，也可證實病因。如經過病例對照研究和世代研究驗證了thalidomide是引起胎兒海豹肢畸形的因素，最後經過干預試驗，如禁止生產銷售thalidomide、教育孕婦停止服用thalidomide等干預措施，使得胎兒海豹肢畸形的發生率明顯下降，從而證實了thalidomide是胎兒海豹肢畸形的致病因素。

精神疾病的發生及其病因——精神疾病的演進模式

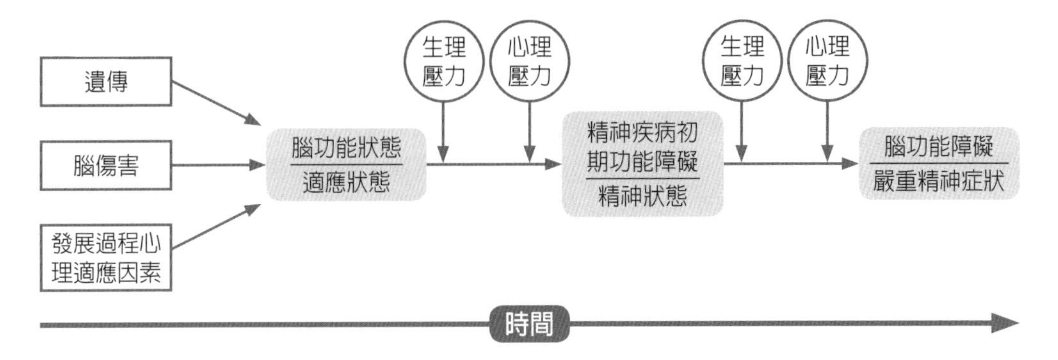

失眠症患者的病因調查分析

	影響失眠的概率	此類患者特徵	採取措施
患者身體疾病	83%	睡眠呼吸暫停症、感冒發燒及心悸的症狀	積極治療疾病
患者的生理性因素	61%	食物攝入有關，倒時差階段	放鬆心態，適應當下情況
焦慮引發的失眠	3%～76%	服用安眠藥物後還是會早醒	進行焦慮症的檢查和判斷，確診為何種疾病
精神類和藥物類因素	31%	停藥之後會發生變化	治療精神類疾病，並暫停有影響的藥物

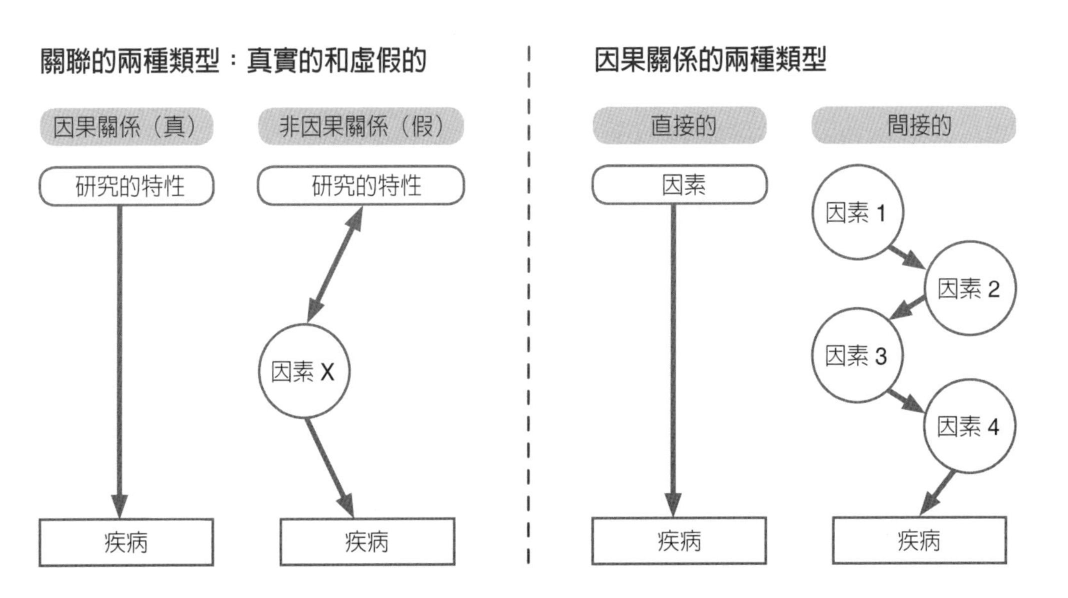

Unit 4-6 病因與疾病的關聯性

病因必須與疾病有關聯性（association）或稱相關，二者存在密切的數量關係時爲有關聯性。

統計學關聯性

當病因（F）在人群中變動後某疾病（D）的頻率或強度也變動，則爲二者有關聯，F有可能（也有不可能）爲D的病因。當F變動後，D並不變動，則爲二者無關聯性，F很可能不是D的病因。當某疾病（D）有F的比例，顯著高於非該疾病中有F的比例，並達到統計學顯著水準時，也屬於有關聯性。

疾病（D）與可疑病因（F）的關係			
疾病（D）	可疑病因（F）		合計
	有	無	
是	a	b	a+b
不是	c	d	c+d
合計	a+c	b+d	N

$a/(a+b) > c/(c+d)$ $p<0.05$

$c/(a+c) > b/(b+d)$ $p<0.05$

OR（或RR）>1，其95%CI不包括1，$p<0.05$

符合上述條件時，則為F與D有統計學關聯。

虛假的關聯

虛假的關聯是由研究過程中的各種偏差（bias）所引起，或應用了錯誤的方法、錯誤的判斷而形成。有統計學的顯著性，但與眞實情況不符，這種關聯是虛假的關聯。虛假的關聯是兩事物實際上不存在關聯，是在研究過程中有意或無意（如研究設計的缺陷、調查方法的錯誤等等偏倚）造成的假象。

間接的關聯

當兩種疾病（或事件）（B、C）都與某因素（A）有關聯，則這兩種疾病存在統計學上的關聯，且這兩種疾病（或事件）關聯是間接的關聯。如白髮與年齡有關，癌症或高血壓患病率也隨年齡而增加，於是就出現白髮的人比非白髮的人的高血壓（或癌）患病率高，並且有統計學上顯著意義。

冠心病與肺癌都與吸菸有關，於是冠心病與肺癌的發病率也出現了相關。但是，白髮與高血壓及癌症、冠心病與肺癌並非因果關聯，治療冠心病並不會減少肺癌發病率，治療高血壓也不會減少白髮的現患率。這種間接關聯的出現，係因與兩種疾病都有關，而其本身又是一個病因的干擾因素的存在。

因果關聯

排除了虛假的關聯和間接的關聯之後，兩事件間的關聯才有可能是因果關聯，才可能進行病因推導。

因果關係的4種模式

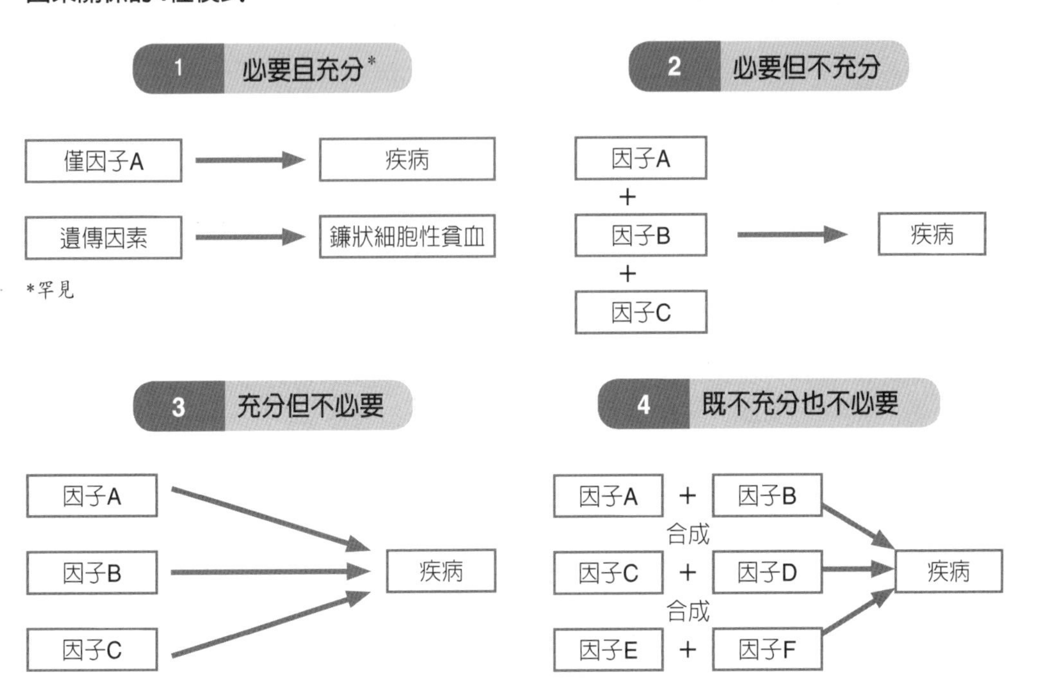

消化道出血的各種症狀

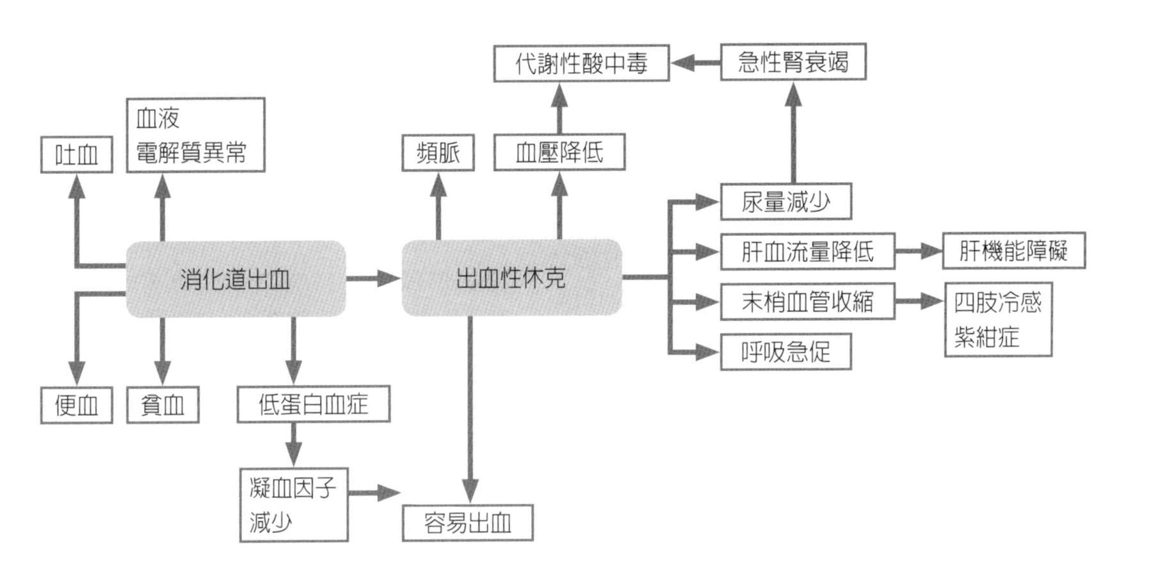

Unit 4-7 病因研究中的偏差

偏差是研究中的系統誤差及解釋結果的片面性而造成的，使研究結果與其實值出現了某些差值。因爲它是由系統誤差所造成，加大樣本並不能使之減少，一旦造成事實，便無法消除其影響。

選擇性偏差（selection bias）

在選擇研究對象時，試驗組和對照組的設立（納入標準）不正確，使得這兩組人在開始時即存在處理因素以外的重大差異，從而產生偏差。

測量偏差（measurement bias）或資訊偏差（information bias）

對觀察組和對照組進行觀察或測量時存在頻度和（或）強度的差異，而使最終判斷結果時出現偏差。在非盲法觀察時，由於觀察者知道誰在觀察組，誰在對照組，更易出現此種偏差。

1. **回憶偏差（recall bias）**：特別是在病例對照研究中，需要被觀察者回憶過去的情況（甚至久遠的情況，如癌症的病因學研究），回憶的準確性會受到影響。病例組可能回憶仔細（特別是當懷疑某因素與某病有關時，如抽菸、吸二手菸與某些癌症的關係，口服避孕藥與下肢血栓性靜脈炎、服雌激素與子宮內膜癌等），而對照組回憶則可能不那麼仔細，尤其當研究者屢次提醒病例組有無這些因素時（誘導其回答，更容易出現偏差－尋因性偏差）。
2. **疑診偏差**：當觀察者已知被觀察者的某些情況時，在研究時會自覺不自覺地側重詢問、檢查有關情況（如對服用口服避孕藥的婦女，仔細檢查其有無下肢血栓性靜脈炎，而對有下肢血栓性靜脈炎的婦女仔細詢問其口服避孕藥的歷史）就可能得出二者有關聯的結論。
3. **沾染偏差（contamination bias）**：對照組成員有意或無意應用了試驗組的措施。如用低鈉鹽減少鈉攝入與高血壓關係的研究時，對照組成員同樣可以購得低鈉鹽（因接受宣傳後認爲低鈉鹽可以防止高血壓），從而使判斷結果時出現偏差（沾染性偏差）。試驗組成員有意或無意接受了研究因素以外的措施，而使結果有利於試驗組，稱爲干擾。干擾與沾染最容易在非盲性觀察的條件下發生。

干擾偏差（confounding bias）

干擾因素存在時，在分析結果時可能錯誤地把某一因素當成某一結果的原因。即是存在干擾偏差。

干擾偏差使研究結論不能反映眞實的因果關聯，這種偏差的產生常常是研究者專業知識侷限，不了解干擾的存在，或者雖然知道，但忽略了其存在。干擾偏差常常在資料分析階段顯露出來。

干擾因素：①不是要研究的暴露因素，而是研究過程中常規地被收集起來的（如年齡、性別、抽菸、飲酒等生活習慣），是一個外部變數（extraneous variable）；②是對研究的疾病的危險因素，或通過其他危險因素而間接起病因作用；③它與所研究的暴露因素之間有統計學的關聯，但二者又是獨立存在的。

常見的選擇性偏差

項目	說明
就診機會偏差	由於疾病嚴重程度不同、就醫條件不同、人群對某一疾病的了解和認識程度不同等原因，而使患不同種類疾病的人（或有某種特性者）的住院率不同
現患病例及新發病例偏差	易出現在病程較短的嚴重致死性疾病，如心肌梗塞，部分病例在送到醫院前已死亡，如果只以存活的現患病例為對象，研究某因素的作用，必然產生偏差
檢出信號偏差	某因素如能引起或促進某症候（與所研究疾病的體徵或症狀類似）的出現，使患者因此而去就醫，這就提高了該病的檢出機會，使人誤以為某因素與該病有因果關聯
無應答偏差	研究對象對研究內容產生不同的反應而造成的偏差。無應答者的暴露或患病狀況與應答者可能不同，如果無應答者比例較高，則將使以有應答者為對象的研究結果可能存在嚴重偏差

血壓計法測量舒張壓值的分布

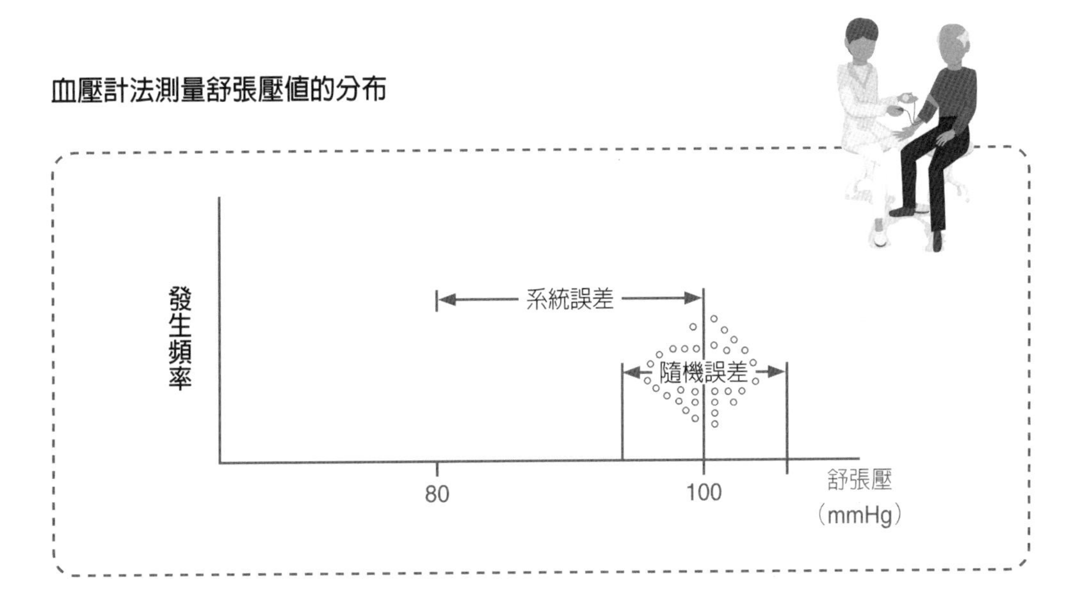

Unit 4-8 判斷因果關係的標準

在發現某種因素的暴露與所研究的疾病存在統計學關聯以後，還要排除這種關聯是否由於偏差所引起。如果排除了上述可能性以後關聯依然存在，需進一步按照下列標準進行邏輯推理，分析其是否屬於因果性質的關聯。

關聯強度（strength of association）

是兩件事物發生頻率的相對比。在流行病學上常用相對危險度（RR）或比值比（OR）來表示，當相對危險度越大時，此關聯屬於因果關聯的可能性越大。

關聯的時間順序（time sequence of association）

從時間來說，因在前，果在後，這是因果關聯的必要條件。此外，因與果之間還要有一定的「潛伏期」。但是，對於慢性病的病因，有時要明確地判定它的可疑病因一定在前是有困難的；有時可疑病因的暴露與疾病集於一人之身，何爲因？何爲果？必須謹愼區別。

關聯的一致性（consistency of association）

在不同時間、不同環境下、由不同人、用不同方法進行研究，獲得同樣或類似的結果，稱關聯的一致性，也稱關聯的重複性。關聯的一致性是因果關係存在的有力佐證。

關聯的特異性（specificity of association）

某種因素只能引起某種特定的疾病，某種疾病必須有某種因素的暴露才會出現，這就是關聯的特異性。反之，如果某病與多種因素有關或某因素與多種疾病有關，其特異性就低。當多種因素均與一種疾病有關或一種因素與多種疾病有關時，如果某一種因素與某一疾病的關聯強度最大，可認爲該因素與該種疾病之間關聯的特異性強。

分布的一致性（consistency of distribution）

疾病的時間、地區、人群的分布應與病因的分布一致。如果分布不一致或分布顚倒，則不能證明有因果關係。

劑量反應關係（relationship of dose reaction）

當病因可以分級處理時，隨著病因級別的變化，可以影響人群發病率的變化。這種關係可以製成相關圖，得一形如梯形的曲線，這個曲線稱爲階梯曲線或劑量反應曲線。研究病因時如果有這種劑量反應曲線，則是因果關聯的有力支持。

實驗證據（experimental evidence of association）

一般觀察性研究的結果如能得到實驗證據的證實，那麼它的可靠性將大大加強。實驗性證據可來自現場人群中的實驗，也可來自臨床試驗或基礎醫學試驗。對於一些危害較大、不能進行人群或臨床試驗的危險因數，可通過流行病學的干預實驗來證明因果關聯。

生物學的合理性（biological plausibility of association）

暴露與疾病之間的因果關聯可以用現代的生物醫學知識加以解釋。研究出的病因如果有生物學上的合理解釋，則可增加因果關聯的證據。如果人們對於關聯的存在不能加以解釋，自然會懷疑其眞實性。

滿足上述條件越多，因果關聯的可能性越大，若能完全滿足則因果關係的可能性極大。即使不能滿足，也不能否定因果關聯的存在，需要進一步研究考證。

肺癌患者與對照組抽菸情況的比較（劑量反應關係）

組別	不抽菸組人數	發病前的十年內抽菸組人數				
		＜5支	5～14支	15～24支	25～49支	＞50支
1,357個男性患肺癌者	7	55	489	475	293	38
1,357個男性對照（患者其他病者）	61	129	570	431	154	12
上二項比例	1：9	1：2	1：1	1：1	1：0.5	1：0.3
各組與不抽菸之「對角乘積比」	1	55×61／7×129＝3.7	489×61／7×571＝7.5	475×61／7×431＝9.6	293×61／7×154＝16.6	38×61／7×12＝27.6

肺癌患者與對照組抽菸人數的比例以及比值比（OR），其關聯存在內部的一致性。顯示肺癌患者與抽菸量之間有一個逐步遞增現象，即均朝著同一方向關聯。資料又顯示，肺癌組比對照組開始抽菸的年齡早，中途戒菸者的比例少。

因果關係中變項的類型

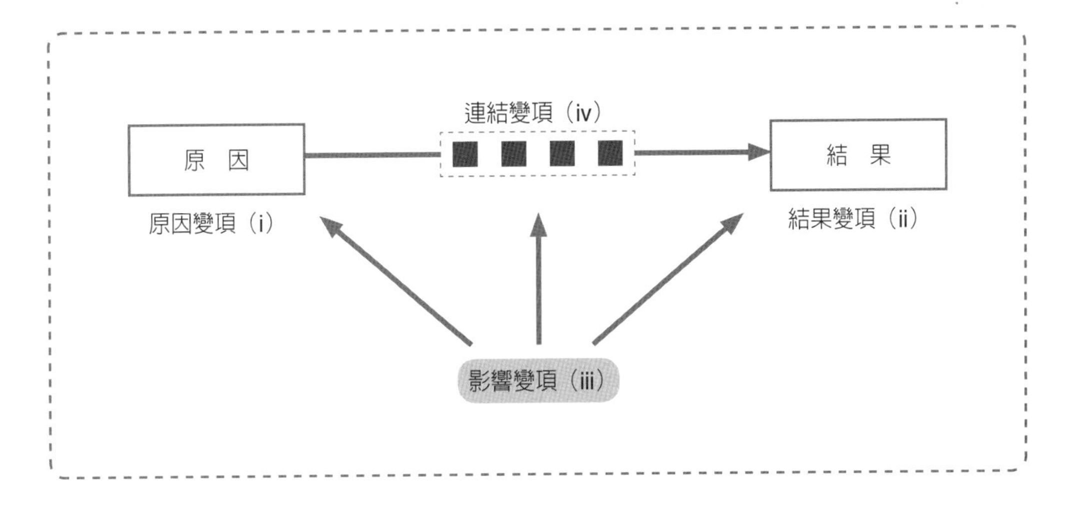

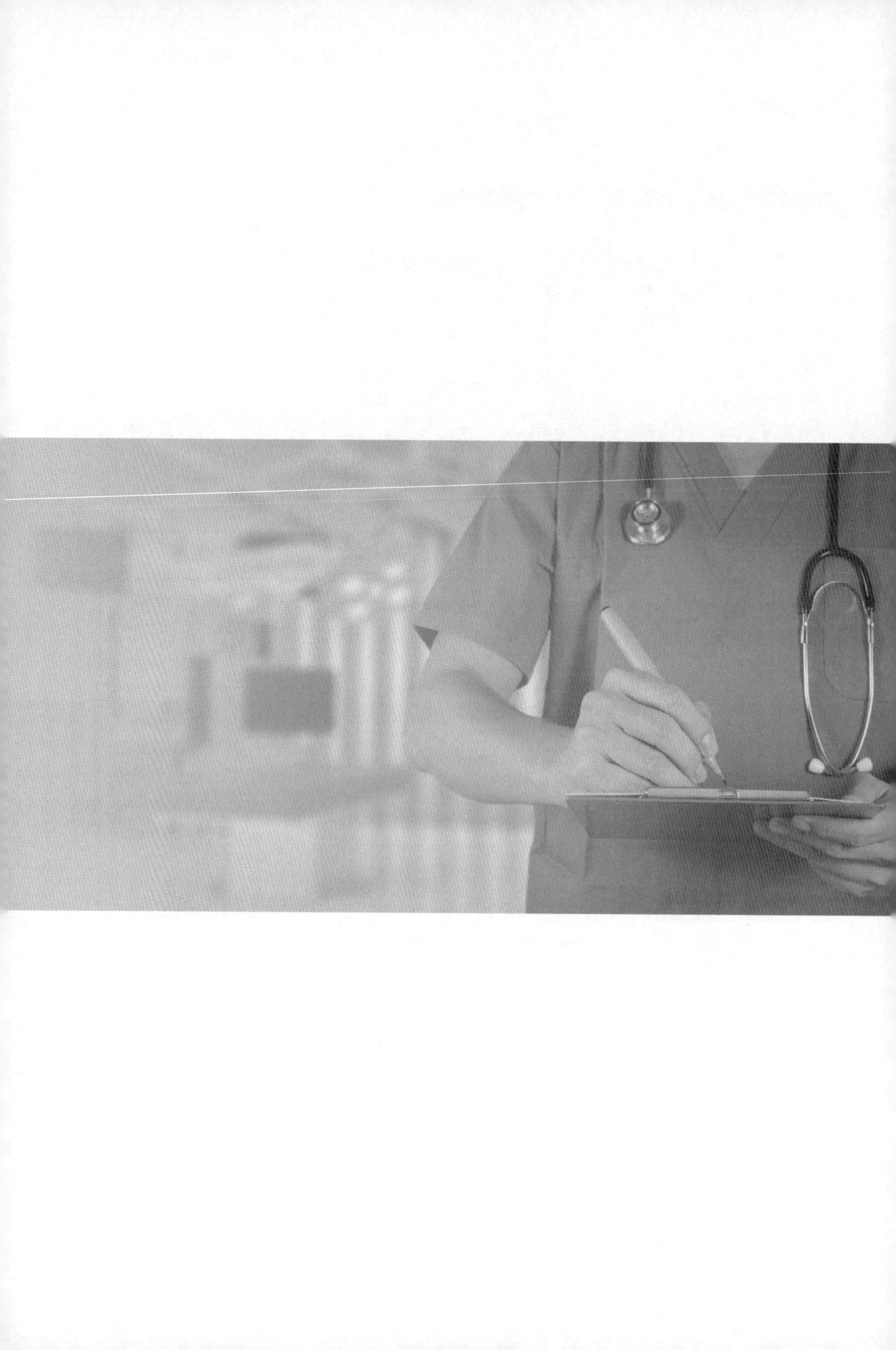

PART 3

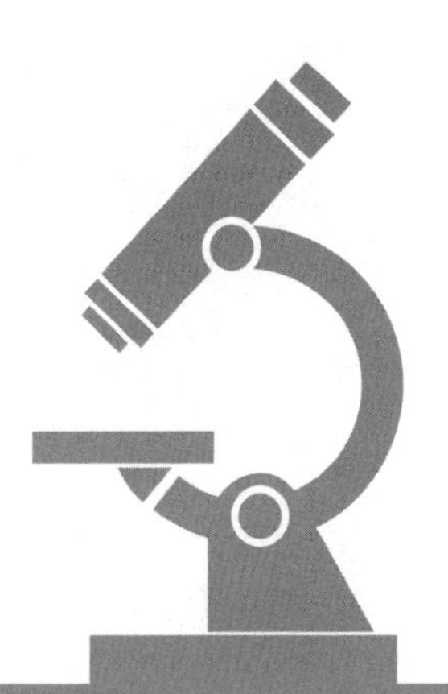

流行病學研究的設計與分析

5

描述性流行病學

5-1 描述性流行病學概述

5-2 個案調查和病例報告

5-3 爆發與流行的調查

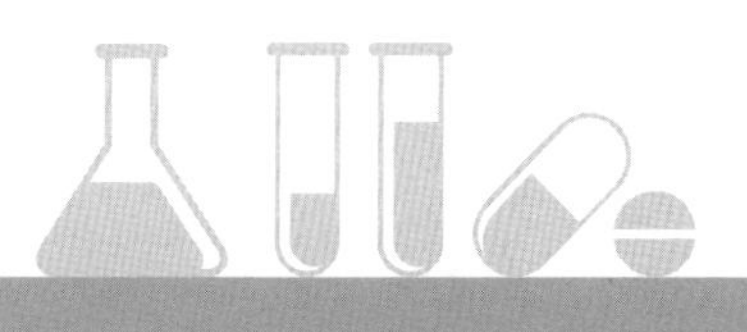

Unit 5-1 描述性流行病學概述

描述性研究（descriptive epidemiology）是最經典的流行病學方法，常常是流行病學第一步，也是分析性流行病學的研究基礎。

描述性研究是經由調查，了解疾病和健康狀況，在時間、空間和人群間的分布情況，進一步開展分析流行病學研究提供病因或流行因素的線索，爲制定衛生政策提供參考。描述性流行病學的資料來源主要來自戶口普查、戶籍登記、健康紀錄和醫院病歷等。

通常是由研究標的群體當中抽取一個樣本進行測量，依所得的數據對母群體作統計學上的推估。醫學文獻中常見的「病例系列」與「調查」通常是屬於描述性研究。一般的「病例系列」是觀察一群患有某種疾病的患者後，描述他們的特徵，希望由這群患者身上觀察到的情形能夠推估至其他患有相同疾病的患者。

如何（how）防治疾病、傷害、殘障和死亡的發生而前四個W（who、when、where、what）歸屬於描述性流行病學，後二個W（why、how）則爲分析性流行病學。

描述流行病學的研究因素與項目

1. **人**：包括種族、性別、年齡、婚姻狀況、社會經濟、地位、職業、宗教信仰等。
2. **時**：包括季節、週期變動與短期流行、長期趨勢、時間的聚集性等。
3. **地**：包括自然、行政、氣候、溫度、高度、水質、大小與風俗民情等，也常用來作城鄉差異與國際比較之研究。

時間的因素

1. 時間聚集：代表有共同的暴露經驗，可以指病例的發生特別集中在某一時段，如某年、某月、某日若屬於發病時間的聚集，即稱爲點流行，比較容易探討病因。
2. 週期循環與季節變動：疾病的發生率或死亡率呈週期循環的現象。
3. 長期趨勢：疾病發生的長期變化除週期循環與季節變動之外，還有線性趨勢，包括逐年增加或減少的變化。

地的因素

1. 地理分布的資料可從政府的人口或生命統計報告獲得，可以自然地理位置或行政分區作畫分。
2. 另外，由於不同的地理位置或國家，其人口密度、文化、飲食、生活型態、季節氣候、醫療水準與衛生政策等，均會影響疾病的發生率和死亡率。

進行描述性流行病學（參考《食品衛生管理人員食媒性疾病流行病學調查參考手冊》）

由收集到的資料，我們依人、時、地的原則對整個食媒性疾病事件作一流行病學的人、時、地的描述，並從這些描述中，建立與食媒性疾病事件調查有關的假說。

1. **人**：調查對象的身分資料、人口學背景、臨床症狀與發病潛伏期。
2. **時**：以病患食用過問題餐食後出現的症狀日期繪製流行病學曲線圖，此圖可看出食媒性疾病事件發病人數的多寡、傳染模式（共同感染源／連續性發生）及評估防治措施的效應。
3. **地**：以「點狀圖（dot map）」標示食媒性疾病事件的病例所在地點的分布。

描述流行病學的研究因素與項目：人、地區、時間

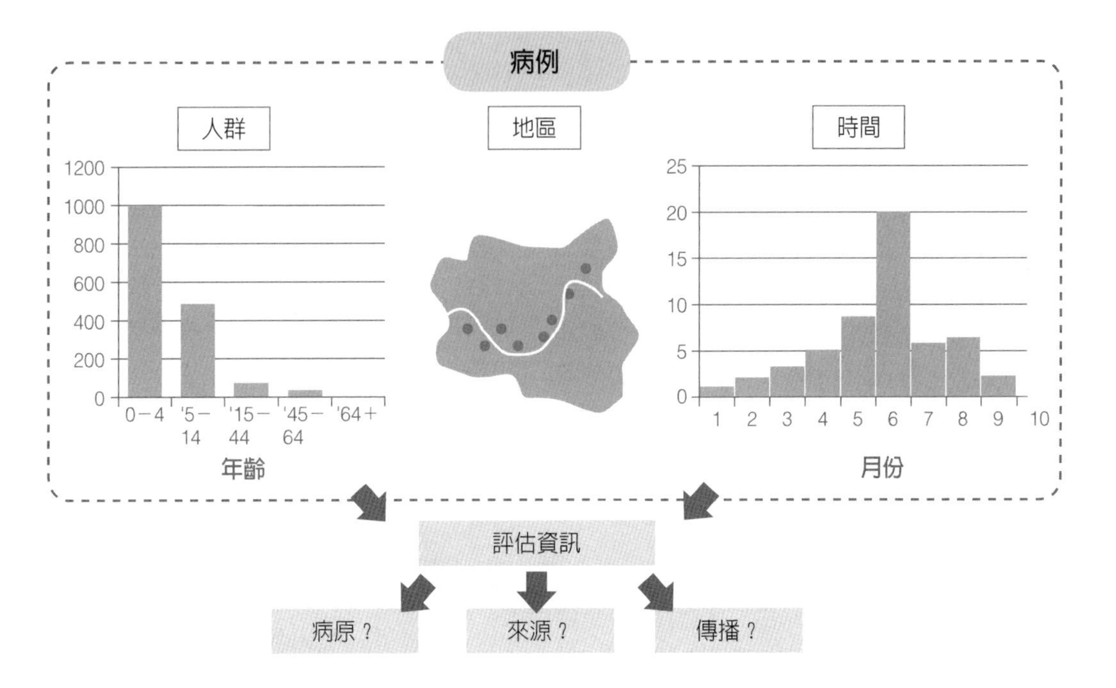

流行曲線示意圖

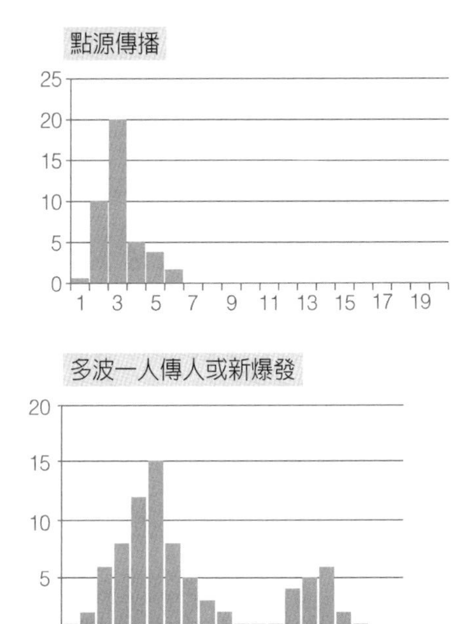

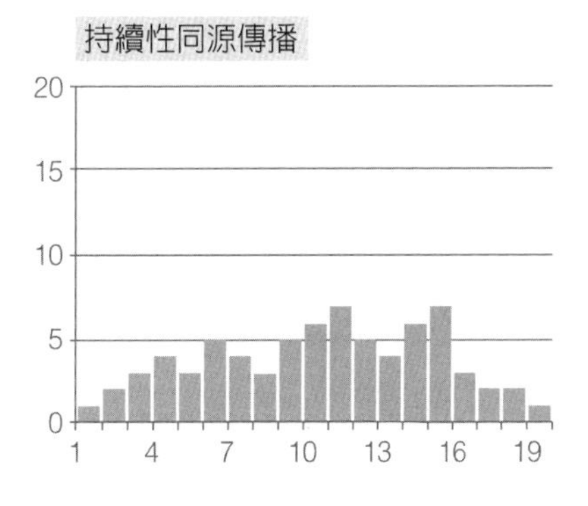

Unit 5-2 個案調查和病例報告

個案調查

個案調查（case investigation）指對個別發生的病例、病例的家庭及周圍環境進行的流行病學調查。如爲單個傳染病個案時，實際即對疫源地的調查。個案調查一般無對照，因而在病因研究方面作用不大。個案調查往往還是爆發調查的一個組成部分，是流行病學工作者和防疫工作者的基本工作之一。

調查方法：訪問和現場調查。目的和途徑：①對病例的調查；②總結疾病分布特徵；③核實診斷並進行護理指導。

調查內容：人口學資料、個案調查（感染日期、發病時間、地點、傳播方式、傳播因素及發病因素），確定疫源地的範圍和接觸者。

罕見疾病個案通報

1.依據《罕見疾病防治及藥物法》第七條規定，「醫事人員發現罹患罕見疾病之病人或因而致死者，應向中央主管機關報告」。

2.依據《罕見疾病防治及藥物法》施行細則第五條規定：「依本法第七條規定負有報告義務之醫事人員，應於發現罕見疾病病患或屍體之日起一個月內，向中央主管機關陳報」。

病例報告

病例報告（case report）臨床上對罕見病的單個病例或少數病例進行研究的主要形式，也是唯一方法。報告原因，說明罕見之處；對病例詳盡描述；小結給予病案提示。新出現的或不常見的疾病或疾病不常見的表現，都能引起醫學界的注意，從而可能形成某種新的假設。它是臨床醫學和流行病學的一個重要的連接點。

目的和用途：①發現新的疾病或提供病因線索；②闡明疾病和治療機制；③介紹疾病不常見的疾病。

病例報告侷限性：高度選擇性，易發生偏差；樣本量過小，不能用來估計疾病發生的頻率，不能用來論證科研假設，不能以此作爲改變現有臨床診斷、治療的證據。

病例分析

病例分析，臨床醫生利用相同疾病患者已有的臨床資料進行分析，屬於回顧性研究範疇。目的和用途：①分析某種疾病的臨床表現特徵；②評價某種治療效果；③促進臨床工作者在實踐中發現問題，提出新的病因假設和探索方向。

優點：資料易收集。

缺點：記錄時間、標準化不一；參與醫生較多，偏差較大；資料眞實性和可靠性差。

病例分析研究罹患某種疾病的一大群病人（如10個以上），常可見到p値與其他的統計，這是說明疾病的臨床情形最普遍被使用的方法，但是缺少對照組。描述某個時間點上的一組病人的疾病表徵與治療，就時間而言是向後回溯的。

配對臨床問題與其最佳的研究設計

臨床問題	研究設計
診斷	盛行率研究
盛行	盛行率研究
發生	世代研究
危險	世代研究 病例對照研究
預後	世代研究
治療	臨床試驗
預防	臨床試驗
病因	世代研究 病例對照研究

全國水痘本土病例趨勢圖（2006／01／01－2013／07／31）

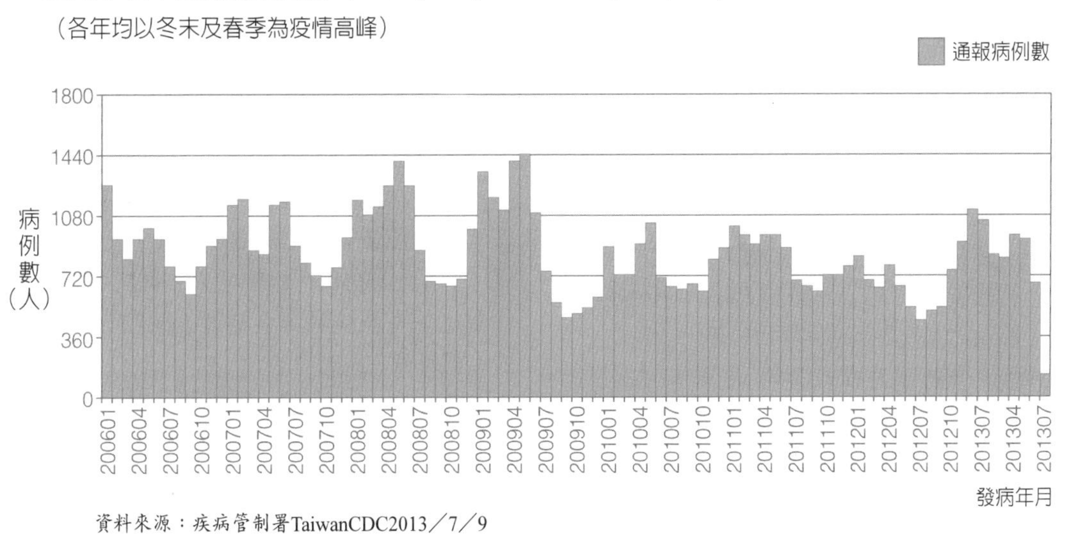

資料來源：疾病管制署TaiwanCDC2013／7／9

Unit 5-3 爆發與流行的調查

爆發流行的調查，是流行病學及公共衛生非常重要且具挑戰性的一部分，不僅可協助辨認進行中的爆發流行的來源，並且能預防更多個案的發生，即使在整個爆發流行結束後，一個完整的調查，也可以增加研究者對疾病流行的認識，並且預防未來的再次爆發流行。

辨認爆發流行

疾病爆發流行會透過不同的管道，引起公共衛生人員的注意，通常機靈的醫師、感控護士或實驗室工作人員，會首先發現一個不尋常的疾病，或某種疾病的個案數不尋常的增加，而通報公共衛生部門。由例行的監測資料也可以偵測到特定疾病的爆發流行。

此外，有些疫情則可能是由地方報紙或電視報導而得知。當決定展開調查疾病爆發流行，通常會包涵三種型態的活動：流行病學調查、環境調查及與媒體、大衆甚至與司法體系的互動。

流行病學調查

流行爆發的調查與其他流行病學調查在理論上是一樣的，但常遇到更多的限制。如果流行正在進行，則找出其感染源並預防更多個案的發生，是非常迫切需要的；爆發流行的調查，常是公開的，因此會有相當沉重的壓力必須要迅速地獲致結論。

在許多流行的爆發，因爲個案數的限制，在統計上的效力會受到限制；媒體早期的報導，可能會對後續受訪的個案，造成偏差的影響；由於法律責任或財務利益的個人或團體的涉入，迫使調查必須儘速得到結論，而此快速獲致的結論，將可能造成草率的決策；如果偵測流行爆發的時機太晚，有用的臨床及環境檢體將會非常難以得到。

爆發流行的調查核心，即是如何及時地落實適當的防治措施，以使傳染病所造成的傷病及死亡減至最小的程度。而控制方法的落實，最好是在調查結果加上環境檢測的結果的引導下去進行，然而這卻可能因爲等待結果，而導致防治措施的延後，也絕對無法被大衆所接受；有時冒然的實施較大層面防治措施，如全面回收食物，萬一有誤時，其對經濟或其他社會的衝擊，也將是非常巨大的，因此採取防治措施的種類及其時點，都是非常大的挑戰。

爆發流行病學的目的：初步控制疾病的傳播；確定疾病的原因、來源和傳播方式；確定哪些人員存在風險；確定造成疾病爆發的因素；了解問題的重要性；鑑定新的致病機制；控制方法的有效性；鑑別過去與未來的方法，可預防和控制；研究和培訓的機會；公衆、政治以及法律相關內容。

爆發流行的調查包括：建立個案定義；個案的確定；建立疾病的背景概況；找尋個案，以確認爆發流行的存在，及界定其範圍；個案的描述流行病學；產生假說；檢驗假說；採取及檢驗環境檢體；採取防治方法；與媒體大衆的溝通。

幾種典型的流行曲線圖

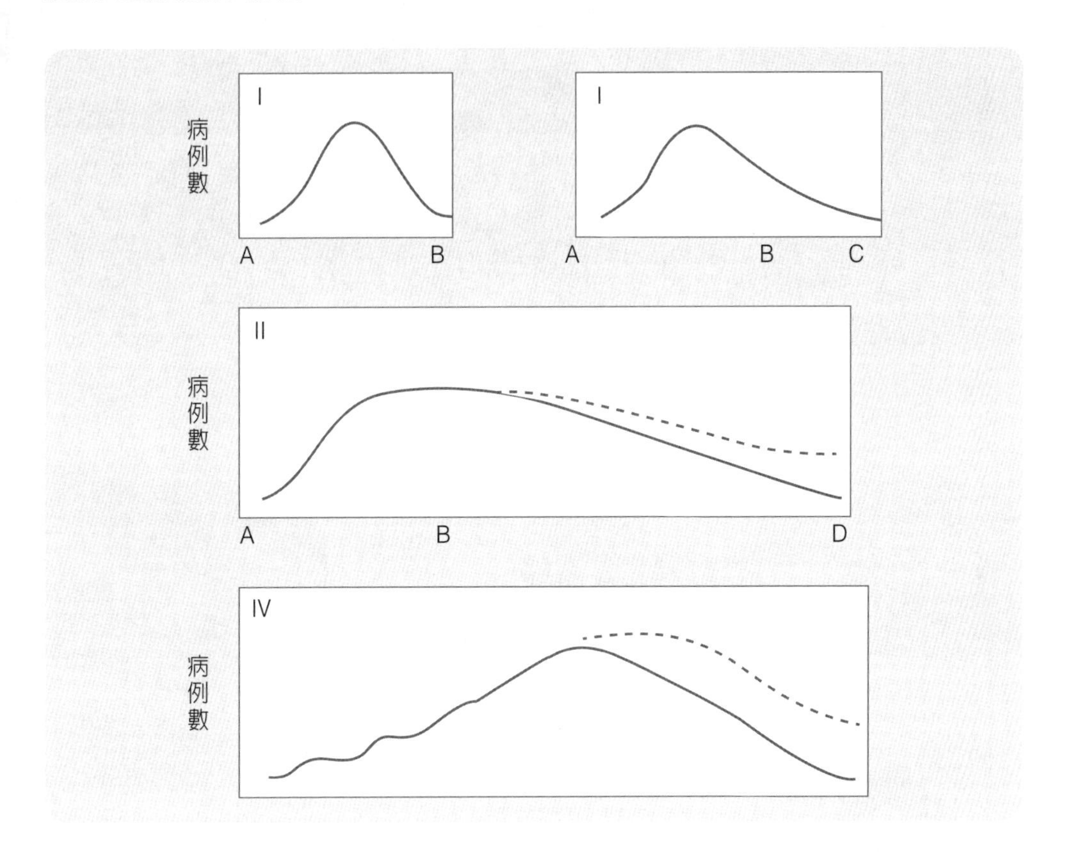

食媒性疾病事件的調查過程

食媒性疾病是指透過攝食而進入人體的有毒或有害物質（包含生物性病原體）所造成的疾病。

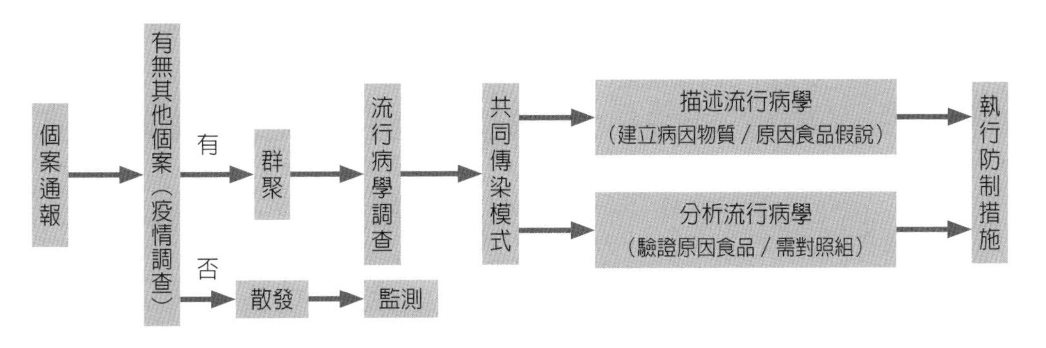

6 分析性流行病學

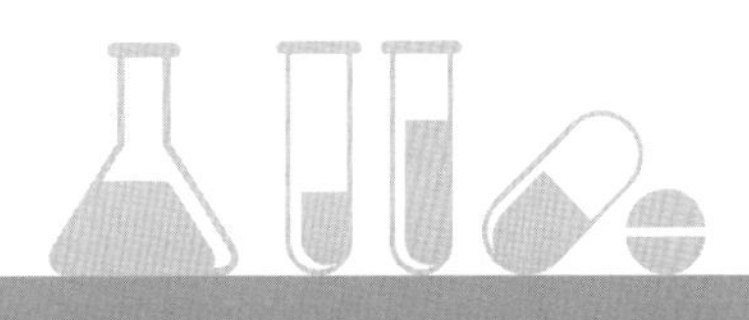

Unit 6-1 分析性流行病學概述

探討疾病的病因和危險因素是流行病學在醫學研究中的重要應用之一。在研究疾病與病因的關係時，分析性流行病學方法更爲常用且更具效率，能夠驗證病因假設。

由於因果關係在很多情況下無法確定，通常在流行病學研究中將被認爲是原因的變項，稱爲「決定因素」（determinant）、「預測因子」（predictor）或「獨立變項」（independent variable；也稱爲「自變項」），許多時候可以稱爲「暴露」（exposure）。

通常在流行病學研究中將被認爲是結果的變項，稱爲「疾病」或是「應變項」（dependent variable）。根據暴露是否由研究者分配，分析性研究又可分爲「實驗性研究」（experimental study）及「非實驗性研究」（non-experimental study）。

實驗性研究

1.臨床實驗（clinical trials）：以一個個研究對象各別分配暴露狀況。
2.社區實驗（community trials）：以一個個社區（一群人）爲單位分配暴露狀況。

非實驗性研究

又稱爲「觀察性研究」，因爲研究者此時以被動的旁觀者的角色「觀察」暴露與疾病之間的關係，而不主動地引起後果的產生。

以暴露與疾病的發生時間先後次序（時序）是否能推定，分爲：

1.縱貫式研究（longitudinal study）能推定時序。
2.橫斷式研究（cross-sectional study）不能推定時序。

以開始進行研究與疾病的發生時間之關係分爲：

3.前瞻性（prospective）研究開始進行研究時要觀察的疾病尚未發生。
4.回溯性（retrospective）研究開始進行研究時要觀察的疾病都已發生。

世代研究法：又稱爲前瞻法（prospective study）。病例對照研究法：又稱爲回溯法。

世代研究法是選擇一群健康者，依據不同的危險因子暴露情況，分爲暴露組與非暴露組，經過長期觀察此二群人未來的罹病情形，再加以比較危險因子暴露量和疾病之間的關係，是否呈現統計上的差異。

病例對照研究法是收集病例組與對照組過去危險因子的暴露情形，再加以分析危險因子與疾病之間的關係。如果病例組的危險因子暴露量高於對照組，則該危險因子就可能與該疾病有關。在對照組的選擇方面，應考量與病例組之間人口學背景資料的相同性，以及危險暴露的機會也應一樣。

橫斷研究又稱橫斷調查，因爲所獲得的描述性資料是在某一時點或在一個較短時間區間內收集的，所以它客觀地反映了這一時點的疾病分布以及人們的某些特徵與疾病之間的關聯。由於所收集的資料是調查當時所得到的現況資料，故又稱現況研究或現況調查（prevalence survey）；又因橫斷研究所用的指標主要是患病率，又稱患病率調查。

世代研究法之研究設計

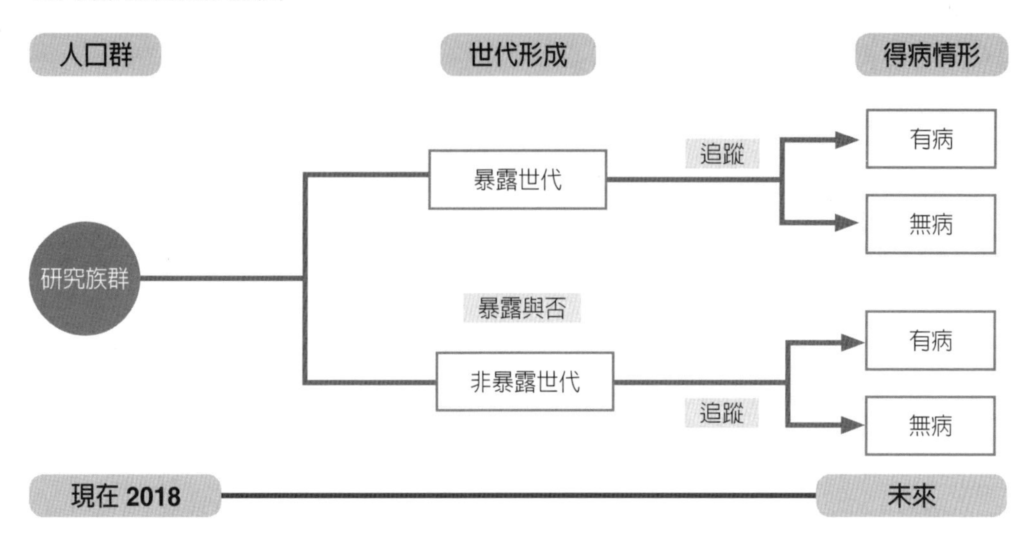

縱貫法與橫斷法之優、缺點比較

縱貫法	橫斷法
優　點	
①能觀察身心發展前後的變化	①研究過程省時方便
②能分析發展過程前後關係	
③理論上是研究發展最適當的方法	
缺　點	
①時間花費太長，研究對象易流失	①不能比較前後發展變化
②重複施測的結果難作比較	②不能用於因果關係的倫理
③社會環境因素改變，不宜用於推論後來的結果	③不具備建立發展樣式的學術價值

病例對照研究法

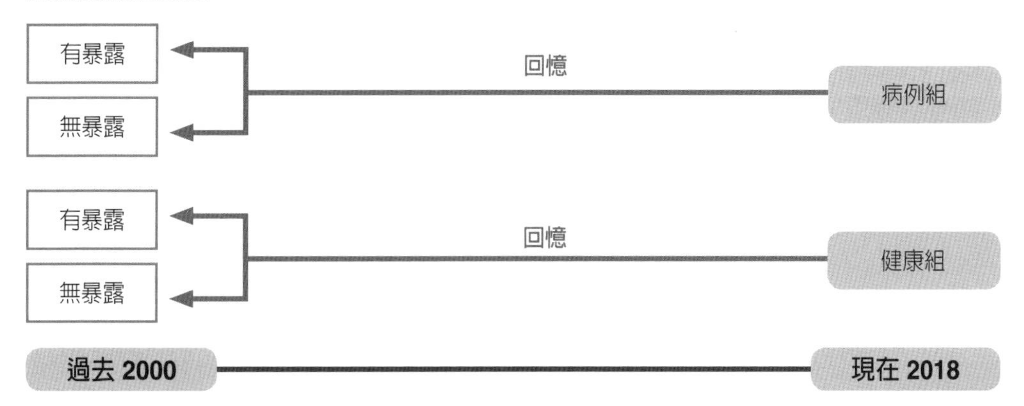

Unit 6-2 病例對照研究

病例對照研究（case-control study）爲選擇一組患所研究疾病的病人，與一組無此病的對照，調查其發病前對某個（些）因素的暴露狀況，比較兩組中暴露率和暴露水平的差異，以研究該疾病與這個（些）因素的關係。

病例對照研究又稱「回顧性研究」（retrospective study）。這是一種回顧性的、由結果探索病因的研究方法，是在疾病發生之後去追溯可疑病因的方法。

病例對照研究目的

1.探索和研究疾病發生的危險因素：從衆多與疾病發生相關的可疑因素中篩選相關因素，對病因不明疾病進行可疑因素的廣泛探索。

2.研究健康狀態等事件發生的影響因素：將研究擴大到與疾病和健康狀態相關的醫學事件或公共衛生事件的研究。

3.疾病預後因素的研究：同一疾病可有不同的結局。將發生某種臨床結局者作爲病例組，未發生該結局者作爲對照組，進行病例對照研究，分析產生不同結局的有關因素。

4.臨床療效影響因素的研究：同樣的治療方法對同一疾病治療有不同的療效反應，將發生和未發生某種臨床療效者，分別作爲病例組和對照組進行病例對照研究，分析不同療效的影響因素。

優點：快速及便宜；對罕見疾病或暴露效應需很長期的追蹤等情況較實際可行；通常需要較少的受試者。缺點：若依賴回憶或紀錄來判斷暴露情形易有偏誤；存有許多干擾因素；對照組選擇不易。

病例對照研究的種類

1.非配對病例對照研究法：在病例和對照人群中分別選取一定數量的研究對象，僅要求對照數量等於或多於病例數量。

2.配對病例對照研究法：是以對研究結果有干擾作用的某些變數爲配對變數，要求對照組與病例組在配對變數上保持一致的一種限制方法。採用配對的目的：提高研究效率，即每個研究對象提供的資訊量增加，所需樣本含量減少；控制干擾因素，以避免研究中存在干擾偏差。

3.嵌入型病例對照（nested case-control, NCC）研究法，或譯爲「重疊、巢式病例對照研究法」。其設計概念是將病例對照研究「嵌入」於世代研究（cohort study）當中，所謂的世代，可以是前瞻性或追蹤性的，也可以是回溯性的。在取樣時使用世代的部分資料能有機會改進樣本的效能。

選擇病例時應考慮的問題：

- 疾病的診斷標準：病例應明確得到公認的診斷標準。有時診斷標準中還要有疾病分期、分型的相應標準。
- 病例的確診時間：新發病例可提供更眞實的資訊，應作爲研究對象的首選。
- 病例的代表性：病例要在病情、疾病分型、人口學特徵（如年齡、性別、種族等）、所處的社會環境、生活環境等方面有代表性。
- 限制：爲了處理干擾因素，在選擇研究對象時可以對某些特徵加以限制，因配對不當給研究結果帶來的偏差同樣可出現在限制中，應當慎重。

腦動靜脈畸形放射外科術前栓塞對治療結果的影響：配對病例對照研究病例篩選流程圖

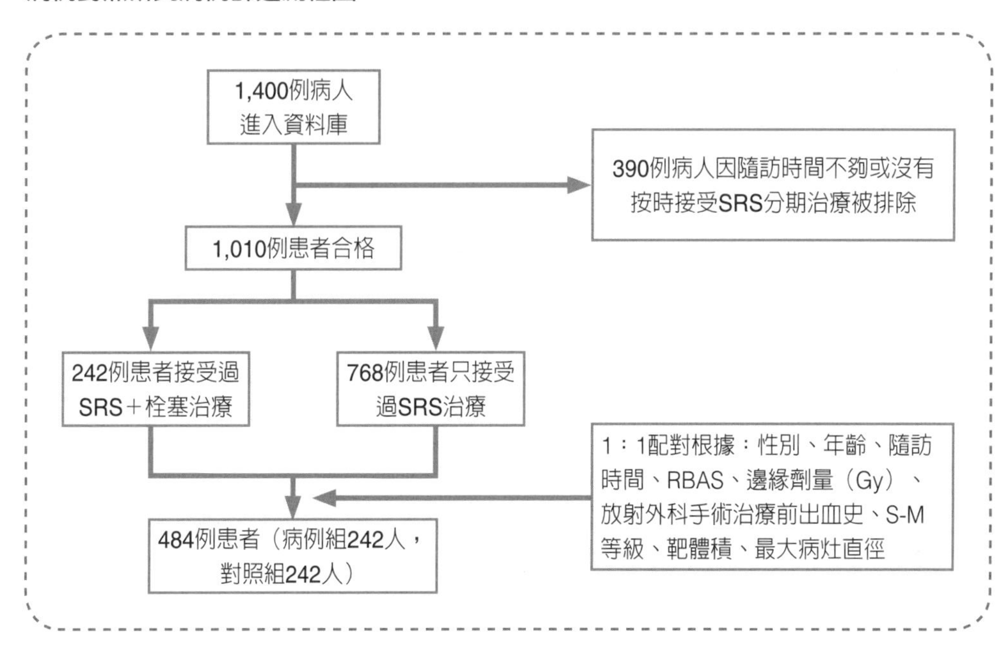

各類型研究的比較圖示

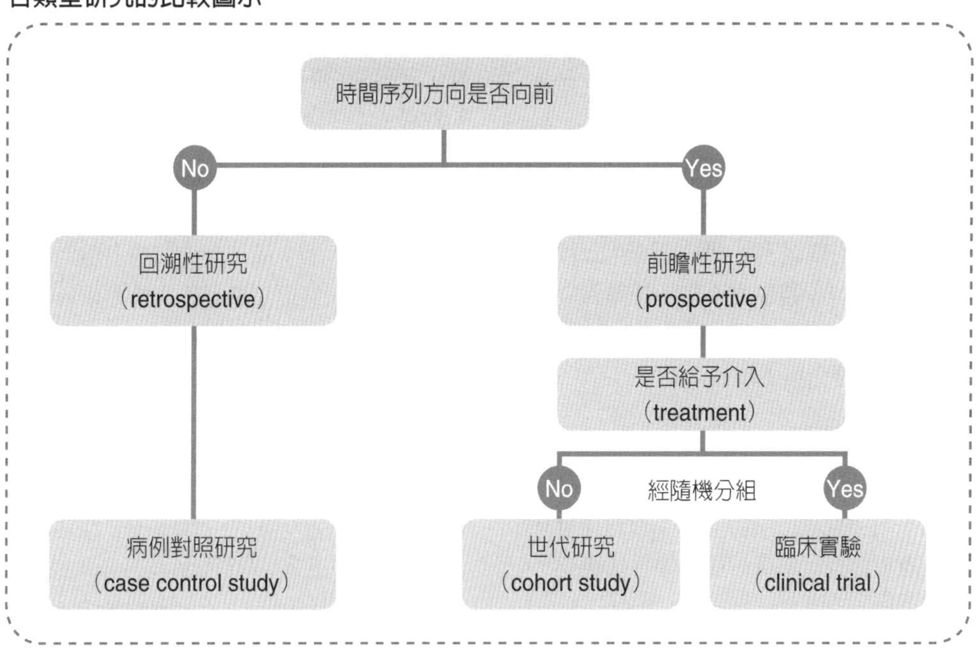

Unit 6-3 世代研究

世代研究（cohort study）是將特定的人群按其是否暴露於某因素，或按不同暴露水平分爲數個群組或世代。追蹤觀察一定時間，比較兩組或各組發病率或死亡率的差異，以檢驗該因素與某疾病有無因果關聯及關聯強度大小的一種觀察性研究方法。

世代研究由於被觀察對象在疾病出現以前先分組，然後隨訪觀察一段時間後再比較其結局，故有人稱之爲隨訪研究（follow-up study），或前瞻性研究（prospective study）。

cohort原意是指古羅馬軍團中的一個分隊。流行病學借用該詞表示一組具有某個共同特徵的研究對象。一群人共同暴露於某種因素稱爲暴露世代；反之則稱非暴露世代。這兩種世代構成了世代研究的研究對象。

世代研究的用途

1. 檢驗病因假設：由於世代研究是由「因」及「果」的研究，檢驗病因假設的能力較強，因此它的主要用途是探討某種因素與某疾病或多種疾病的關聯。
2. 描述疾病的自然史： 世代研究可以經過前瞻性的隨訪，觀察到人群從暴露到發生疾病、直至出現各種結局的全貌，包括臨床前階段的變化與表現。

世代研究的類型

因研究對象進入世代時間及觀察終止時間不同，世代研究可分爲：前瞻性世代研究、歷史性世代研究、雙向性世代研究。

1.前瞻性世代研究（prospective cohort study）

也稱同時性或即時性世代研究（concurrent cohort study）。研究對象的分組根據研究開始時研究對象的暴露狀況而定。此時結局尚未出現，需要追蹤觀察一定時間才能得到，其性質是前瞻性的，是世代研究的基本形式。該方法可以直接獲得暴露與結局的第一手資料，因而資訊準確，不易產生資訊偏差。但因該研究需長時間隨訪，費時、費力，在應用的廣度方面受到了限制。

2.歷史性世代研究（historical cohort study）

也稱非同時性世代研究（nonconcurrent cohort study）或回顧性世代研究（retrospective cohort study）。研究對象的分組是根據研究開始時已掌握的研究對象的既往暴露資料而作出，研究開始時結局已經出現，並可從歷史資料中獲得。該方法雖然收集暴露資料和判斷結局在同時完成，但性質爲前瞻性的。該方法的資料收集和分析可在較短時間內完成，若有完整的歷史紀錄，可達到事半功倍的效果。

3.雙向性世代研究（ambispective conort study）

也稱混合性世代研究。有時，歷史資料積累的時間太短，達不到疾病的潛隱期，需繼續觀察一段時間以滿足研究的要求。這種在歷史性世代研究之後繼續觀察一段時間的研究，稱爲雙向性世代研究。

研究對象的選擇

選擇研究對象前首先要考慮選擇研究對象的地點（研究現場）。世代研究的現場應具備以下條件：應有足夠數量的符合條件的研究對象、群衆樂於接受、人口流動性較小。

「世代研究法」與「病例對照組法」的比較

	優點	缺點
世代研究法	1.不會有記憶上的偏差 2.可得到相對危險性和發生率 3.可得知與其他即應的相關性	1.疾病診斷有偏差 2.需要大量的研究對象 3.需長期追蹤 4.研究方法會因時間而改變 5.花費昂貴 6.對象失去聯絡帶來困擾
病例對照研究法	1.花費少（相對而言） 2.所需研究對象少 3.較快得到結果 4.適於稀有疾病研究	1.所得資料不完整 2.個人記憶有偏差 3.只可得到相對危險性

世代研究方法示意圖

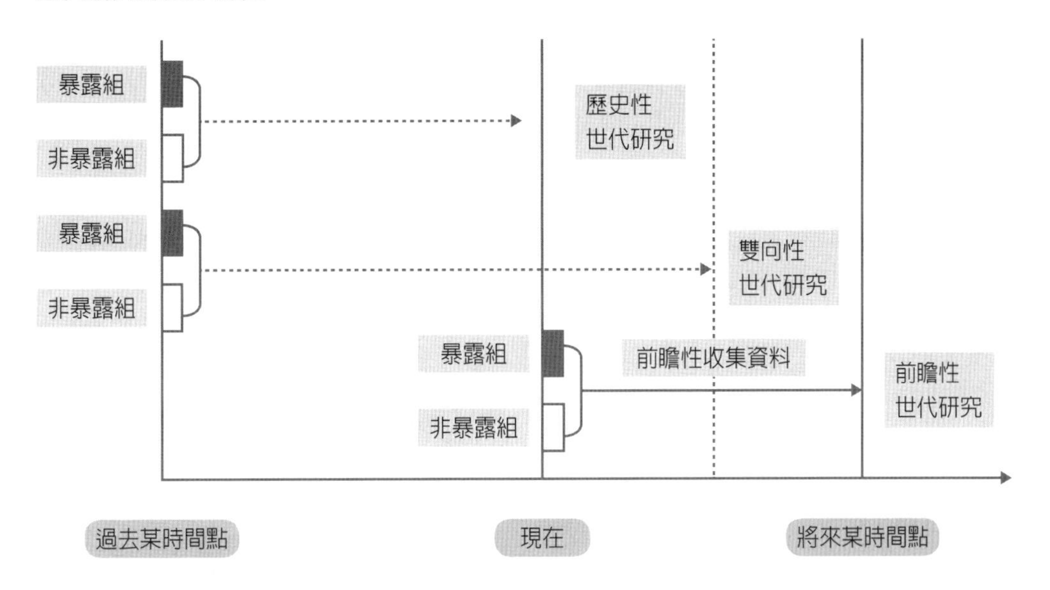

Unit 6-4 橫斷研究

橫斷研究是在某一人群中，應用普查或抽樣調查的方法收集特定時間內、特定人群中疾病、健康狀況及有關因素的資料，並對資料的分布狀況、疾病與因素的關係加以描述。

所獲得的資料是在某一時間橫斷面上收集的，故稱爲橫斷研究（cross sectional study）。得到的率一般是在特定時間、特定人群中的患病率，因而又有患病率研究（prevalence study）之稱。

橫斷研究被設計來在特定的時間點上，調查研究對象的單一或多個行爲或現象，如蓋洛普民意測驗（Gallup poll）即爲典型的橫斷研究。

橫斷研究強調在一定時間內完成，若調查的時間跨度過大，會給調查結果的解釋帶來困難。橫斷研究多適用於對病程較長、患病率較高的疾病進行研究。該方法雖然不能得到疾病的發病率，但利用間隔一年的兩次橫斷研究獲得的患病率之差可計算發病率。

橫斷研究的用途

1.爲病因研究提供線索。
2.了解疾病和病因的分布狀況爲疾病防制工作提供依據。
3.評價預防疾病、促進健康的策略和措施的效果。
4.早期發現病人：通過篩檢可早期發現病人，實現早診斷、早期治療的第二級預防的目的。
5.確定機體各項指標的正常值範圍。

- 優點：耗資少，可提供疾病流行情形資料。
- 缺點：只能提供病因線索（不能確定病因）；只能估計盛行率（不能確定發生率）

橫斷研究的種類：

1.普查：普查分爲以了解人群中某病的患病率、健康狀況等爲目的的普查和以早期發現病人爲目的的篩檢（screening）。工作目的是早發現早診斷病人，使其得到及時治療時，必須採用普查。除有特殊需要，流行病學研究一般都首選抽樣調查方法。
2.抽樣調查：樣本代表性是抽樣調查能否成功的關鍵所在。隨機抽樣和樣本含量適當是保證樣本代表性的兩個基本原則。抽樣調查的優點：工作量小，既可節省時間和人力、物力，又可集中力量將調查工作做得更仔細，是流行病學研究最常用的方法。抽樣調查的侷限性：適用於患病率較高、變異程度不太大的疾病的調查。若疾病患病率很低、變異程度很大，則需很大樣本含量方可實現對抽樣誤差的控制，若樣本擴大到接近總體的75%時，不如直接進行普查更有意義。

重複橫斷設計

選取一組民眾，將其現在招募進入方案中，隨行觀察直至處遇完成，將花費許多時間。選取處於方案不同階段的受試者，作爲研究的基礎。

病人的年齡、性別、病情嚴重程度、檢驗數據對X疾病預後影響之橫斷研究

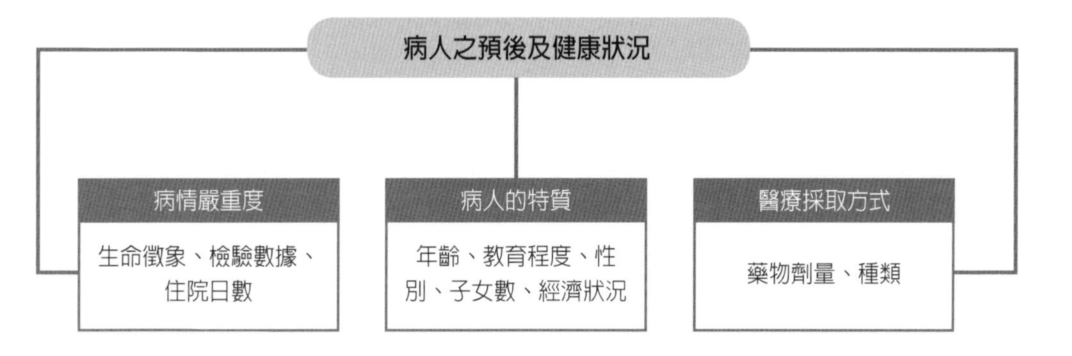

重複橫斷設計

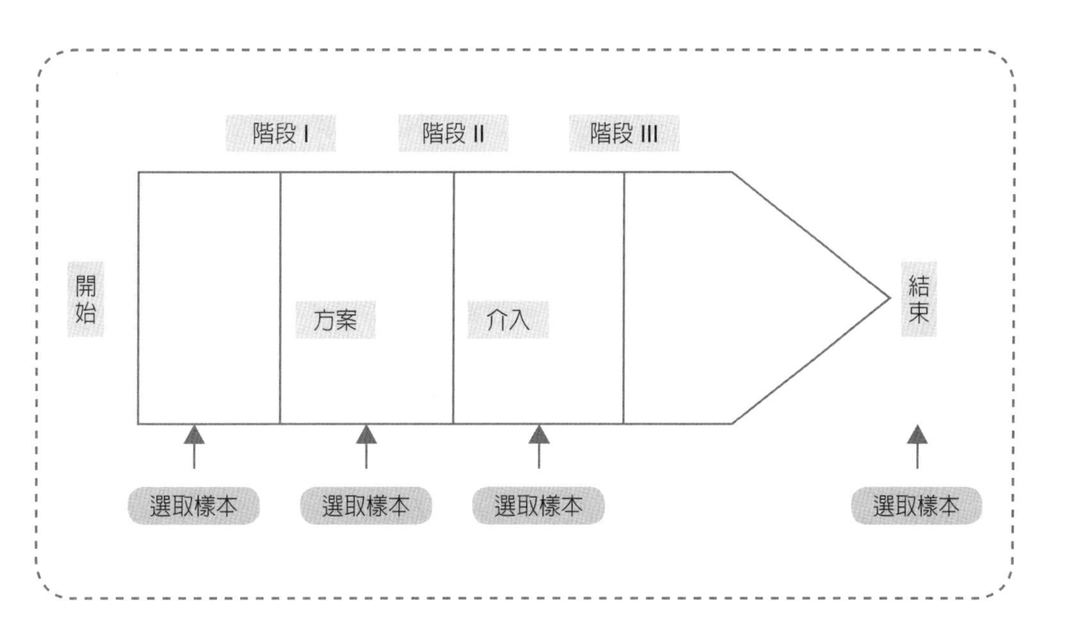

Unit 6-5 相關性研究

相關性研究（correlational study）又稱爲生態學研究（ecological study）。相關性研究是以族群組爲基本單位收集和分析資料，從而進行暴露與疾病關係的研究，即用代表人群組特徵的量度來描述某些因素與疾病的關係。

相關性研究以族群爲單位，非以個人爲研究對象。在每一研究族群中必須取得暴露及疾病分布情形，並常以每個族群的發生率及死亡率作爲疾病發生情形的指標。

相關性研究雖然因實施簡單而吸引人，但結果常難以解釋，因爲很難直接對發現結果的各種可能解釋作出評價。相關性研究通常是根據其他目的而收集的資料進行的，可能沒有不同暴露和不同社會經濟因素方面的資料。

此外，因爲其分析的對象是人群和人群組，無法作出暴露與效應之間的個體聯繫。如按生態學資料得出不適當的結論，可發生生態學謬誤或偏差。不同群體水準的變數之間觀察到的聯繫不一定表示其在個體水準也存在聯系。相關性研究常可作爲更詳盡的流行病學研究工作的一個良好開端。

相關性研究的優點

1.可彌補實驗研究的不足。

2.可同時探討數個變項之間的關係。

3.可控制其他變項對結果的影響。

4.爲其他研究作準備。

相關性研究的限制

1.研究者無法操縱變項。

2.因缺乏隨機化、操縱和控制過程導致無法探討因果關係。

3.如無隨機抽樣可能導致推論性受限。

相關性研究和因果關係研究法（causal studies），又稱實驗室研究法（experimental studies）不同，在於因果關係研究以先確定A導致B，而相關性研究則問：「A和B如何互相影響？」

相關性研究分類

1.關係研究（relationsip studies）：透過較長的時間，同時觀察兩個變數，觀察它們之間的關係。

2.預測研究（prediction studies）：研究者事先預期兩個變數間有一定的關係，然後尋找數據，證實A和B的確存在彼此互動的關係。

個案研究法

1.只研究少數個體，甚至只以一個人爲研究對象；2.是一種細膩且全人觀察的研究法；3.環境觀察，而非隔離式的實驗室研究，所以可稱爲自然式的研究法；4.屬於質的研究；5.屬於縱向而且深入的研究；6.沒有預設立場，在研究過程中，不斷修改提出的問題或假設；7.研究報告，主要是描述性的。

因果比較與相關研究法之比較

項目	說明
相同處	1.不操縱變數 2.目的：找出變數間之相關程度
相異處	1.衡量變數不同 2.統計程序不同 3.相關研究法的研究變數皆為連續變數

相互關係的類型

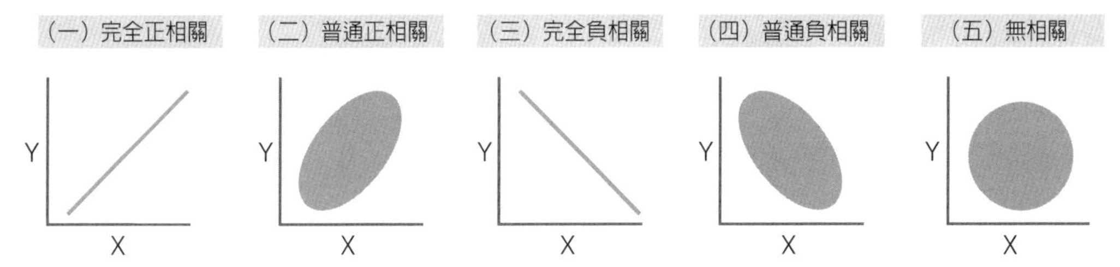

相關性研究的基本步驟

	基本步驟	說明
1	研究題目的選擇	確定研究主題
2	研究樣本的抽選	• 樣本的範圍不可狹隘 • 樣本數輛大小的決定
3	選擇或編制研究工具	• 所選擇的工具需有信度 • 所選擇的工具需有效度
4	設計和程序	樣本中，每個變項都有2個以上的分數，各代表不一樣的變樣值
5	資料的蒐集	• 兩變相的資料可在短時間蒐集到，不是各變樣單獨施測就是兩部分同時施測 • 預測研究先是測量預測變樣，然後再測量效標變項 • 研究資料蒐集時間的不同，但花費時間不長，實施有其方便性
6	資料的分析與解釋	相關研究最後步驟即是分析和解釋變項的關係，接下來是統計分析，而這些數字需作妥善的解釋

Unit 6-6 效度

效度指衡量的工具是否能眞正衡量到研究者想要衡量的問題，即根據研究的目的、內容及範圍來檢定研究所做的衡量是否有效。研究問題常談效度問題，包括內部效度和外部效度。要提昇研究「效度」，則有賴排除想要研究（實驗的）自變數以外的原因，能排除越多，則內部效益越高。

內部效度

內部效度是指從實驗／研究結果分析所得到的關係是否代表眞正的關係。

影響內部效度的原因

1.歷史：在實驗的進行中，可能會有其他外在環境事件發生而混淆了想要研究的受試者。
2.成熟：受測者本身隨著時間的經過而發生身心變化（並非因爲某些特別事件），也可能會影響實驗的結果。
3.測驗（預測效果）：在前測、及後測的研究中，由於受訪者做過前測有了經驗之故，故後測的成績較前測好。
4.衡量工具：不同的觀察時點，可能因爲實驗「評量工具或儀器」變形，或評量人員身心發生改變，而造成不同的結果。
5.自我選樣：由於研究未採用隨機抽樣和隨機分派之故，造成被選擇的人本身就有能力方面的差異或特質不相等。
6.統計資料的迴歸現象：當挑選某些極端的受試者參加研究調查（實驗）的前測，到了後測時就會發生所得資料有迴歸現象。

上述七個內部效度的威脅，一般可以透過隨機對照的方式來解決。

外部效度

外部效度是指所獲得的因果關係是否能推論到一般化結論。外部效度比較關切的是實驗處理與其他因素間的互動，以及實驗結果是否能推論到不同的時間、不同的情境、及不同的人。

影響外部效度的因素

1.對實驗變數的反應。
2.受測者的挑選和實驗變數間的互動作用。
3.其他互動因素：實驗環境本身可能對受測者造成偏差效果，利用特別設計的實驗環境所得的結果將無法推論到整個母體。

內部效度問題可以透過實驗設計假以解決，而外部效度高低比較式推論問題，是一種邏輯、歸納的過程。外部效度代表研究結果（模式）是否能推到母體的程度。它又可分成母群體效度及生態效度。母群體效度是指樣本能夠代表母群體程度；而生態效度是指結果是否可推論至其他母群的程度。通常這兩種外部向度很難兼顧，兩者是魚與熊掌不可兼得。

提升內部及外部效度的程序

1.配對法：是可以降低外在因素的威脅，它是使外在因素在實驗組及控制組均做相同的研究法。
2.隨機對照：改進配對法只能控制事前定義的外在因素，就是使用隨機對照樣本至實驗組及控制組。
3.控制組：在研究設計實驗組，增加一個控制組，則可以抑制實驗的刺激，進而降低內部效度的威脅。
4.重複實驗：即實驗及控制組在實驗後對調進行另一回合實驗。

信度與效度的關係

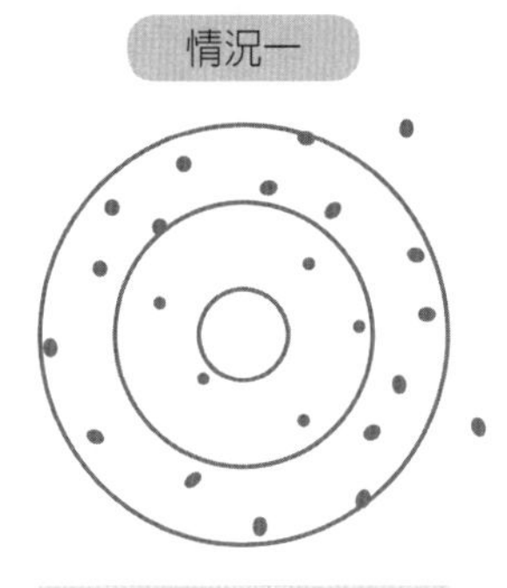

沒有效度也沒有信度

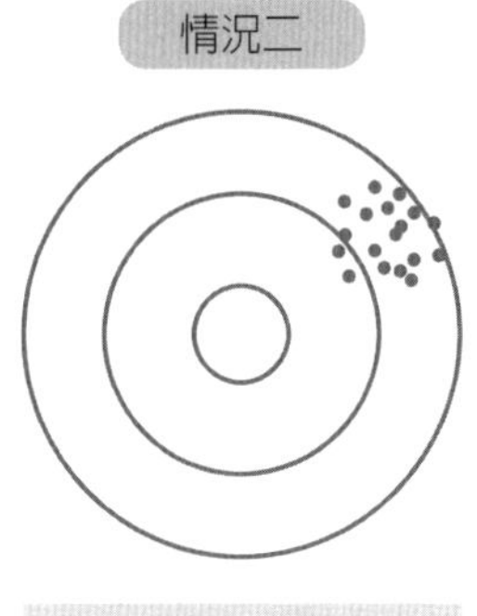

有高度信度但沒效度

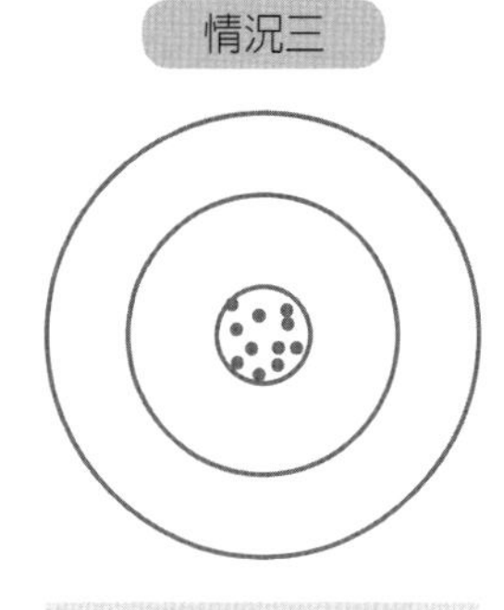

有高度效度及信度

信度的意義

信度是衡量沒有誤差的程度，也是測驗結果的一致性程度

1.再測性（repeatability）：使用同樣的衡量工具重複衡量某項特質時，是否可以得到相同的結果

2.內部一致性（consistency）：衡量工具內部是否具有一致性

效度的檢定

項目	說明
內容效度	以研究者專業知識來主觀判斷所選擇的尺度，是否能正確衡量研究所欲衡量的東西，提高內容效度的方法 1.仔細從文獻中找尋適合且相關的衡量項目及尺度 2.對於最初決定的衡量項目可請教專家判斷是否適當 3.對和母體類似的樣本實施前測，依前測結果加以修正
效標關聯效度	指使用中的衡量工具和其他的衡量工具來比較兩者是否具有關聯性，包括預測效度和同時效度 1.**預測效度**：是指以新的衡量工具預測未來事件 2.**同時效度**：是指根據衡量工具與目前某衡量效標的相關程度，用以衡量該研究衡量工具的有效性
建構效度	利用一種衡量工具能衡量某種特性或構念的程度，可分為： • 收斂效度（convergent validity）：用兩種不同的衡量方式去衡量同一構面的內容時，其相關程度都很高 • 區別效度（discriminant validity）：是將不同的兩個概念進行量測，量測的過程不管是使用相同的方法或不同的方法，經量測結果進行相關分析，其相關程度很低

Unit 6-7 多變量分析

多變量分析目的

1.做資料簡化：將多個變量簡化成少數變量甚至為單變量（如主成分分析、因素分析、區別分析、典型相關）。
2.做探索性的資料分析。
3.做分群工作：將相關性高的個體集成一群。

多變量分析的分析方法

1.回歸分析：找因果關係式。其目的在找出一條最能代表所有觀測資料的函數（迴歸估計式），用這函數代表因變數與自變數間的關係。簡單迴歸可應用在單一變數進行預測或判斷兩變數間相關的方向和程度。

2.主成分分析：縮減資料構面。將多變量簡化成少變量，能保有原來的資訊。模式為線性組合使其變異最大，此即為第一主成分。

3.因素分析：目的是將繁多的變項縮減為少數的因素，以找出變項背後的結構。透過因素分析，可將變數背後隱藏的共同因素找出來，然後再分析每一個變數受到特定共同因素影響的部分有多少，而屬於每一變數自身獨特性質的部分又有多少。

4.典型相關分析：主要用於兩組屬量變數間的相關性，也就是探討一組變數是否會影響另一組變數；因此，也可將一組變數視為自變數，而另一組變數視為應變數，通常在進行典型相關時並不需指定哪一組為自變數或因變數。

5.區別分析：由已知n個個體所屬群體建立區別規則（線性或非線性），然後對新個體進行判別它屬於哪一個群體。當反應變數只有一個且為屬質的變數，解釋變數有一個以上且為屬量的變數時，則二者之間所建立的線性函數關係之一即為一區別分析。

迴歸（regression）

當反應變數與解釋變數都各只有一個，且二者都是屬量的變數時，則二者之間所建立的線性函數關係即為一（簡單）迴歸。

多元迴歸（multiple regression）

當反應變數只有一個，解釋變數有兩個以上，且二者（反應及解釋變數）都是屬量的變數時，則二者之間所建立的線性函數關係即為一多元迴歸或複迴歸。

變異數分析（analysis of variance, ANOVA）

當反應變數只有一個且為屬量的變數，而解釋變數也只有一個但為屬質的變數時，則探討解釋變數對反應變數是否有影響關係的分析架構即為一因子單變量變異數分析。

聯合分析（conjoint analysis）

當反應變數只有一個且為序列（ordinal）的變數，而解釋變數有一個以上且為屬質的變數時，則探討解釋變數對反應變數是否有影響關係的分析架構即為一單調變異數分析（monotonic analysis of variance, MONANOVA），而單調變異數分析為聯合分析的一種情況

典型相關（canonical correlation）

當反應變數有二個以上且為屬量的變數，而解釋變數也有二個以上且也為屬量的變數時，則探討解釋變數與反應變數間是否有關係時的分析架構即為一典型相關分析。

多變量統計方法之分類

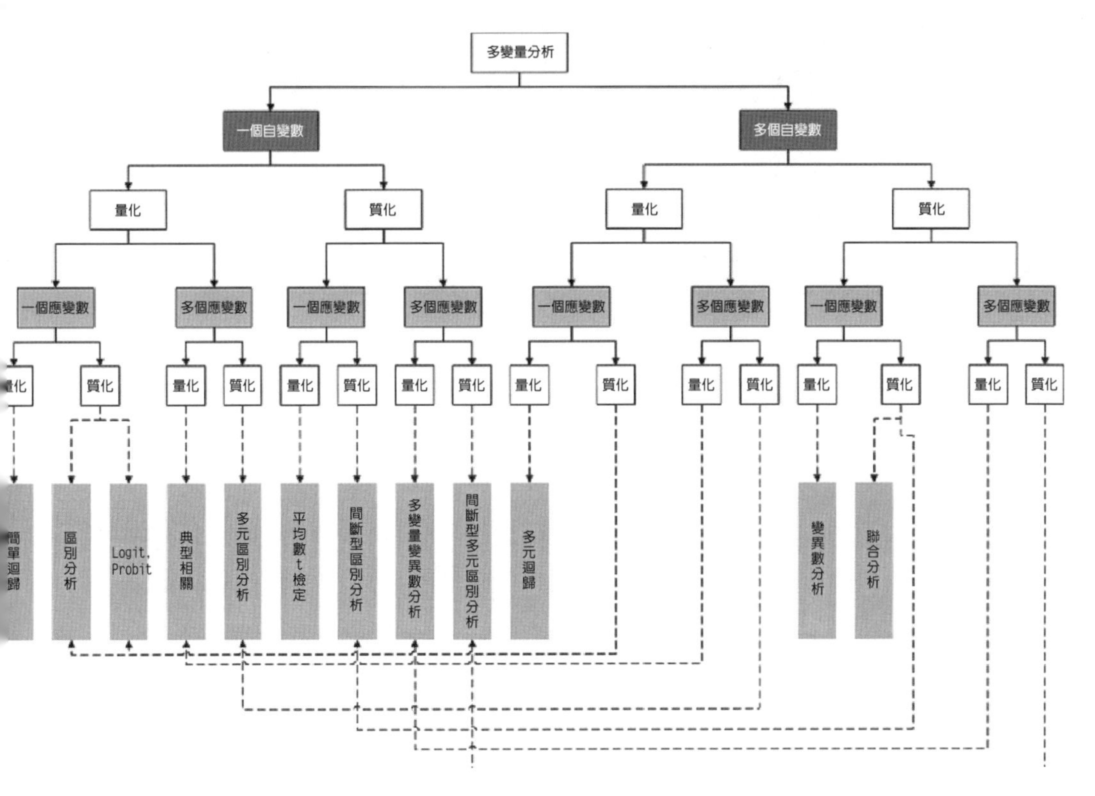

因果模式

<table>
<tr><td colspan="3" rowspan="3"></td><td colspan="4">反映變數</td></tr>
<tr><td colspan="2">一個</td><td colspan="2">多個</td></tr>
<tr><td>屬量</td><td>屬質</td><td>屬量</td><td>數質</td></tr>
<tr><td rowspan="4">解釋變數</td><td rowspan="2">一個</td><td>屬量</td><td>迴歸</td><td>區別分析
logit、probit</td><td>典型相關</td><td>多元區別分析</td></tr>
<tr><td>數質</td><td>t 檢定</td><td>間斷型區別分析</td><td>多變量異數分析</td><td>間斷型多元區別度分析</td></tr>
<tr><td rowspan="2">多個</td><td>屬量</td><td>多元迴歸</td><td>區別分析
logit、probit</td><td>典型相關</td><td>多元區別分析</td></tr>
<tr><td>數質</td><td>變異數分析</td><td>間斷型區別分析
聯合分析</td><td>多變量異數分析</td><td>間斷型多元區別度分析</td></tr>
</table>

7 實驗性流行病學

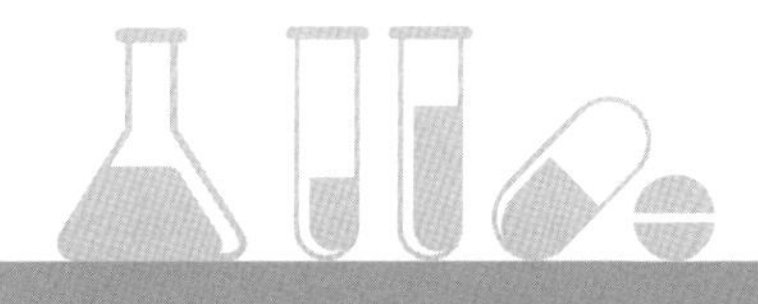

Unit 7-1 實驗性流行病學概述

實驗流行病學（experimental epidemiology）給予介入後的實驗組與對照組的結果，從而判斷介入效果的一種前瞻性研究方法。因此，又稱爲介入型研究（intervention study）。

實驗流行病學是將來自同一總體的研究族群隨機分爲實驗組和對照組，研究者對實驗組族群施加某種干預措施後，隨訪並比較兩組族群的發病（死亡）情況或健康狀況，有無差別及差別大小，從而判斷干預措施效果的一種前瞻性、實驗性研究方法。

醫學研究的基本方法是觀察和實驗。所謂「觀察」（observation），是利用一些方法，在不干預、自然的情況下認識自然現象的本來面目，描述現狀，分析規律；而「實驗」（experiment）則是採用一些人爲方法改變自然現象，從而使一些本來在自然情況下並不顯露的現象顯示出來。觀察性研究並不刻意改變研究對象的自然暴露，而在實驗性研究中，爲了達到研究者的目的，對研究對象刻意安排了特殊暴露。

研究的基本原則

1. **對照**：除了給予的介入措施不同外，其他的基本特徵如性別、年齡、居住環境、健康狀況等，在兩組中應儘可能一致。
2. **隨機**：實驗對象需隨機地分配到實驗組或對照組。
3. **盲目**：在設計時可採用盲法，使研究者或研究對象沒有預設的立場，研究結果更加眞實、可靠。

實驗流行病學優點

隨機分組，能夠較好地控制偏差和干擾；爲前瞻性研究，因果論證強度高，有助於了解疾病的自然史；獲得一種干預與多種結局的關係。

實驗流行病學缺點

難以保證有好的依從性；難獲得一個隨機的無偏樣本；容易失訪；費用常較觀察性研究高；容易涉及倫理道德問題。

實驗流行病學分類

根據不同的研究目的和研究對象等，可把流行病學實驗研究分爲臨床試驗、現場試驗和社區試驗三類。臨床試驗指以個體爲干預單位的試驗，社區試驗指以群組爲干預單位的試驗，臨床試驗指以病人爲研究對象的試驗，現場試驗指對一般人群開展的試驗。

1.臨床試驗（clinical trial）

是以病人爲研究對象的實驗研究，常用於評價藥物或治療方法的效果。

2.現場試驗（field trial）

是在實地環境下進行、以自然族群作爲研究對象的實驗研究。常用於評價疾病預防措施的效果。臨床試驗和現場試驗的干預單位都是個體，即干預措施是具體分配到每個個體的。

3.社區試驗（community trial）

也稱爲社區干預項目（community intervention program, CIP），是以社區人群整體作爲干預單位的實驗研究，常用於評價某種預防措施的效果。有時干預的對象不是整個社區而是比較小的群組，如飲食的干預可能以家庭或家族爲單位；環境的干預可能以辦公室、工廠或社區等爲單位，這種試驗稱爲群組試驗（cluster group trial）。

實驗流行病學研究原理示意圖

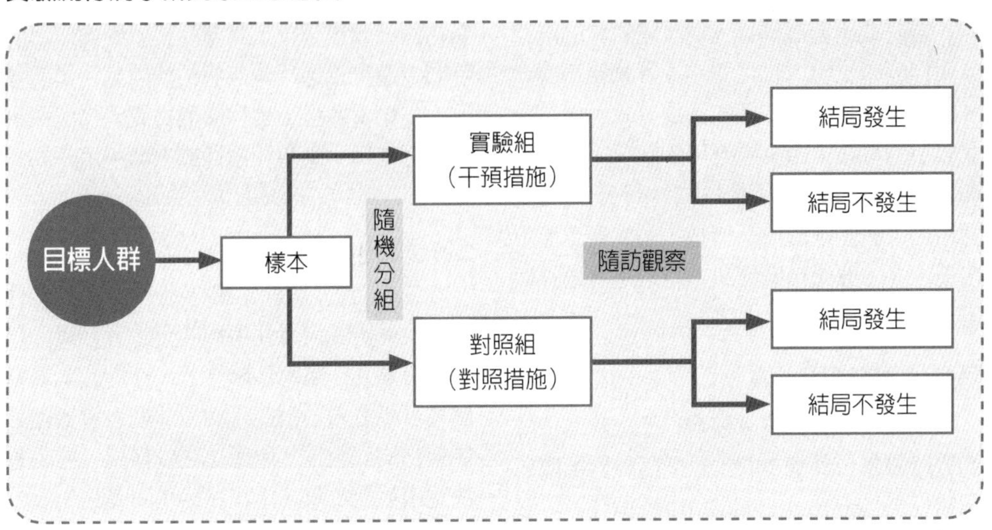

臨床試驗示意圖

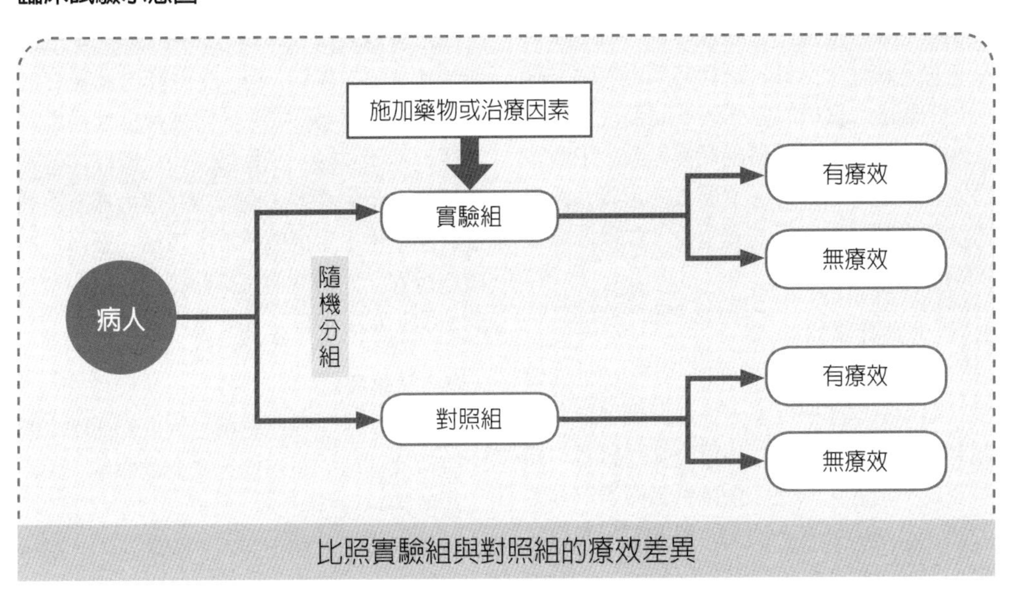

Unit 7-2 臨床試驗

醫院或研究機構以人爲試驗對象的研究就叫作臨床試驗，也可稱作人體試驗。臨床試驗的目的是因爲許多的治療方式、藥品、與醫療器材在人體實際應用的狀況，不一定和動物試驗的結果相同。由於新的治療方式運用在人體的情形並不清楚，因此廣泛運用之前，必須收集相關資訊，特別是有效性與安全性。

隨機分派的臨床試驗

臨床上的實踐講求整合科學上參考依據的實證醫學，最基本的工具爲隨機對照臨床試驗（randomized clinical trial, RCT）。試驗主要是依照嚴謹的研究計畫將研究受試者隨機分配至一種或另一種介入方案，以準確地評估介入後的影響。這個方法漸漸地被用來評估臨床試驗的品質，經隨機分配可以將受試者的潛在危險因子隨機分布，使研究結果有可比較性；另外，研究結果可以應用於藥物的製造、醫療的處置或是健康政策上。

臨床試驗的每一個階段都是設計來回答特定的問題，也因此必須要依循定義完善的方法來進行，以確保其安全性，並獲得準確的結果。

1.第一期臨床試驗

主要目的在於藥物的安全性，通常稱爲「臨床藥理學研究」，係以健康受試者來試驗，有時也會直接以病患來當受試者，測試確認使用於人體之安全劑量範圍等安全性資訊。試驗中通常會加入使用安慰劑的對照組，以確認藥物的安全性和耐受性。次要目的是了解此藥物於人體之藥物動力學，探討藥物的吸收、分布、代謝及其於體內作用的時間。還可以進行與疾病相關的生物標記量測、多劑量遞增、食物與藥物或藥物與藥物之交互作用、生體等價性或生體可用率的研究。

2.第二期臨床試驗

主要目的是藥物療效及進一步的安全性評估。此研究需患此疾病的受試者參與。這一期將建立「概念性驗證」，亦即證明藥物確實可以有效治療此疾病。此期也會繼續評估藥物的安全性、所產生之副作用，同時會決定出最佳劑量、用法和給藥間隔。

3.第三期臨床試驗

主要目的是在藥物被批准上市前的最後驗證性研究，通常被稱爲樞紐試驗。主要研究設計爲大型、隨機、對照的試驗，可能於跨國或多個醫學中心執行。在美國，要取得新藥申請（NDA），一般需要兩個獨立的第三期臨床試驗研究，才可能被批准通過。第四期臨床試驗：又稱爲上市後監測期，主要目的爲新的藥物、醫療器材或治療方法通過該國衛生主管機關核准上市後，藥廠會繼續進行安全性研究並持續監測副作用的產生與通報，以更加確定其安全和有效性。

4.臨床試驗種類

(1)解釋性臨床試驗：利用足夠大的樣本來驗證研究假設的正確性，主要是衡量一種治療的理想成效。

(2)實用性臨床試驗：使用不同性質的大樣本族群來推估一種治療的實際臨床成效。

人體試驗、臨床試驗、人體研究、人體研究的範疇

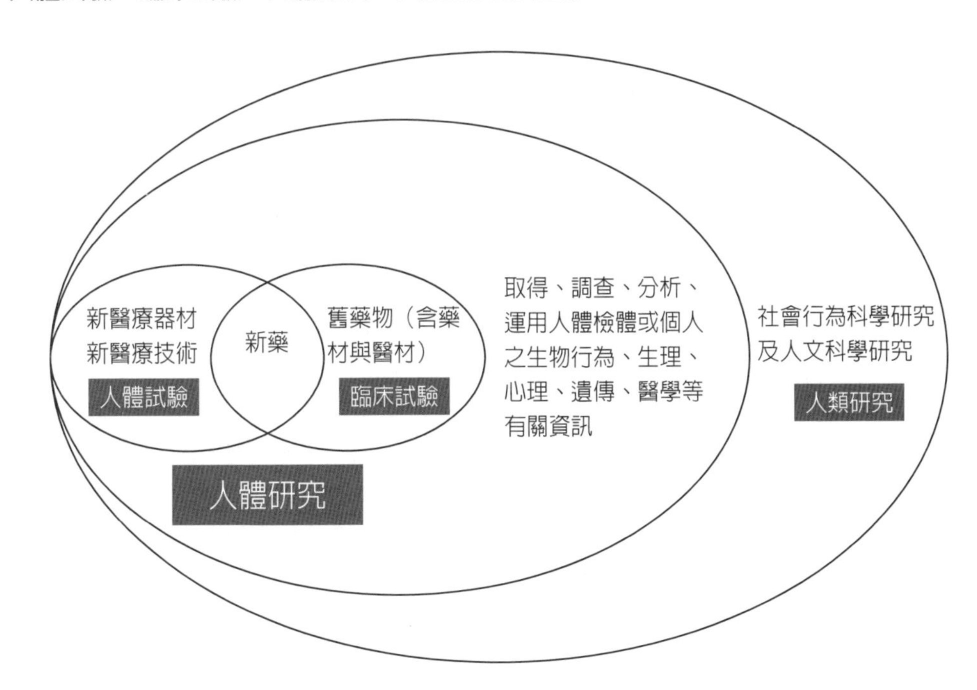

新藥臨床試驗計畫書（IND）審查流程

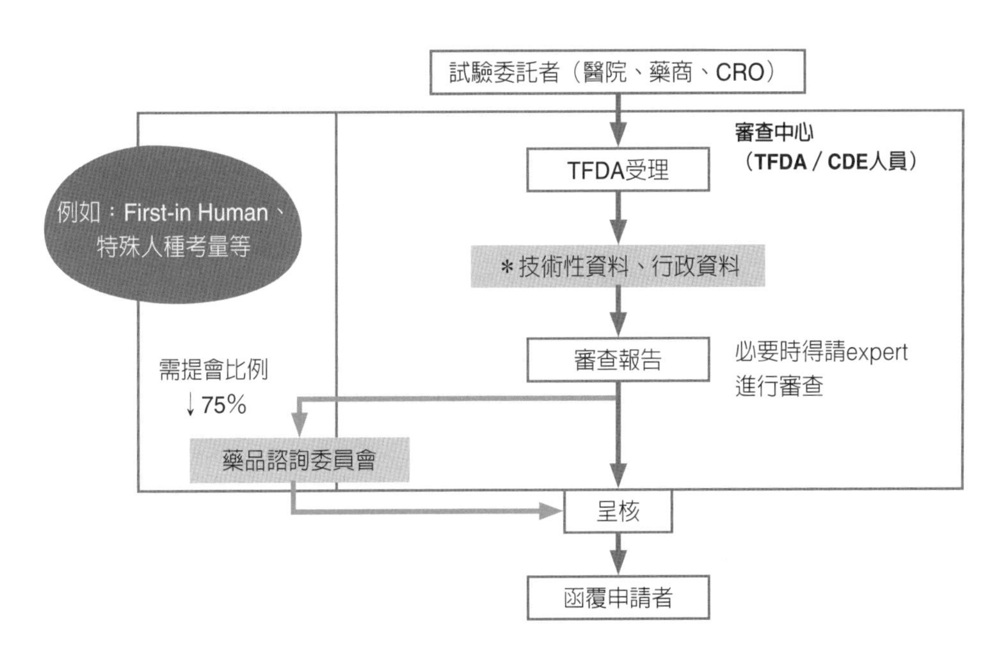

Unit 7-3 研究對象

根據研究目的確定目標族群，並進一步選擇研究族群，即研究對象。選擇研究對象時應制定出嚴格的入選標準（inclusion criteria）和排除標準（exclusion criteria），以避免某些因素影響研究的眞實效應或存在醫學倫理問題。如對干預措施有禁忌者、無法追蹤者、可能失訪者、拒絕參加實驗者，以及不符合標準的研究對象，均應排除。但要注意，被排除的研究對象越多，結果外推的面越小。

選擇研究對象的主要原則

1.選擇對干預措施有效的族群。如對某疫苗預防某疾病的效果進行評估，應選擇某病的易感族群爲研究對象，要防止將患者或非易感者選入。

2.要注意研究對象的代表性，即樣本應具備總體的基本特徵，如性別、年齡、種族等特徵要與總體一致。

3.選擇預期結局事件發生率較高的族群。如評價疫苗預防傳染病的效果，應選擇在相應傳染病高發區族群中進行。

4.容易隨訪的族群。如可選擇有組織的族群、離實驗中心不太遠的族群。

5.選擇干預措施對其有益或至少無害的族群。要充分估計干預措施可能產生的不良反應，若干預措施對其有害，一定不能選作研究對象。有些藥物對某類人可能會產生嚴重不良反應，這些人也應予排除。

6.選擇依從性好、樂於接受並堅持試驗的族群。所謂依從性（compliance）是指研究對象能服從實驗設計安排並能密切配合到底。爲了防止和減少不依從者的出現，對研究對象要進行宣傳教育，講清實驗目的、意義和依從性的重要性；要注意設計的合理性，實驗期限不宜過長；要簡化干預措施等，以便取得研究對象的支持與合作。

確定樣本量

根據不同的設計要求，確定合適的樣本量。樣本量過小則抽樣誤差較大，不易獲得正確的結論；樣本量過大，不僅造成人力、物力和時間的浪費，可能還會增加偏差的機會。在實際工作中，因研究對象難免有一定的失訪和不依從，一般可在估算的樣本量的基礎上適當增加10至20%。

影響樣本量大小的主要因素

1. 結局事件（如疾病）在未干預族群／對照組中的預期發生率發生率越低，需要的樣本量越大，反之亦然。這些資料可以根據以往的研究結果或預試驗的結果估計。

2.實驗組和對照組結局事件比較指標的差異大小差異越小，即干預效果越不明顯，所需樣本量越大，反之亦然。

3.研究對象分組數量，分組數量越多，則所需樣本量越大，反之亦然。

4.第I型（α）錯誤出現的概率，即出現假陽性錯誤的概率，水準由研究者自行確定，通常將α定爲0.05，有時也可定爲0.01。取0.01時，所需的樣本量比0.05 時大，即要求的顯著性水準越高，所需樣本量就越大。

5.第II型（β）錯誤出現的概率，即出現假陰性錯誤的概率β水準由研究者自行確定，一般常將β定爲0.20、0.10 或0.05。

與研究對象有關的研究倫理

項目	說明
尊重研究對象	• 對人尊重：尊重個人之尊嚴和自主權 • 知情同意：翔實告知研究之相關資訊，並尊重其自由意志之選擇，取得其自願參與之同意書
善益福祉	善盡保護每位研究對象的責任，研究的執行應該要能讓研究對象受益，盡量將傷害減到最低
公平正義	公平且善意對待所有的研究對象

研究對象的隨訪

項目	說明
隨訪觀察的內容	① 干預措施的執行狀況 ② 有關影響因素（預後影響因素）的資訊 ③ 結局變數
隨訪資料的收集方法	① 訪問研究對象或知情人 ② 通過對研究對象體檢或採樣檢測 ③ 到有關單位獲取，多為檔案、紀錄，如氣象和環境監測資料、醫院的病案、戶籍出生、死亡登記、工廠企業就業和工種檔案、工作日誌等 ④ 對環境的調查，如居住及環境衛生情況、飲用水源、水質如何、工作環境如何等

某某藥品的臨床試驗流程圖

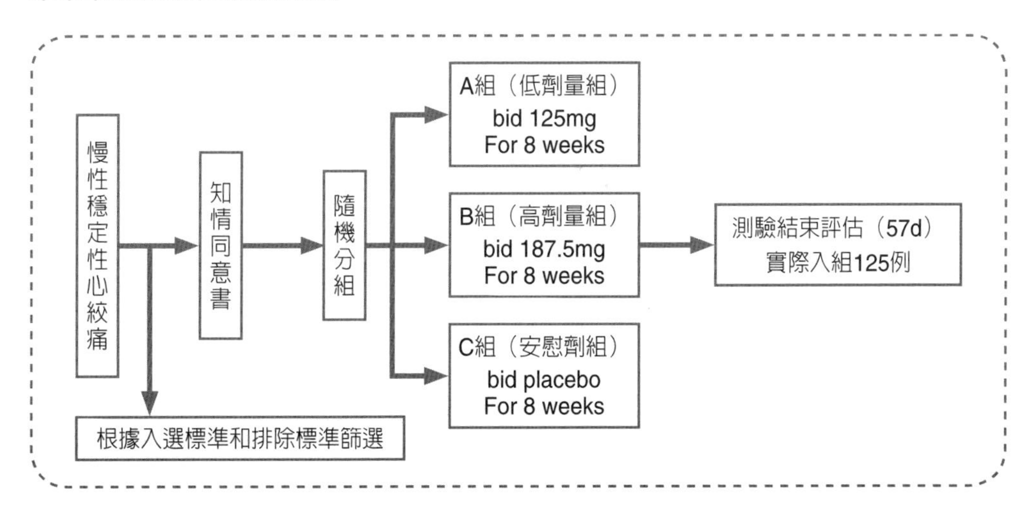

Unit 7-4 盲性

實驗流行病學研究資訊的眞實性往往容易受到研究對象和研究者主觀因素的影響，產生資訊偏差。這種偏差可產生於設計階段，也可來自資料收集或分析階段。爲避免偏差可採用盲法（blinding、masking），所謂盲法是一種避免知曉研究對象獲何種處理的策略。

根據「盲」設置程度的不同，一般可分爲單盲（研究中只對研究對象設盲，即研究對象不知道自己是實驗組還是對照組）、雙盲（研究對象和給予干預或結局評估的研究人員均不了解試驗分組情況，而是由研究設計者來安排和控制全部試驗）、三盲（在雙盲基礎上對負責資料收集和分析的人員也設盲）。應用較多的是單盲和雙盲。

單盲（single blind）

單盲可以避免研究對象的主觀因素對療效造成的影響，但不限制觀察者的知情權，這樣可使觀察者及時處理研究對象在試驗過程中發生的異常現象，保障患者的安全。這種盲法的優點是研究者可以更好地觀察了解研究對象，在必要時可以及時恰當地處理研究對象可能發生的意外問題，使研究對象的安全得到保障；缺點是避免不了研究者方面帶來的主觀因素影響。

雙盲（double blind）

爲確保雙盲，需要在病人隨機分組、藥品分發和觀察療效等方面有一套嚴格制度，並要求工作人員切實遵守。雙盲的優點是可以避免研究對象和研究者的主觀因素所帶來的偏差；缺點是方法複雜，較難實行，且一旦出現意外，較難及時處理。因此，在實驗設計階段就應愼重考慮該方法是否可行，一般而言，雙盲法不適用於危重病人。

雙盲法的實施：①研究對象盲法隨機編碼，並隨機分配；②干預措施（如藥物）編碼分配包裝；③準備應急信件和保存盲底文件；④實驗終止和資料錄入後第一次解盲，分出A、B 組；⑤資料分析和總結完畢後第二次解盲，了解A、B組哪組爲實驗組、哪組爲對照組。實驗結束前盲底洩漏或應急信件拆閱超過20%，雙盲試驗即告失敗。

三盲（triple blind）

三盲的優缺點基本上同雙盲，從理論上講該法更合理，但有些研究實際實施起來較困難。

盲法是實驗流行病學研究設計的基本原則之一，但盲法不是所有研究都必須採用或都能實行。如果是比較手術療法與放射療法治療乳腺癌的效果，就不必採用盲法。與盲法相對應的是非盲法，又稱開放試驗（open trial），即研究對象和研究者均知道實驗組和對照組的分組情況，試驗公開進行。非盲試驗適用於有客觀觀察指標的試驗，如改變生活習慣（包括飲食、健身、吸菸等）的干預措施，以客觀的健康或疾病指標爲評價效果的觀察。

盲法實施對象之目的

對象	目的
對研究對象	防止執行偏差
對醫護人員、評估人員	防止檢測或評估偏差
對數據分析者	防止為得陽性結果而選擇並非事先計畫的分析方法

新藥研究開發與上市流程

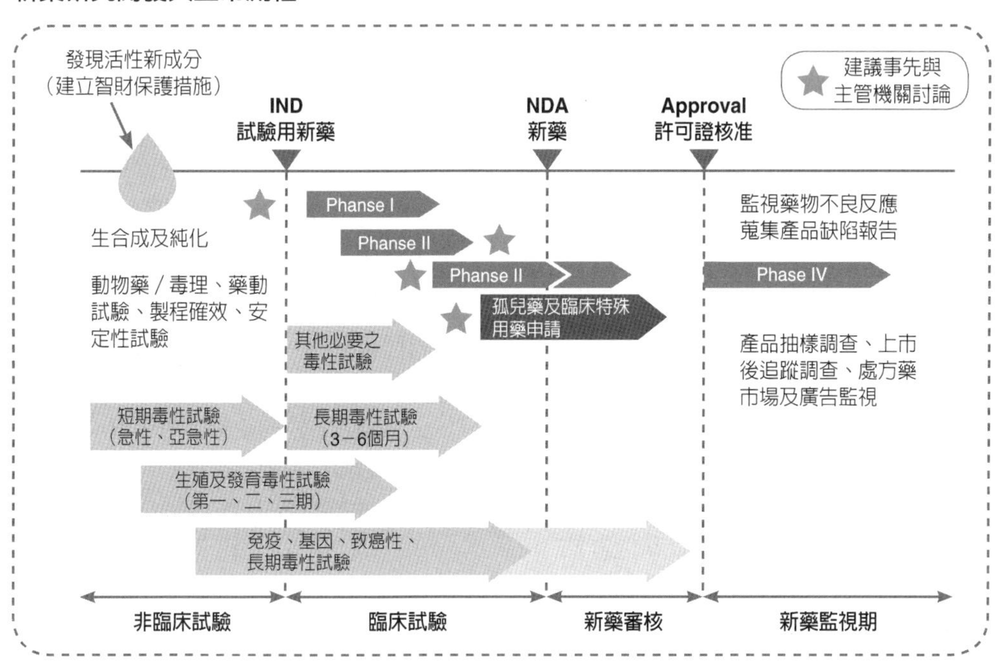

成功遮盲所得之潛在效益

遮盲對象	潛在效益
參試者	較不可能對治療的心理或生理反應懷有成見 較可能順從試驗藥物用法 較不可能找尋其他的附屬治療 較不可能未提供結果資料，就半途離開試驗導致追蹤期間樣本流失
研究者	較不可能將他們的傾向或態度轉移至參試者 較不可能差別實施輔助治療 較不可能差別調整劑量 較不可能差別排除參試者 較不可能差別地鼓勵或勸阻參試者持續參加試驗的進行
評估者	較不可能懷有成見地影響結果評定，尤其是對主觀評定的試驗結果

Unit 7-5 隨機

隨機分組的目的是將研究對象隨機分配到試驗組和對照組，以使比較組間具有相似的臨床特徵和預後因素，即兩組具備充分的可比性。這種理想的設置均衡對照的方法，理論上可使已知和未知的影響療效的因素在兩組間均衡分布，消除選擇偏差和干擾的影響。

優點：該方法分組隨機、各組觀察條件一致，研究結果的可靠性最好，是各種臨床試驗中最受認可的一種。

侷限性：但該方法需要有與試驗組相同數量的患者充當對照，不僅研究對象多，而且對照組的處理方法還經常會發生醫德方面的爭議。

隨機對照試驗設計原理

隨機對照試驗的基本方法是，將研究對象隨機分組，對不同組實施不同的干預，以對照效果的不同。

1.根據試驗目的和診斷標準確定研究對象的總體；並通過隨機抽樣的方式確定研究對象。
2.根據入排標準篩選合格的研究對象，並獲得知情同意。
3.隨機分組，設立實驗組和對照組。
4 給予干預措施並確定結局指標，收集各實驗組陽性和陰性結果數據。
5.同時，收集必要的跟試驗目的相關的數據，供數據分析。

隨機對照試驗遵循原則

爲防止在複雜的臨床試驗中，研究結果受若干已知或未知的偏差因素干擾，使研究結果呈現臨床眞實資訊，能經得起臨床實踐的檢驗，首先在設計時，就應遵守三條原則，即隨機化原則、設立對照組原則和盲性原則。

隨機化原則：隨機不等於隨便，它是爲了避免選擇性偏差，將所有研究對象以同等的機率被分配到試驗組或對照組，使組間已知的和未知的影響因素均衡可比。
在研究設計階段隱藏分配序列，使參與研究的研究者和研究對象等均不能預測研究對象的具體分組情況。一般採用中心電話隨機化分組系統或避光信封密封方式實施。經過隱藏能更好地控制偏差，提高證據的眞實性。

設立對照組原則：對照組與試驗組除干預措施或試驗藥物不同外，其他條件都應保持一樣，至少無顯著性的差異，需保證：①組間研究對象的臨床特徵具有相對均衡性；②組間對某些研究特徵的易感性或機會要有可比性；③組間的檢查方法、診斷標準、採取的措施應該一致；④組間在研究中應受到同等的重視。

安慰劑對照

安慰劑（placebo）是感官性狀與試驗藥物相似但沒有效應的物質。常用澱粉、生理鹽水等成分製成，其外形、顏色、大小、味道與試驗藥物極爲相近。給對照組安慰劑可以滿足對照組對治療的心理需求，而心理狀態往往對臨床療效產生一定的影響。試驗組的效應減去安慰劑組的效應才是試驗措施特異性的效應。

常用隨機化方法

項目	說明
簡單隨機分法	採用隨機數字法、抽籤等方法，隨機將病例分配到試驗組或對照組中
區組隨機法	將研究對象按條件（如性別、年齡等）分為不同區組，每一區組的個體（通常4～6例）再進行隨機分配
分層隨機分組	根據干擾因素的不同類型，將研究對象先分成若干層，每一層內的個體再隨機化分配至試驗組或對照組，從而增強組間的均衡性，提高試驗效率

隨機對照試驗（Randomized Controlled Trial, RCT）

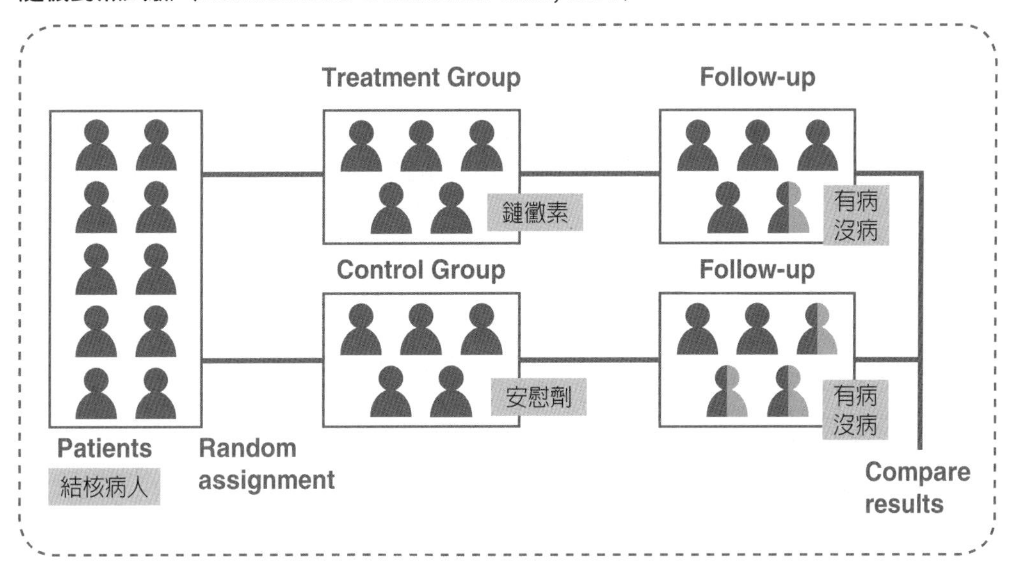

常用的對照組干預措施

項目	說明
安慰劑對照	安慰劑常採用澱粉、乳糖、生理鹽水等製成，不加任何有效成分，但外觀、色澤、氣味、製劑及用法和用藥途徑，均與試驗藥物相一致
有效對照	當臨床上有公認的有效治療方式時，採用有效治療方式作為對照
空白對照	不給予任何對照干預
前後對照	同一研究對象身上進行前後兩個治療的對比
交叉對照	兩組的前後階段，都分別接受試驗和對照措施，這樣形成的兩組試驗與對照的交叉結果

Unit 7-6 統計分析

臨床試驗之基本統計概念

「敘述統計」描述資料的性質，如平均值與標準差。「推論統計」的觀念是用樣本的統計量來推測母群體的參數。

統計推論的假設檢定

「假設檢定」一般都以「無差別」爲出發點，作爲原始假設（虛無假設＝試驗組與對照組無差別），對立假設就是「有差別」（研究假設＝試驗組與對照組有差別）。利用機率性質的反證法，以「小機率事件實際上的不可能性」原理（$p<\alpha$），來否定「無差別」，從而證明「有差別」（亦即說明研究試驗的介入處置是有效的）。

臨床試驗研究設計的基本概念要符合統計假設檢定的基本原理，才能利用統計的假設檢定，進行合理的推論。

選定結局變數及其測量方法

實驗流行病學研究的效應是以結局變數（outcome variable）來衡量的，如發病、死亡等。在臨床試驗中，結局變數也可稱爲終點（endpoint）。結局變數包括中間結局變數和主要結局變數。

選擇結局變數時還要規定測量的方法和判斷的標準，否則將導致測量偏差，造成結果的誤差。

影響結局變數選擇的因素

1. 相關性即所選變數與研究目的有本質的聯繫，並能確切反映研究因素的效應。不同的研究目的，體現相關性的指標也不一樣。結局變數的選擇應能最大限度地反映這些目的，在選擇中間變數時，應該特別注意選擇與主要結局直接相關的變數。
2. 可行性結局變數的測量必須是可以做到的。若針對人群一個慢性病，以死亡爲結局變數，所需樣本量太大，觀察時間太長，可能較難圓滿完成，倒不如精心設計一個較小規模的實驗研究，評價其對一些中間結局的影響。
3. 客觀性包括變數指標本身的客觀性和有客觀的測量方法。應儘可能選擇本身具有較強客觀性的指標，應用科學的方法建立定性指標、彈性指標觀測，減少觀察偏差。
4. 靈敏性和特異性減少假陰性和假陽性結果，提高效應的眞實性。
5. 可接受性一種結局變數測量方法，在研究族群中的可接受性是一個實驗研究能否成功實施的關鍵。

統計描述

用統計指標、統計表、統計圖等方法，對資料的數量特徵及分布規律進行測定和描述。如描述調查對象的一般特徵，進行比較組的均衡性檢驗，計算疾病發病頻率指標、死亡頻率指標等。

統計推斷

推斷性統計主要包括參數估計、顯著性核、對總和可信區間的計算等。不同的設計方案和資料類型，所採用的統計分析方法也不同，具體的方法可參考有關統計學著作。

研究結果評估方式

項目	說明
治療意向分析法 （intent-to-treat）	將所有符合條件且經隨機分派的受試者皆納入統計分析
符合計畫書分析法（per protocol）	研究只納入完成追蹤治療者

統計分析的實施步驟

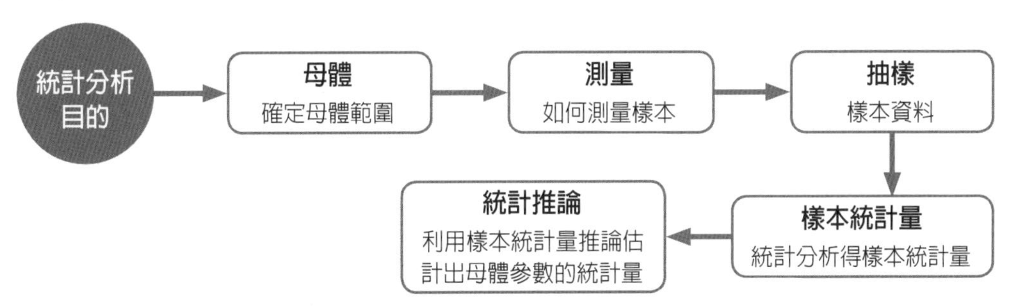

常見的資料的分散程度量測

項目	說明
全距（range）	一組觀察值中最大值與最小值的差。R＝最大值－最小值 R愈大，代表分散程度愈大R愈小，代表分散程度愈小
變異數	也稱為平均平方離差(mean squared deviation) 是觀察值與平均數離差(相減)的平方和，除以觀察值的個數
標準差	用來解釋資料分散的情形。標準差愈大，代表資料愈分散；標準差愈小，代表資料愈集中

資料的集中趨勢常用的量測方法

項目	說明
衆數	計算出次數最多的觀察值
中位數	計算出位置排列在中央的數值
幾何平均數	用來處理等比級數的平均數
算術平均數	將觀察值加總，再除以觀察值的個數
加權算術平均數	在算術平均數中，每個觀察值都是相同的比重，若是遇到觀察值的重要程度不一樣時，可以對每個觀察值給以權重，再計算其平均數

Unit 7-7 人體試驗倫理

醫學倫理在1960年代末期興起，以回應當時各種醫療環境變遷下的倫理難題。從較早的醫病關係、醫學專業主義，到後來的器官移植、基因工程、生殖科技、以及醫療資源分布等。

病人安全問題

當缺乏醫學倫理作爲根基，醫療品質受到影響，病人安全也將跟著出問題。這幾年來，病人安全已經是世界衛生組織、歐美國家最重視的議題了。所謂病人安全，是對於健康照護過程中引起的不良結果或損害，所採取的避免、預防與改善措施，這些不良的結果或傷害，包含了錯誤、偏差與意外。

IRB

「人體試驗倫理委員會（Institutional Review Board, IRB）」是爲確保人體試驗或研究符合科學與倫理適當性，所設立的審查單位。

人體試驗定義

《醫療法》第8條：「所稱人體試驗，係指醫療機構依醫學理論於人體施行新醫療技術、藥品或醫療器材的試驗研究。赫爾辛基宣言：所謂人體試驗的對象即包含任何可辨識的人體組織或資料」。

受試者的告知同意

1. 人體研究應就最大的可能，以明確且可理解的方式，告知受研究者有關事項，並取得其書面之同意後爲之。
2. 告知內容至少必須包括研究的目的與期程、研究主持人的姓名、研究機構的名稱、研究經費的來源、研究內容的大綱、受研究者的權益與研究人員的義務、保障受試者個人隱私的機制、合理範圍內可預見的風險，及造成損害時得申請的補救措施、相關問題的聯絡人姓名與其聯絡的方式等。
3. 受試者必須爲完全自願，脅迫參與受試是不當且不合法的。所有受試者同意書必須聲明參與受試爲自願，拒絕參加不會受到任何處罰，且受試者可隨時中止參與受試，不會有任何權利及利益的損失。
4. 於試驗期間，確保受試者及時得到與其權利、安全與福祉相關的最新資訊。
5. 於試驗期間，接受受試者或其代理人的詢問或投訴並予以回應的機制。

醫護人員的責任

主持人體試驗之醫師有義務熟悉並遵守下列取得告知同意之相關倫理和法律原則：

1. 病人的同意必須是在不受壓力且具備決定能力的情況下所作的決定。
2. 除非在緊急狀況或法律另有規定的情形下，醫師欲施行檢驗、治療或其他任何醫療介入時，都必須取得病人的同意。人體試驗的同意必須由受試者簽署書面同意。
3. 醫師應採取適當步驟與方式，提供受試者相關資訊，使受試者清楚了解自身病情和人體試驗治療方法之相關事項。
4. 具有行使同意決定能力的受試者有權利拒絕接受參與。
5. 對於無行爲能力或限制行爲能力的受試者，醫師應按醫療法之規定，辦理書面同意書之簽署，法定代理人可以代替無行爲能力人行使同意權。受試者爲限制行爲能力人時，需與法定代理人共同行使同意權。

人體試驗受試者保護機制圖示

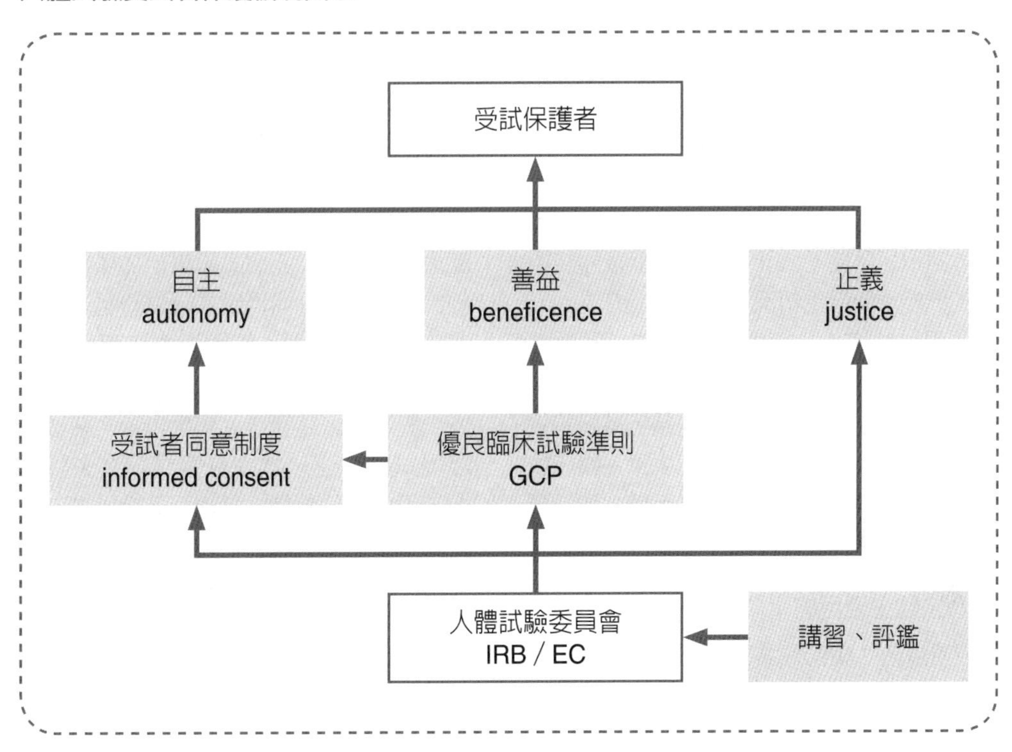

人體試驗倫理基本原則圖示

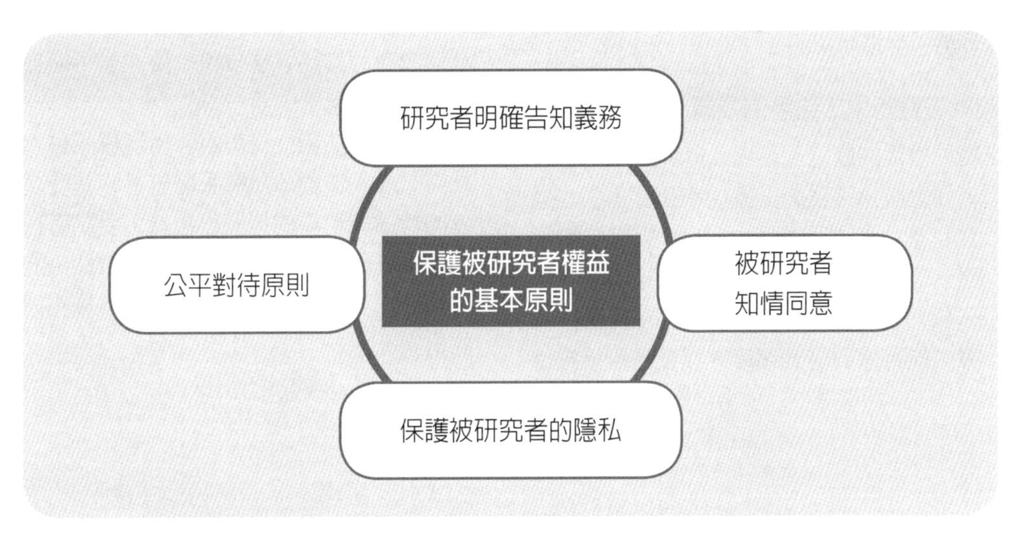

Unit 7-8 社區試驗

社區試驗（community trial）也稱爲「社區干預計畫」（community intervention program, CIP），是以社區人群整體作爲干預單位的實驗研究，試驗組給予某預防措施，對照組不給予該預防措施，然後隨訪兩組人群疾病的發生情況，評價措施的效果。

現場試驗（field trial）：現場試驗是在實地環境下進行、以自然人群作爲研究對象的實驗研究。常用於評價疾病預防措施的效果，如評價疫苗預防傳染病的效果。臨床試驗和現場試驗的干預單位都是個體，即干預措施是具體分配到每個個體的。

社區試驗主要目的

1.評價疫苗、藥物或其他措施預防疾病的效果。
2.評估病因和危險因素主要通過干預危險因素的暴露、觀察干預對預防疾病或促進健康的效果來評估病因或危險因素。
3.評價衛生服務措施的品質。
4.評價公共衛生策略。

設計和實施中應注意的問題

1.結局變數的確定：現場和社區試驗的主要結局變數通常爲減少發病或死亡，但也通常包括中間結局變數，如疫苗的抗體反應、危險行爲的改變等。在社區試驗中，一般需要考慮結局是否具有公共衛生意義，能否達到滿意程度，以及是否能被準確記錄。在健康危險行爲的干預試驗中，還要注意健康效應的滯後性，因此評價行爲改變這個直接效應也是非常重要的。
2.資料收集：由於現場試驗和社區試驗樣本量大，所以常不能像臨床試驗那樣製作精細的隨訪紀錄，而需建立社區登記系統來收集結局的資料，如發病率或死亡率資料。
3.減少失訪：因爲樣本量大，現場範圍廣，現場試驗比臨床試驗更容易存在失訪問題。因此在估計樣本量時可適當增加一定的數量，選擇現場以及人群也要考慮到便於隨訪的問題，而且要充分做好宣傳動員工作，爭取社區和受試者的配合。
4.注意控制干擾因素：現場試驗如果不是隨機分組，兩組間的特徵可能差異較大。控制的方法包括：在設計時儘可能做到平衡兩組人群的基本特徵，如可採用匹配措施，在資料分析時可以採用分層分析、標準化或多因素分析等方法控制干擾。對自身前後對照的類實驗資料，要注意可能存在時間效應偏差。
5.避免組間「沾染」（串組）：現場試驗和社區試驗不像臨床試驗那麼容易掌握受試者的行爲，現場的情況很複雜，受試者行爲受很多因素影響，因而容易發生沾染的問題，即對照組也採用了與試驗措施相同的措施。

臨床試驗、現場試驗和社區試驗的基本特徵比較

	工作場所	研究對象	研究控制	結果推論
臨床試驗	醫院或醫療服務單位	高度選擇的病人個體	控制條件好	較好
現場試驗	一定範圍的實驗族群環境	定義明確的「健康」個體	較好	普遍性好
社區試驗	一定區域的實際社區	條件相當的社區群體	較差	一般

社區試驗法流程圖

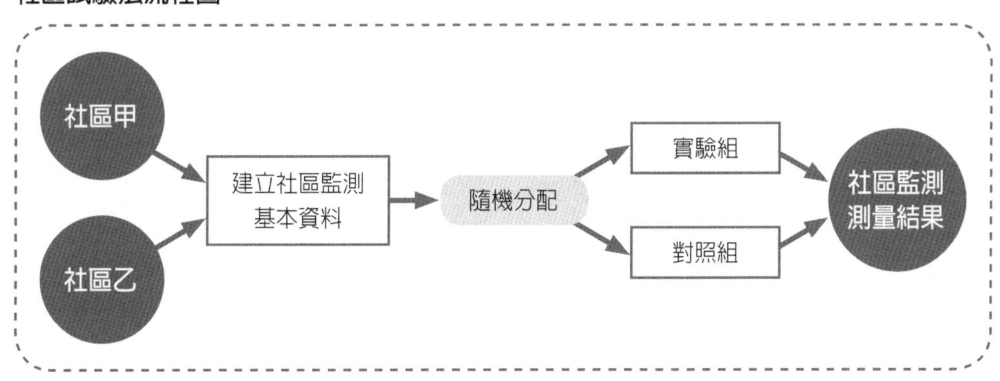

社區試驗研究的結構示意圖

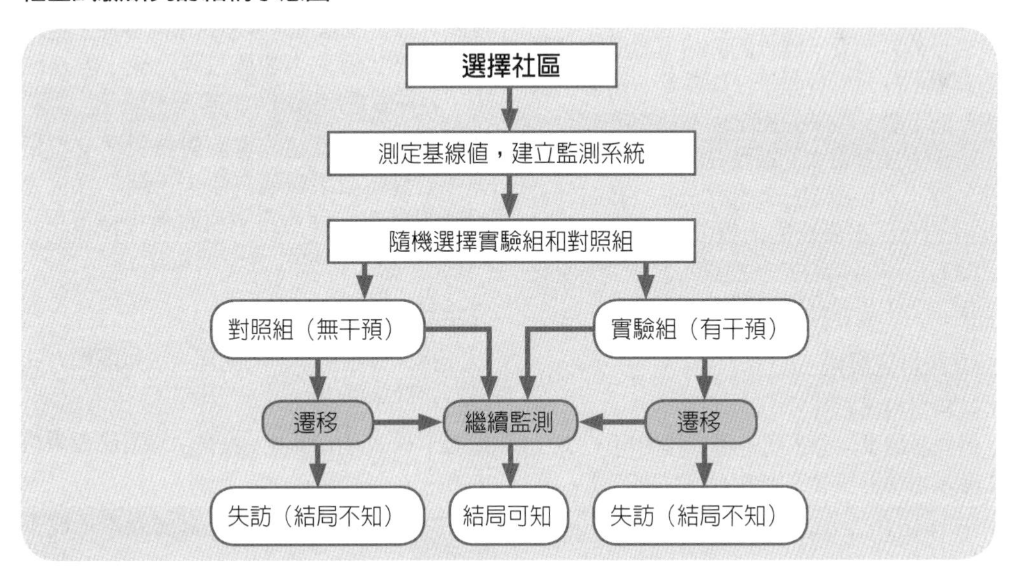

Unit 7-9 交叉設計

交叉設計（cross-over trial）是將研究對象隨機分爲A組和B組，首先A組接受試驗措施、B組爲對照，一個療程後，兩組經過一個沖洗期再交換處理措施，繼續觀察一個療程後比較措施的效果。

AB-BA設計

每一個受試者隨機進入試驗後都要接受二種不同的治療方式，一組先接受A治療再B治療；另一組則是先B治療再A治療。

當試驗的治療組別多於一組時，一般採取的試驗設計可爲平行設計（parallel design）或交叉設計。採平行設計時，每位受試者僅能接受一種治療，也就是說各治療組間彼此互爲獨立。由於統計模式的應用上無需做許多的假設即可成立，許多傳統方法皆能適用，因而被較廣泛地使用。

交叉設計則每位受試者可以在不同的時段接受不同的治療，唯兩個治療時段之間必須有沖洗期（wash-out period），以避免繼續效應（carryover effect）。由於每位受試者爲自己的對照者，療效的評估可避免許多無法調整的療效影響因子（如體質、遺傳基因等）的干擾，準確性提高。

交叉設計最大的缺點在於前面提到的延續效應以及治療順序效應（order effect），兩者皆會干擾眞正的治療效應（treatment effect），所以要特別注意的是，沖洗期間不能過短，以免造成延續性的效應。

交叉設計之規則

1.試驗材料爲異質。
2.每個試驗單位分不同時段重複使用。
3.參試處理要隨機安排於不同試驗時段。

比較A、B兩種藥品的療效：

- 實驗設計一：選16位病患，隨機分爲二組，分別服用A、B兩種藥品，經一段時間，測量療效，此爲完全隨機設計（completely randomized design, CRD）。
- 實驗設計二：選8對病況相似的病患，隨機分別服用A、B兩種藥品，經一段時間，測量療效，此爲隨機完全區集設計（randomized complete block design, RCBD）。
- 實驗設計三：選16位病患，隨機分爲二組，分別在第一時期服用A、或在第一時期服用B，到下一時期改服用另一藥品，測量療效，此爲交叉設計（crossover design, XD）。

隨機完全區集設計

將實驗單位依據其不同的性質區分成幾個集區，然後將各不同的處理方法隨機分配於各個不同集區之實驗單位中，其主要的目的在於區別由實驗單位之不同性質或其他因素所造成的影響。

優點：每個區組內的實驗對象同質性、均衡性都較高；與完全隨機設計比較，誤差較少；容易觀察出區組間的差異。

缺點：需要求區組的實驗對象與變項數相等；若實驗結果數據有缺失，統計分析會較麻煩處理；會受到序列效應（sequence effects）的影響。

完全隨機設計

指研究者將不同的處理方法以隨機方式分派給實驗單位。

優點：實驗方法簡單、容易；通常研究規模不會太大。

缺點：因實驗規模較小，實驗誤差可能不大。

交叉設計　試驗圖

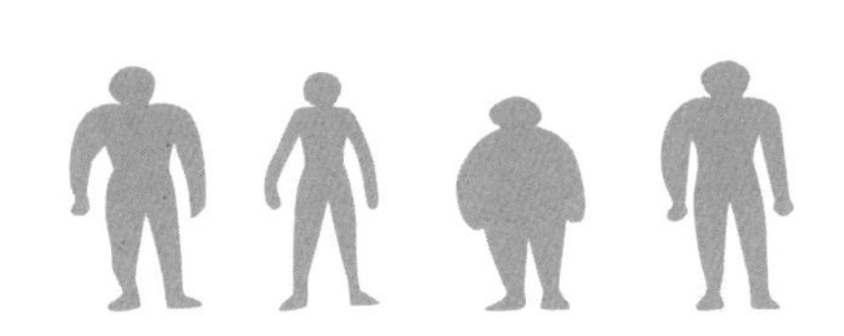

時期 I	B	A	B	A
時期 II	A	B	A	B

2×2交叉設計圖

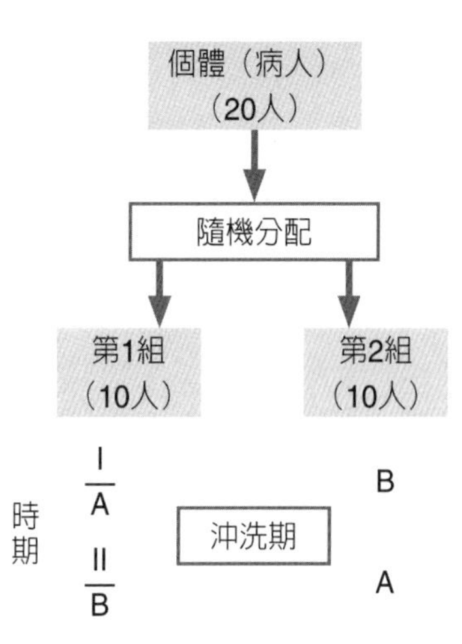

2×2交叉設計20人隨機分配結果表

個體（人）	組別	藥品順序
1	1	AB
2	2	BA
3	2	BA
4	1	AB
5	1	AB
6	1	AB
7	2	BA
8	2	BA
9	2	BA
10	1	AB
11	2	BA
12	1	AB
13	1	AB
14	2	BA
15	2	BA
16	1	AB
17	1	AB
18	1	AB
19	2	BA
20	2	BA

2×3交叉設計圖

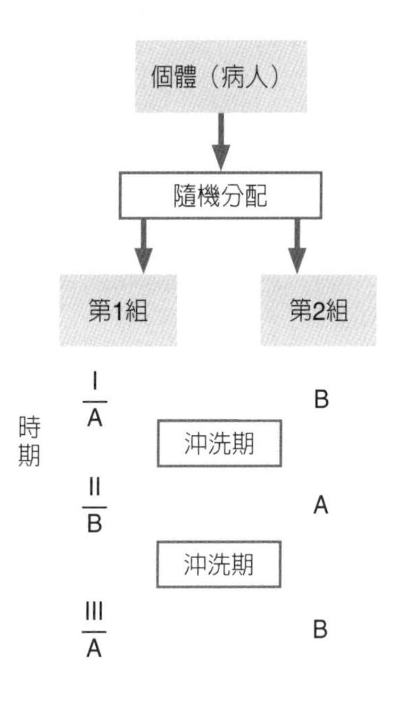

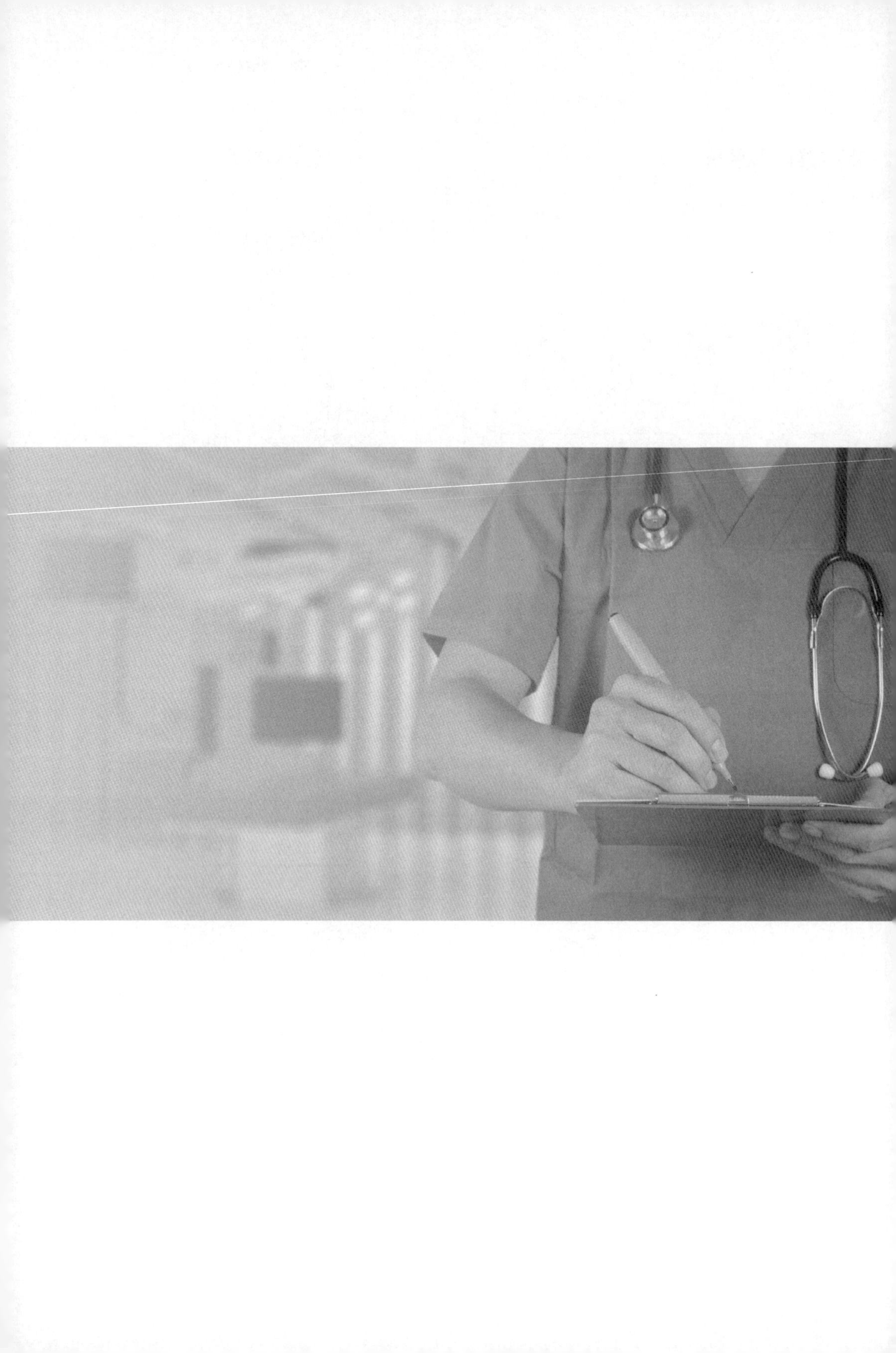

PART 4

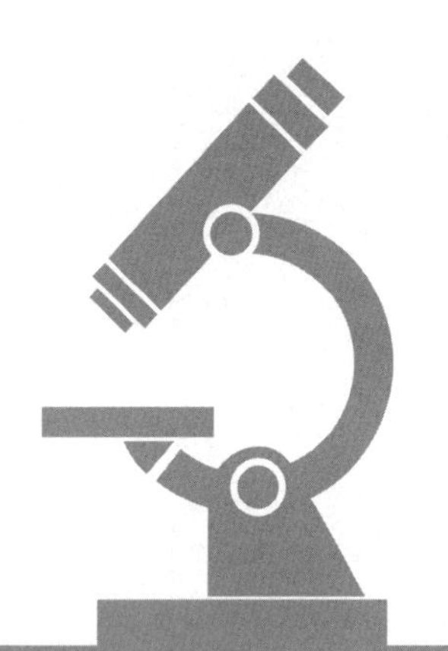

流行病學的應用

8

傳染病流行病學

Unit 8-1 傳染病流行病學概述

傳染病流行病學（infectious disease epidemiology）是現代流行病學的研究重點。傳染病強調病原體向易感宿主的傳播，感染症強調病原體與宿主的相互作用。

兩千多年前，希波克拉底（Hippocrates）提出「流行」的概念，檢疫、隔離等方法的運用和預防疾病觀念的形成，奠定了傳染病流行病學的初步理論基礎。

十九世紀末，微生物學的創立，鑑定致病微生物的推理方法（Henle/Koch原則的建立），推動了傳染病流行病學的飛速發展。二十世紀初建立了系統的傳染病流行病學的理論。

傳染病流行病學是研究傳染病在族群中的發生、流行過程和傳播規律，探討影響傳染病流行的因素，制定預防和控制傳染病流行的策略與措施的一門學科。

自二十世紀七〇年代以來，傳染病再度肆虐人類，主要有被認爲早已得到控制的傳染病捲土重來，如結核病、白喉、登革熱、霍亂、鼠疫、流行性腦脊髓膜炎和瘧疾等等。此外，還有新發現的數十種新傳染病，如AIDS、C型肝炎、出血性結腸炎、SARS。

〈1996年世界衛生報告〉指出「我們正處於一場傳染性疾病全球危機的邊緣，沒有一個國家可以躲避這場危機」。〈2001年世界衛生報告〉持續指出「傳染病依然是威脅人類健康的頭號殺手」。雖然人類戰勝疾病的技術不斷提高，但是，藥物失去作用的速度與科學家發現新藥物的速度差不多。

傳染病之所以會變成流行病，是因爲傳染病的四個特徵：

1. 微生物快速傳播：在短時間內可能襲擊整個社區人口群。
2. 病症急速出現，使某個地區的人口群很快地被感染，結果可能致人於死，但若幸免於難，則不久即可完全康復。
3. 痊癒者產生抗體，後來很長一段時間不再復發，甚至終身不再受到感染。
4. 疾病只存活於人體，除非下一代受到感染，或有人自外地帶來新傳染病，否則，隨著人體死亡或康復，病原體也自然絕跡。

全球傳染病流行概況

傳染病仍然是危害人類健康的主要原因，尤其在發展中國家。每年全球死於傳染病的人口約占總死亡人數的25%。新發傳染病不斷出現，WHO統計，二十世紀七〇年代以來，全球約有40多種新發傳染病（emerging infectious diseases, EID），幾乎每年至少有一種新的傳染病被發現。

傳染病流行概況

1. 愛滋病危害嚴重，愛滋病毒感染模式正在發生從高危人群向一般人群播散的變化。
2. 病毒性肝炎防治形勢依然嚴峻，發病率雖有下降但仍不樂觀，控制的難度仍然較大。
3. 耐藥性結核病流行捲土重來。
4. 流感、手足口病、感染性腹瀉等常見傳染病發病率仍處於較高水準。

傳染病流行圖

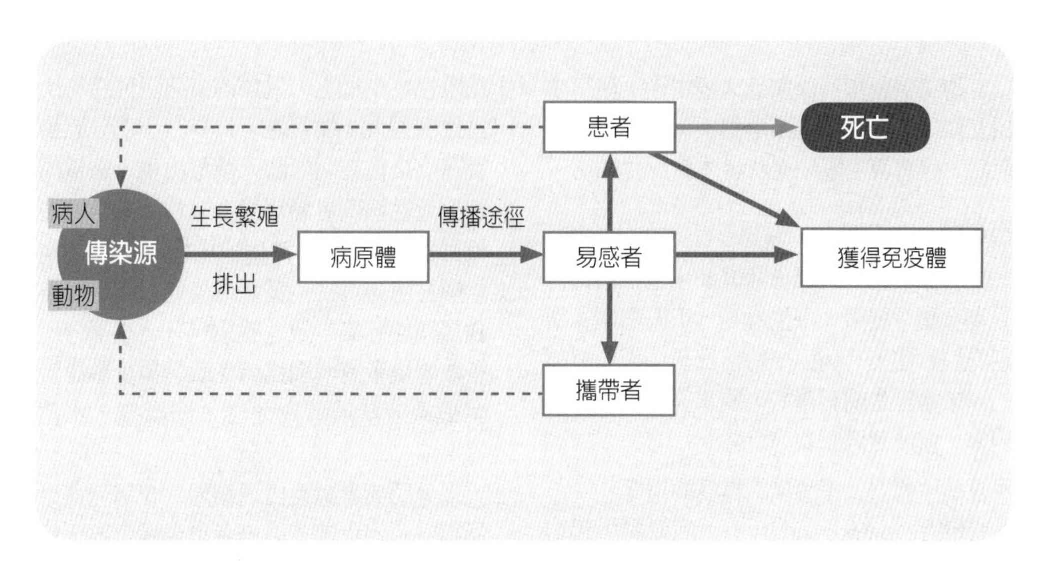

2000年全球各地區疾病負擔

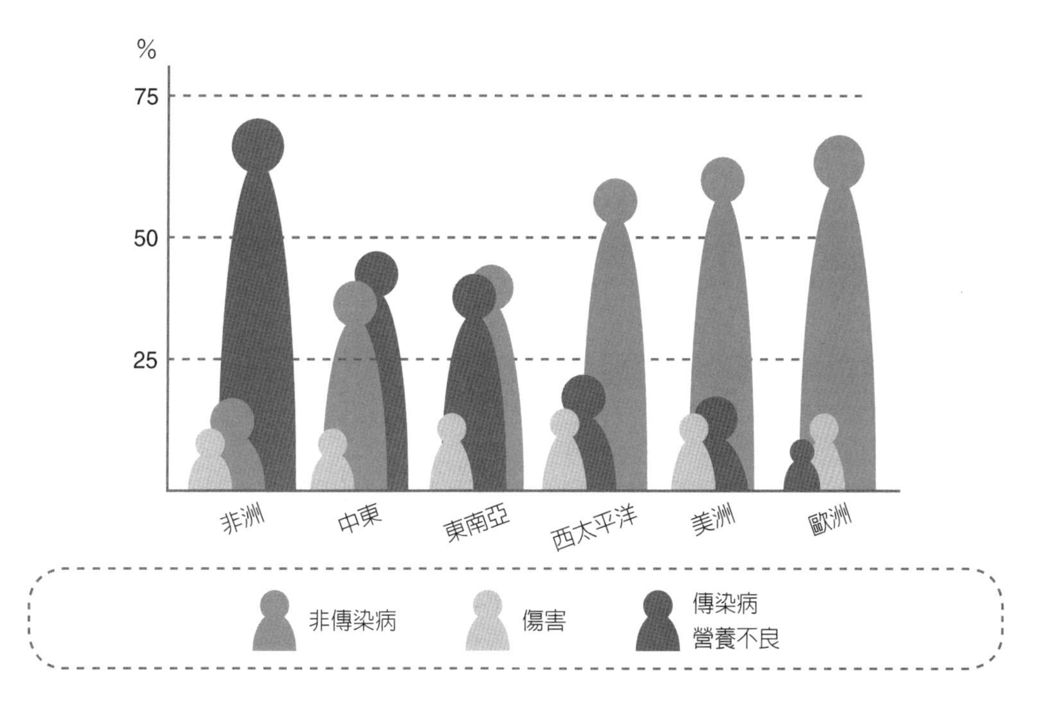

Unit 8-2 傳染過程

傳染過程指病原體進入宿主後，與宿主相互作用的過程。傳染過程不一定都有臨床症狀，只有發生臨床症狀者才稱爲傳染病。

病原體

傳染病的病原體種類繁多，包括病毒、立克次體、細菌、寄生蟲等。不同種類和型別的病原體，其病原學特性殊異，因而引起的傳染過程也頗有差異，要掌握傳染病流行病學，需清楚病原體的特徵。

測量病原體對人體感染的程度的指標：

- 致病力（pathogenicity）：病原體引起宿主的患病能力。以病原體引起疾病的具有臨床症狀的病例數，與暴露於感染人數之比，作爲測量某病原體致病力的指標。
- 毒力（virulence）：疾病嚴重程度，以嚴重病例數或致死數與所有病例數之比，作爲測量某病原體毒力的指標。有些病原體可在實驗室的條件下使之減毒，用以製備活毒疫苗，如小兒麻痺疫苗。
- 傳染力（infectivity）：指病原體在宿主機體內定居、繁殖，引起感染的能力。

感染譜

宿主機體受到病原體感染後，所產生的傳染過程並不完全相同，其範圍可以從隱性感染到嚴重的臨床症狀或死亡。宿主機體對病原體傳染過程反應的輕重程度的頻率稱爲感染譜（spectrum of infection），又稱感染梯度。

不同傳染病具有不同的感染譜，一般可概括爲三大類：

1. 以隱性感染爲主：這類傳染病隱性感染所占比例很大，換言之，只有一小部分感染者在感染後有明顯臨床徵象出現，嚴重的和致死性病例更屬罕見。此種感染狀態在流行病學上稱爲「冰山」現象。
2. 以顯性感染爲主：這類傳染過程中絕大多數呈顯性感染，隱性感染只有一小部分。多數感染者有明顯臨床症狀，極少數患者有嚴重症狀或導致死亡，如麻疹、水痘等。
3. 大部分感染者以死亡爲結局：在這類傳染過程中，絕大部分感染者呈現嚴重臨床症狀，以死亡爲結局，如狂犬病。

以死亡爲結局的傳染病，其病死率高，影響該病的死亡率，對患者個體危害性大。就某一族群看，即使傳染過程很輕的傳染病，若其發病率很高（如流感大流行）。在流行期間也會出現較大的超額死亡率，對人群會帶來意想不到的危害，因此也不可忽視。

從發現傳染源來說，顯性感染往往只憑臨床表現便可確診；反之，隱性感染必須藉助實驗室方法才能發現。從預防措施的實施而言，許多傳染病隱性感者能向外界排出病原體，具有傳染性。

對傳染源採取隔離措施，只能對那些以顯性感染爲主的疾病方才有效，而對隱性感染者，往往難以查清；因此不可能將隱性感染者全部進行隔離，所以，對隱性感染爲主的疾病，隔離傳染源的預防措施作用甚微。就疫情統計來說，以隱性感染爲主的疾病，由於就診者僅係全部感染者中的一小部分，因此，即使疫情登記和疫情統計做到一無遺漏，也不可能反映這類疾病在人群中的流行全貌。若要弄清全貌，勢必要藉助實驗室方法，主動進行流行病學調查，方能達到目的。

傳染病產生的要素

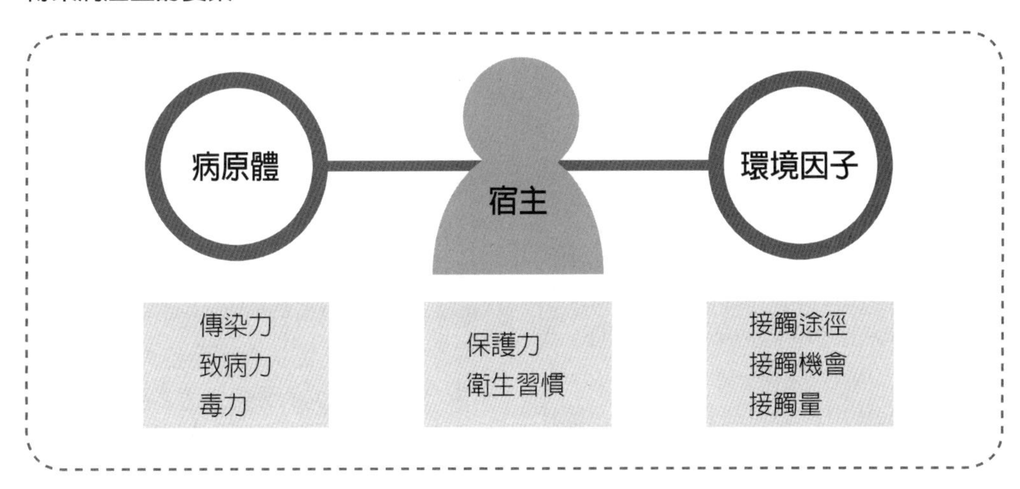

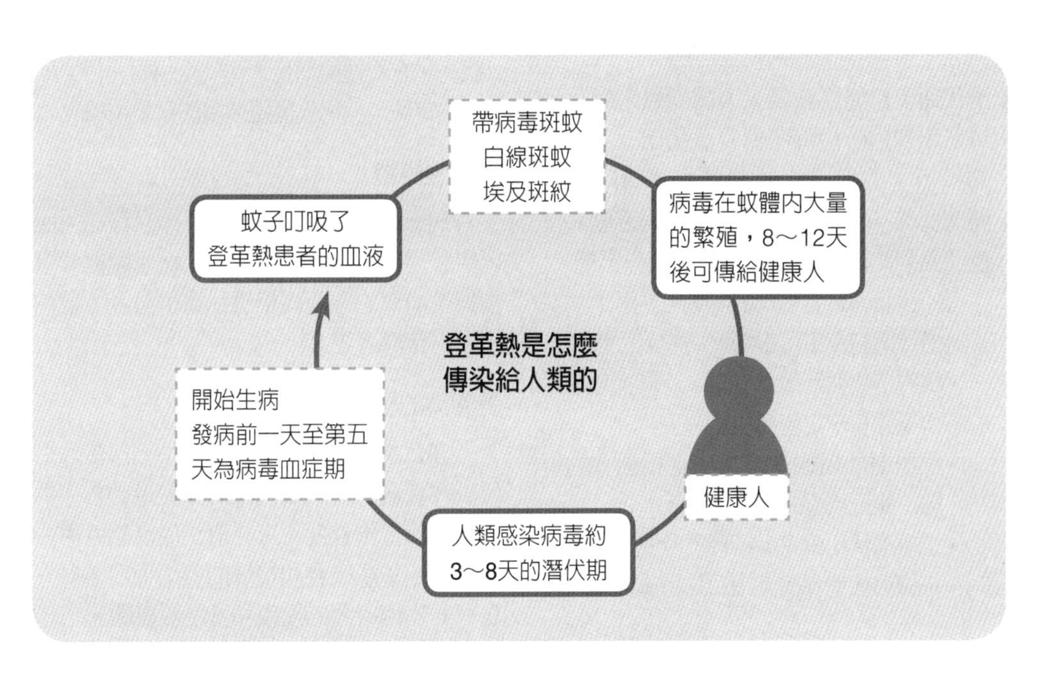

Unit 8-3 傳染源

傳染源（reservoir）是指體內有病原體發育、繁殖，並能排出病原體的人和動物；具體地說，就是傳染病的病人、病原攜帶者和受感染的動物。在流行病學上，宿主是傳染源的同義詞。

病人

病人是重要傳染源，因爲病人體內存在著大量病原體，而且病人的某些症狀有利於病原體排出，如麻疹、百日咳及一些呼吸道傳染病的咳嗽，痢疾、霍亂及一些腸道傳染病的腹瀉，這些症狀使易感者增加受染機會。有些無病原攜帶的傳染病，如麻疹、天花、水痘等，病人是唯一的傳染源。

傳染病病程經過可分爲潛伏期、臨床症狀期、恢復期，各期作爲傳染源的作用不同，主要取決於是否排出病原體、排出量和頻度。

1. **潛伏期**：自病原體侵入人體到臨床症狀最早出現的這一段時間稱爲潛伏期。潛伏期的長短主要與病原體在體內繁殖時間有關。此外，也受病原體的數量、定位部位及其達到定位器官的途徑等因素的影響。

   潛伏期的流行病學意義及其應用：
   - 潛伏期的長短可影響疾病的流行特徵。
   - 根據潛伏期判斷患者受染時間，以追索傳染源和確定傳播途徑。
   - 根據潛伏期的長短，確定接觸者的留驗、檢疫或醫學檢驗期限。
   - 根據潛伏期確定免疫接種時間。
   - 根據潛伏期評價某項預防措施效果。
2. **臨床症狀期**：爲出現該病特異性症狀和體徵的時期。病人在臨床症狀出現的前驅期或稍後，機體的組織已遭損害，因而開始排出病原體，起傳染源作用。病人的傳染源作用不僅取決於所排出的病原體量的多少，而且也有賴於病人的行爲特點，因爲這些特點可以抑制或促進疾病傳播。具有慢性臨床過程的病人，由於持續排出病原體，因而對周圍健康人群威脅拖長，如結核病病人。
3. **恢復期**：臨床症狀消失，病人進入恢復期。此時，機體在傳染過程中所引起的損害逐漸恢復正常狀態，免疫力也開始出現，病人體內的病原體迅速被清除，即不再成爲傳染源，如天花、麻疹。
4. **傳染期**：傳染病患者排出病原體的整個時期稱爲傳染期，其長短因病而異，即使同種疾病，它的傳染期也未必完全相同。傳染期是決定傳染病病人隔離期限的重要依據。

病原攜帶者

病原攜帶者（carrier）是指沒有任何臨床症狀但能排出病原體的人。病原體攜帶者按攜帶病原的不同而相應稱爲帶菌者、帶病毒者、帶蟲者等。

受感染的動物

在自然狀態下，可從脊椎動物傳給人的傳染性疾病稱爲人畜共患病。受染動物作爲傳染源的危險程度，主要取決於易感者與受染動物的接觸機會和接觸的密切程度，此外也與動物傳染源的種類和密度等有關。

人畜共患病的分類

項目	說明	疾病
以動物為主的人畜共患病	病原體在動物間傳播保持延續，在一定條件下傳播給人，但在人之間不會引起傳播	旋毛蟲病、狂犬病
以人為主的人畜共患病	病原體主要靠人延續世代	阿米巴病 人型結核
人畜並重的人畜共患病	人畜作為傳染源的作用並重，並可互為傳染源	血吸蟲病
真性人畜共患病	病原體必須以人和動物作為終宿主和中間宿主的人畜共患病	牛、豬條蟲病

病原攜帶者分類

項目	說明	疾病
潛伏期病原攜帶者	在潛伏期內攜帶病原體者	霍亂、痢疾、傷寒、水痘
恢復期病原攜帶者	從急性期進入恢復期的病人仍持續排出病原體者	傷寒、痢疾、白喉、流行性腦脊髓膜炎、乙型肝炎
健康病原攜帶者	整個傳染過程均無明顯症狀而排出病原體者	白喉、猩紅熱、流行性腦脊髓膜炎

＋ 知識補充站

麻疹的傳播途徑

病人是唯一的傳染源，病人的眼結膜、鼻、口、咽等處的分泌物（如眼淚、鼻涕、痰）及尿液和血液中都存在麻疹病毒。

麻疹的預防措施

①接種麻疹疫苗　②減少和患者及患者家屬接觸　③流行季節少到公共場所。

Unit 8-4 傳播途徑

病原體從傳染源排出後，侵入新的易感宿主前，在外環境中所經歷的全部過程。各種傳染病的傳播機制可概括爲三個階段：①病原體自宿主排出；②病原體停留在外界環境中；③病原體侵入新的易感宿主體內。

經空氣傳播

1.經飛沫傳播：飛沫傳播的範圍僅限於病人或攜帶者周圍的密切接觸者。如流行性腦脊髓膜炎、流行性感冒、百日咳。

2.經塵埃傳播：含有病原體的分泌物以較大的飛沫散落在地上，乾燥後成爲塵埃，落在衣服、床單、手帕或地板上，當整理衣服或清掃地面時，帶有病原體的塵埃飛揚而造成呼吸道傳播。凡耐乾燥的病原體，皆可經此方式傳播，如結核桿菌、炭疽芽孢等。

3.經空氣傳播：影響空氣傳播的因素很多，與人口密度、居住條件及易感者在人群中所占的比例三者有關。

經空氣、飛沫傳播的傳染病流行特徵爲：傳播途徑易實現、傳播廣泛、發病率高；冬春季高發；少年兒童多見；在未免疫預防族群中，發病率呈週期性升高；受居住條件和人口密度的影響。

經水傳播

包括兩種傳播方式，一類是由飲用糞便汙染的水之後而引起的疾病，另一類是由於與「疫水」（感染的水體）接觸而引起的疾病。

經飲水傳播的疾病有霍亂、傷寒、細菌性痢疾及A型肝炎等。它的流行強度取決於水源類型、供水範圍、水受汙染的強度及頻度、病原體在水中存活時間的長短、飲水衛生管理是否完善及居民衛生習慣等。

流行病學特徵：病例的分布與供水範圍一致；除哺乳兒外，發病沒有年齡、性別、職業的差異；停用被汙染的水源或採取淨化措施後，爆發或流行即平息。

經食物傳播

所有腸道傳染病、某些寄生蟲病及個別呼吸道病（如結核病、白喉等）可經食物傳播。引起食物傳播有兩種情況，一種是食物本身含有病原體，另一種是食物在不同條件下被汙染。

接觸傳播

包括直接和間接接觸兩類傳播方式。

經媒介節肢動物傳播

指經節肢動物叮咬吸血或機械攜帶而傳播的傳染病。

經土壤傳播

土壤受汙染的機會很多，如人糞施肥使腸道病病原體或寄生蟲蟲卵汙染土壤，如鉤蟲卵、蛔蟲卵等；某些細菌的芽孢可以長期在土壤中生存，如破傷風，若遇皮膚破損，可以經土壤引起感染。

醫源性傳播

指在醫療、預防工作中，人爲地造成某些傳染病傳播。

垂直傳播

在產前期內孕婦將病原體傳給她的後代，稱爲垂直傳播。

接觸傳播傳播方式

項目	說明	疾病
直接接觸傳播	傳染源與易感者接觸而未經任何外界因素所造成的傳播	性病、狂犬病
間接接觸傳播	易感者接觸了被傳染源的排泄物或分泌物汙染的日常生活用品而造成的傳播	痢疾、傷寒、霍亂

伊波拉病毒傳播途徑

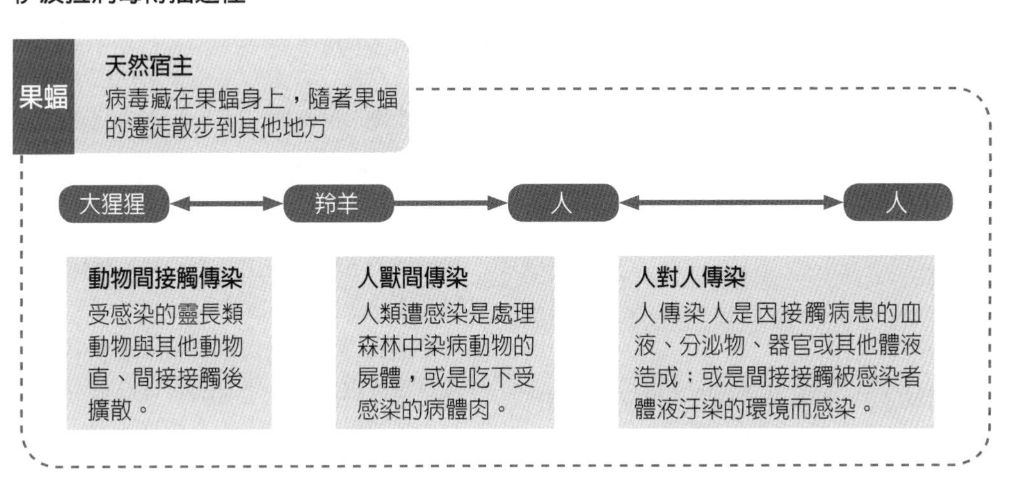

愛滋病（HIV）傳播途徑

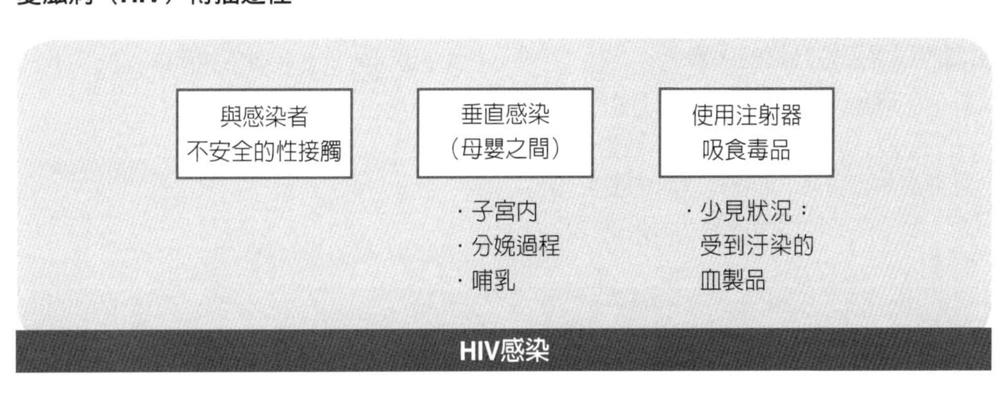

Unit 8-5 族群易感性

族群對傳染病的易感程度，稱爲族群易感性（herd susceptibility）。某族群的易感性取決於構成該族群每個個體易感狀態，如果該族群中有免疫力的人數多，則族群易感性低，反之則高。

一般情況下，族群易感性是以族群非免疫人口占全部人口百分比表示。與族群易感性相反，稱爲族群免疫性（herd immunity），以免疫人口占全部人口的比例衡量。

族群易感性高，爲傳染病爆發或流行準備了條件，但是僅有族群易感性高尚不足以引起疾病流行，必須有易感性高的族群暴露於該病的傳染源，才能引起流行。

了解族群易感性高低的方法：

1.詢問法：如麻疹可通過詢問麻疹既往病史、是否注射過麻疹疫苗，來了解族群對麻疹的易感性。

2.皮膚試驗法：有些傳染病可以用皮膚試驗方法，如白喉的錫克試驗、結核病的結核菌素試驗。

3.血清學試驗方法：用血清學試驗方法檢測族群對某病的抗體水準，以了解與評估族群對該病免疫性與易感性。

影響族群易感性升高的因素

1.新生兒增加：新生兒初生6個月以上未經人工免疫者，對許多傳染病都易感。個別傳染病如百日咳，6個月以內的嬰兒也易感。這是由於他們體內缺乏特異性免疫力的原因。

2.易感人口的遷入：某些地方病或自然疫源性疾病，久居流行區的居民，因既往患病或隱性感染而獲得該病免疫力。非流行區居民遷入流行區後，因缺乏相應免疫力，而使流行區的人群易感性升高。

3.免疫人口免疫力的自然消退：許多傳染病（包括隱性感染）或人工免疫後經一段時間，其免疫力逐漸降低，又成爲易感人口，使人群易感性升高。

4.免疫人口死亡：由於免疫人口死亡，可以相對地使人群易感性升高。

影響族群易感性降低的因素

1.計畫免疫：對易感族群按免疫程式實施計畫免疫及必要時強化免疫接種，是降低族群易感性最重要的措施。

2.傳染病流行後免疫人口增加：傳染病流行後有相當數量的易感者因病後而獲得免疫力，其免疫力的大小和持續時間因病種而異，因此在傳染病流行後的一段時間內，族群對該病易感性降低。

3.隱性感染後免疫人口增加：通過隱性感染可以獲得免疫力，使族群易感性降低。但是不能藉此降低族群易感性，因爲，隱性感染者一般也具有傳染源作用。

三種呼吸系統傳染病的易感性

傳染病	易感性
流感	族群對流感普遍易感，病後同一亞型的免疫力可維持很久，但不同亞型間無交叉免疫力。病毒變異後，人群重新易感而反復發病
流行性腦脊髓膜炎	新生兒自母體獲得殺菌抗體而很少發病，其後逐漸降低，在6個月至2歲時降到最低水準，以後因戶外活動增加，因隱性感染而逐漸獲得免疫。因此，兒童發病率高，以5歲以下兒童尤其是6個月至2歲的嬰幼兒的發生率最高。人感染後產生持久免疫力；各群間有交叉免疫，但不持久
肺結核	影響身體對結核分枝桿菌自然抵抗力的因素除遺傳因素外，還包括生活貧困、居住擁擠、營養不良等社會因素。嬰幼兒細胞免疫系統不完善，老年人、HIV感染者、免疫抑制劑使用者、慢性疾病患者等免疫力低下，都是結核病的易感人群

基因、環境暴露與疾病

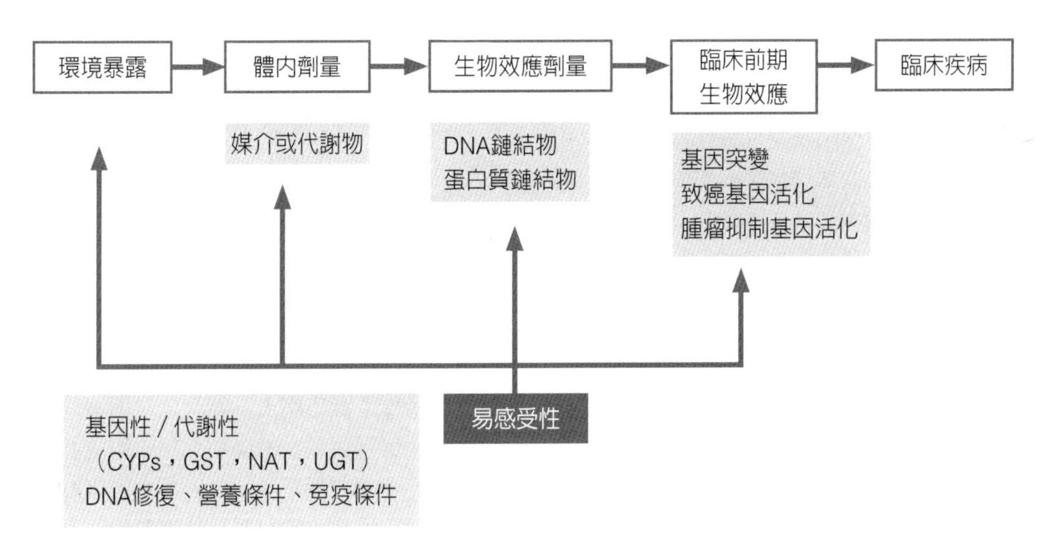

易感性基因

與疾病發生相關的基因可稱為易感性基因（susceptibility gene），而這些基因，因為個體的差異會有不同的型別，經流病研究顯示，某種特定的基因型較易產生疾病，其發生率比一般人高，稱為易感性基因型。

Unit 8-6 疫源地及流行過程

疫源地

在一定條件下，傳染源向其周圍傳播病原體所能波及的範圍稱爲疫源地。每個傳染源可單獨構成一個疫源地，通常把範圍較小的疫源地或單個傳染源所構成的疫源地稱爲疫點；若干疫源地連成片並且範圍較大時稱疫區。所謂疫點，是指同一門戶出入的住戶，或病人、疑似病人、病原攜帶者在生活上密切相關的若干戶爲範圍；所謂疫區，若在農村一般指一個村莊、一個鄉或毗鄰鄉，城市以一個或幾個社區或一條街道爲範圍。

疫源地是構成傳染病流行過程的基本單位。每個傳染源可單獨構成一個疫源地，但在一個疫源地內也可同時存在著一個以上的傳染源。

疫源地隨病種及時間而變動，其範圍的大小取決於三個因素，即傳染源的存在時間和活動範圍、傳播途徑的特點和周圍族群的免疫狀況。如一個臥床的傳染病患者和一個可以自由活動的病原攜帶者，兩者所形成的疫源地範圍完全不同。就傳播途徑來說，麻疹與瘧疾的疫源地範圍相差很大，前者屬於飛沫傳播，故疫源地的範圍只限於患者周圍很近的範圍內；後者通過蚊媒傳播，疫源地的範圍取決於蚊蟲的活動半徑或飛程內。

傳染源周圍接觸者的免疫狀況也很有關係，如果傳染源的周圍都是易感者，則疫源地範圍會波及到傳播途徑所及的整個範圍。因此，不同傳染病的疫源地範圍大小不同，同種傳染病在不同條件下，疫源地範圍也不相同。

疫源地消滅必須具備三個條件：①傳染源已被移走（住院或死亡）或消除了排出病原體的狀態（治癒）；②通過各種措施消滅了傳染源排於外環境的病原體；③所有的易感接觸者從可能受到傳染的最後時刻算起，經過該病最長潛伏期而無新病例或新感染者。具備了這三個條件時，針對疫源地的各種防疫措施即可結束。

流行過程

每個疫源地都是由它前面的疫源地發生的。它又是其後發生新疫源地的基礎。一系列相互關聯、相繼發生的新舊疫源地的過程，稱爲傳染病的流行過程（epidemic process）。疫源地是流行過程的組成部分，要了解流行過程，必須弄清疫源地的發生條件。如果疫源地一旦被消滅，流行過程也就中斷。

有人把流行過程看成是傳染病在族群中連續發生、不斷傳播的過程。這種看法不正確，也不全面。像麻疹這樣的顯性感染爲主的病，感染後只表現臨床發病，不存在病原攜帶者，也無動物傳染源，因而可以說麻疹的流行過程是麻疹病人不斷發生、連續傳播的過程。但對大多數傳染病來說，傳染源不僅有病人，尙有攜帶者，有的病甚至還有動物傳染源。這就比較複雜，也就是說，不能把流行過程僅看成是傳染病病人在人群中的連續發生、不斷傳播的過程。

世界組織流感大流行警告級別

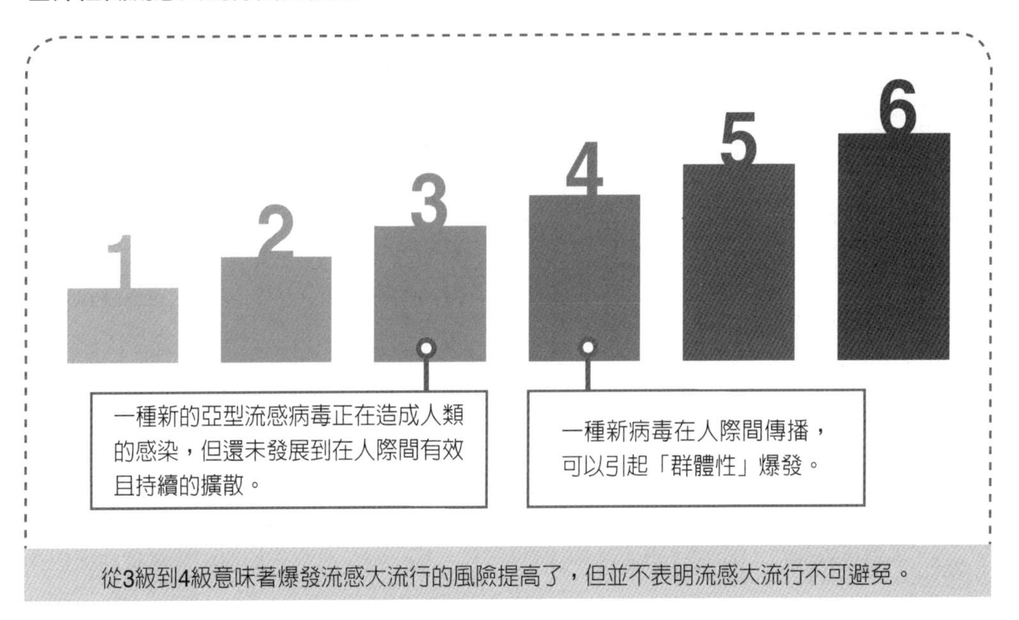

中國鼠疫自然疫源地演化動態生物學基本規律

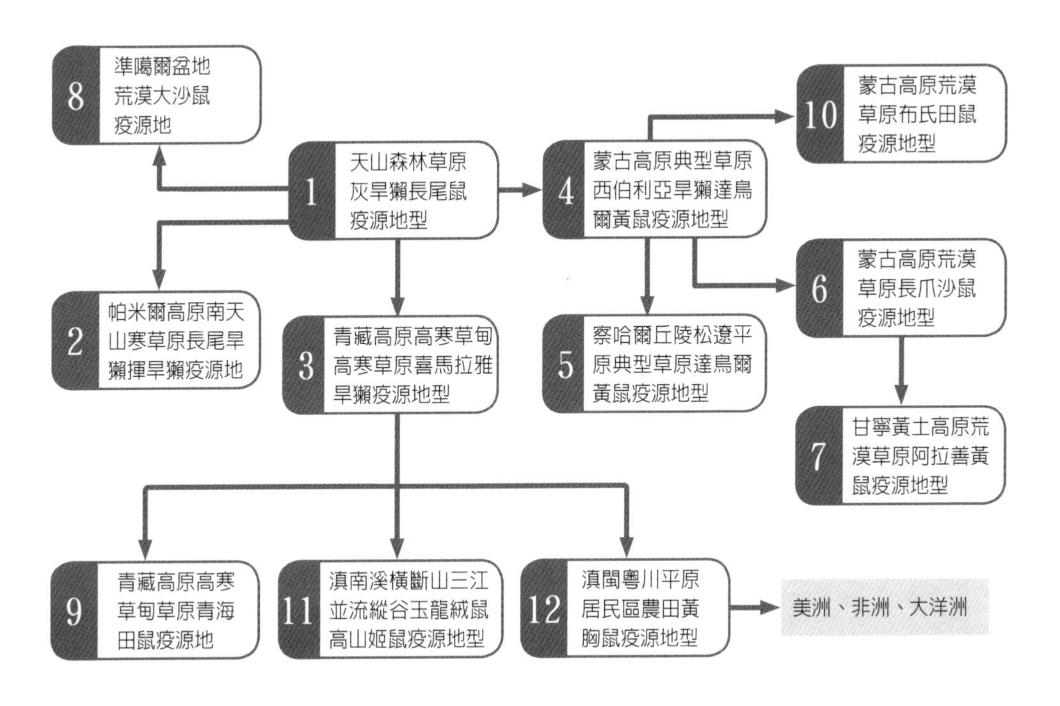

Unit 8-7 影響流行過程的因素

傳染病的流行必須具備三個基本環節就是傳染源、傳播途徑和人群易感性。三個環節必須同時存在，方能構成傳染病流行，缺少其中的任何一個環節，新的傳染不會發生，也不可能形成流行。

影響流行過程的因素

1.自然因素的影響

包括地理因素與氣候因素。大部分蟲媒傳染病和某些自然疫源性傳染病，有較嚴格的地區和季節性。與氣候溫和、雨量充沛、草木叢生適宜於儲存宿主，囓齒動物、節肢動物的生存繁衍活動有關。寒冷季節易發生呼吸道傳染病；夏秋季節易發生消化道傳染病。

⑴自然因素對傳染源的影響：自然因素可直接作用於傳染源，特別是對動物傳染源的影響更大，因爲地理環境、地貌、氣候條件等可影響動物傳染源的地區分布。如自然疫源性疾病就是由於某些類型的地理環境適合某些種類的動物傳染源的生存，而成爲這些動物的自然疫源地。自然因素對作爲傳染源的人也有影響，如瘧疾在春季有復發，痢疾在夏季複發增加等。

⑵自然因素對傳播途徑的影響：自然因素對傳播途徑的影響最大，因爲傳播媒介直接受自然因素的作用，尤其是生物媒介。氣溫溫度和雨量影響節肢動物媒介的滋生、生長和繁殖，從而影響其作爲傳播媒介作用的大小。夏季暴雨引起洪水氾濫，居民與帶有鉤端螺旋體的豬、鼠糞尿汙染的水接觸，而導致鉤端螺旋體病的爆發，或飲用被汙染的水源而引起的腸道傳染病流行等。

⑶自然因素對易感族群的影響：自然因素對易感族群亦有一定的影響，如寒冷季節易患胃腸炎、肺炎、上呼吸道感染等。

2.社會因素的影響

主要是國民的生活水準，社會衛生保健事業的發展，預防普及密切相關。生活水準低工作與衛生條件差，可致身體抗病能力低下，無疑增加感染的機會，亦是構成傳染病流行的條件之一。

社會因素相當廣泛而複雜，主要包括社會制度、生產勞動、居住條件、營養條件、經濟文化、人口密度、風俗習慣、宗教信仰、社會的安定與動盪、衛生設施、衛生水準、職業等。

地理環境具有阻隔及鄰近效應，與傳染病的擴散傳播關係密切。

⑴鄰近效應：越靠近擴散源的地區越早變成擴散區。

⑵接觸密度：擴散區距離病源越近，則接觸密度越大，接觸機率越強。

⑶阻隔效應：

①自然阻隔：山脈、河川與沙漠的障蔽。

②人文干擾：病菌沒有足夠的感染及傳播人數狀況時，擴散都會受到抑制。

霍亂傳播途徑

經水傳播

水源容易被病人嘔吐物和排泄物所汙染，從而傳播霍亂

經食物傳播

霍亂弧菌在食品上存活時間可達十幾個小時或更長

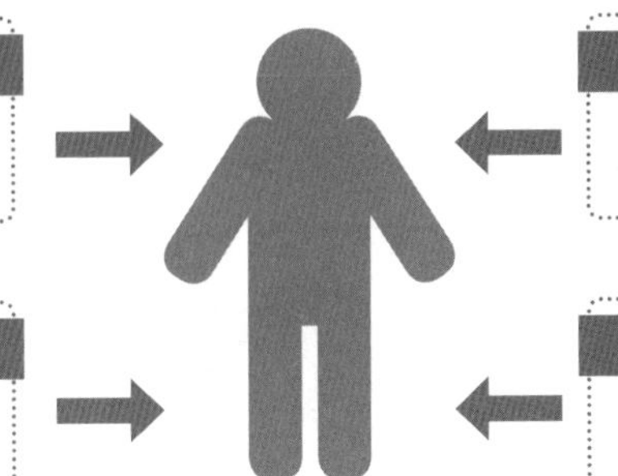

經蒼蠅傳播

夏秋季節蒼蠅活動頻繁，容易將霍亂弧菌帶到食物上

經生活接觸傳播

也可透過接觸被汙染的物品而感染，特別是手的汙染更容易導致感染

疾病的空間擴散（擴張型）

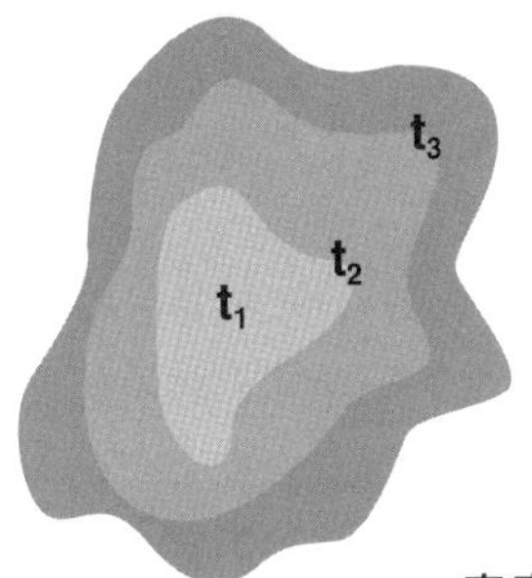

疾病的空間擴散（位移型）

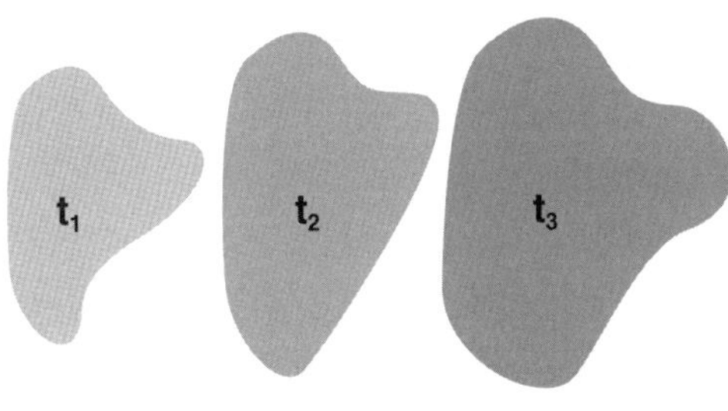

疾病的空間擴散（混合型）

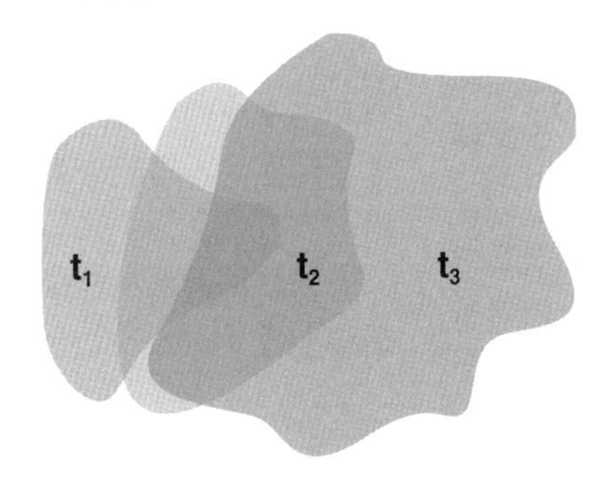

＋知識補充站

炭疽病是一種由炭疽桿菌引起的人畜共通傳染病，主要是發生在草食性的家畜或野生動物，如山羊、綿羊、牛、馬及豬等。人類通常是因為接觸或食入受感染的動物或動物製品，或吸入大量炭疽孢子而感染，因此預防動物炭疽病的發生有助於人類炭疽病防治。依個案職業別可分為發生於農夫、屠宰業／肉販、獸醫及從事動物交易者的非產業型炭疽，以及發生在處理骨骼、獸皮、毛織品及其他動物製品從業人員的產業型炭疽。

Unit 8-8 傳染病的控制與消滅

疾病的控制譜

各種傳染病因其特異的流行環節、特徵及不同的外界環境，它們的預防目標也會有很大的差異。在目前，絕大多數傳染病只能以控制發病與防止流行爲目標。極少數疾病由於條件成熟，措施有效，可以達到消除的要求。

傳染病的預防從控制到消除再到消滅，在疾病預防策略和措施上所顯示的差異，稱爲疾病的控制譜（spectrum of disease control）。爲了預防疾病，促進人類健康，人們期望對目前不易控制的疾病逐步得到控制，在此基礎上才能邁向消除，最終才能達到消滅的目標。

控制（control）是指降低疾病的發病率和（或）現患率。有些疾病的控制效果明顯，對策與措施一旦實施，發病率即下降顯著，如痲疹疫苗對痲疹、改善飲水供應對慢性水型傷寒流行。

消除（elimination）是指在一個地區範圍內，採取有效的預防策略與措施，使某種傳染病消失。

消滅（eradication）是指某傳染病的傳播自消滅之日起永遠終止，並達到全球所有國家永不再發生該種傳染病。消滅不僅指臨床症狀的病例，而且也將可作爲傳染源的攜帶者或隱性感染者，以及存在於外環境中的病原體均包括在內；此外還需達到即使不再進行預防接種或採取其他任何預防措施，也不會再遭受該病的危害。只有在這種條件下，才能被認爲該傳染病已經消滅。

在目前達到消滅要求的只有天花一個傳染病。由此可見，與消除的要求相比，消滅的要求更爲嚴格。

選擇消滅病種的基本原則

必須在疾病發生和流行的基礎上掌握該病流行病學上的薄弱環節。如有些傳染病的傳染源僅限於人類，沒有帶病原體的動物宿主，同時也沒有無症狀病原攜帶者；而另一些病，既有人類傳染源，又有動物宿主，甚至還有病原攜帶者。兩者相比，顯然在與疾病作鬥爭中前者較易、後者較難；也就是說，前者在流行病學上存在著薄弱環節，有機可趁，較容易消滅。

對某病是否有消滅意向，主要取決於政府對該病的危害性的認識，消滅疾病預期花費的承受力和可能的財力、物力、人力投入，和對疾病消滅以後效益的估量。

群衆對消滅疾病是否支持，與群衆所遭受該疾病的危害程度、自我保健意識、文化與衛生水準和生活品質相關。此外，疾病的危害程度，對喚起公衆的滅病意識也很有作用。

消滅疾病是長期以來人類與疾病對抗的最終期望。

群聚事件通報流程

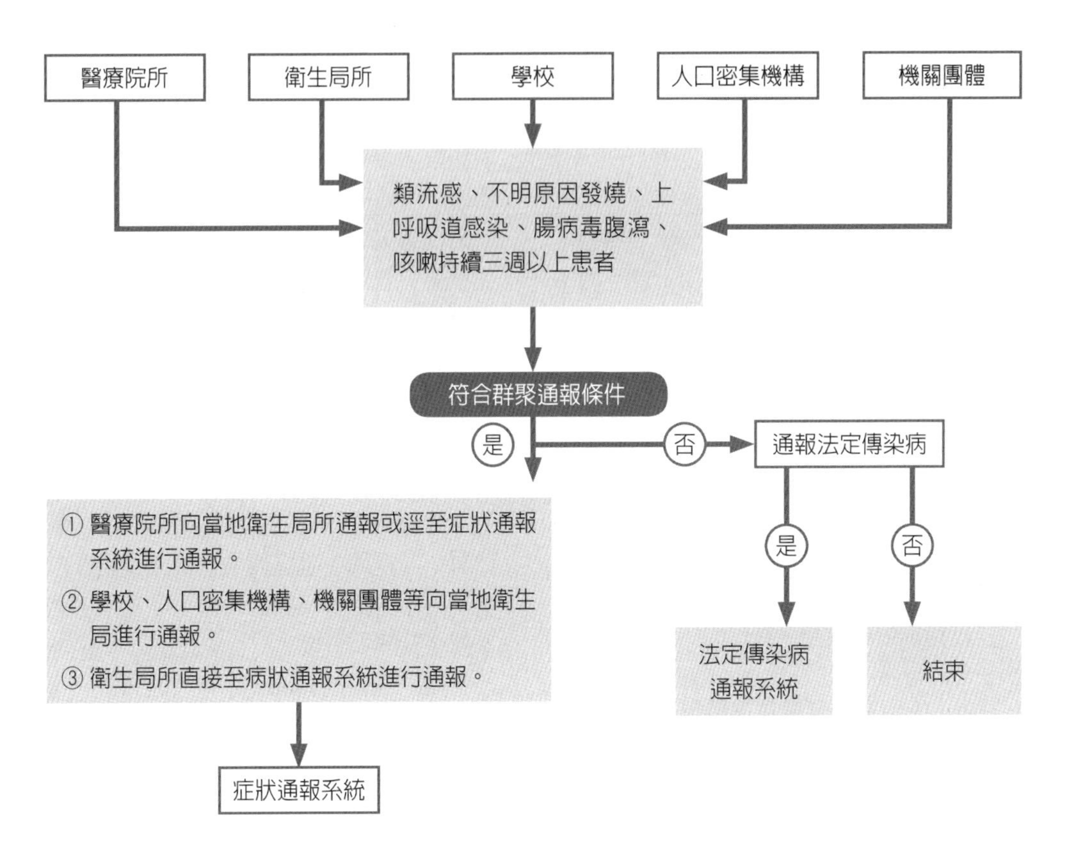

疑似狂犬病暴露後疫苗接種對象

暴露動物類別	接種建議	備註
野生哺乳動物（含錢鼠）	立即就醫並接種疫苗	若經檢驗陰性，可停止接種疫苗
流浪貓犬	立即就醫並接種疫苗	若流浪犬貓觀察十日無症狀可停止接種疫苗
家犬貓	暫不給予疫苗	若家犬貓觀察十日內出現疑似狂犬病症狀，並經動檢機關高度懷疑，則給予疫苗

暴露之定義：遭受動物抓咬傷或皮膚傷口、黏膜接觸其唾液等分泌物。

Unit 8-9 傳染病的預防措施

預防性措施

在疫情未出現以前，首要任務是做好經常性預防工作，主要內容如下：

1.對外環境中可能存在病原體應進行的措施包含：改善飲用水條件，實行飲水消毒；做好汙水排放和垃圾處理工作；建立健全醫院及致病性微生物實驗室的認證制度，防止致病性微生物擴散和院內感染。

2.預防接種（vaccination）又稱人工免疫，是將生物製品接種到人體內，使其產生對傳染病的特異性免疫力，以提高人群免疫水準，預防傳染病的發生與流行。

防疫措施

是指疫情出現後，採取的防止擴散、儘快平息的措施。

1.對病人的措施：關鍵在早發現、早診斷、早報告、早隔離。

(1) 早發現、早診斷：健全初級保健工作，提高醫務人員的業務水準和責任感，普及群眾的衛生常識是早期發現病人的關鍵。診斷可包括三個方面：臨床、實驗室檢查及流行病學資料。

(2) 傳染病報告：疫情報告是疫情管理的基礎，也是國家的法定制度。因此，迅速、全面、準確地做好傳染病報告是每個臨床醫師的重要的法定職責。

(3) 早隔離：將病人隔離是防止擴散的有效方法。隔離期限依各種傳染病的最長傳染期，並參考檢查結果而定。隔離要求因病種而異。

2.對接觸者的措施：接觸者是指曾接觸傳染源或可能受到傳染並處於潛伏期的人。對接觸者進行應急預防接種、藥物預防、醫學觀察、隔離或留驗措施，可以防止其發病而成為傳染源。

3.對動物傳染源的措施：有經濟價值的動物如家畜，若患有人畜共通傳染病時，可以由獸醫部門進行隔離、治療。對家畜的輸出應建立必要檢疫制度，防止瘟疫蔓延。

4.對疫源地汙染環境的措施：疫源地環境汙染因傳染傳播途徑不同而採取的措施也不相同。呼吸道傳染病由於通過空氣汙染環境，其重點在於空氣消毒、個人防護（戴口罩）、通風；蟲媒傳染病措施重點在殺蟲；經水傳播傳染病的措施重點在改善飲水衛生及個人防護。

消毒（disinfection）是指消除和殺滅傳播途徑上的病原體，並非要求殺滅一切微生物（稱滅菌，sterilization）。預防性消毒即前述預防性措施中飲水消毒、空氣消毒、乳品消毒等。疫源地消毒指對現有或曾有傳染源的疫源地進行的消毒。

治療性預防

正確並及時地治療病人，可以儘早中止傳染過程，縮小傳染源作用，有時也可防止傳染病病人（如傷寒、瘧疾等）形成病原攜帶者。孕婦在妊娠初四個月患風疹所產出的嬰兒患有出生缺陷的機會很大，可考慮人工流產，以防止缺陷胎兒出生。

傳染病控制與預防

感染來源／傳染途徑

致病原		已知	未知
致病原	已知	控制＋＋＋ 調查＋	控制＋ 調查＋＋＋
	未知	控制＋＋＋ 調查＋＋＋	控制＋ 調查＋＋＋

＋＋＋最優先
＋優先順序較低

疫苗接種時間表

適合接種年齡	接種疫苗種類	
出生24小時以內	B型肝炎疫苗	第一劑
出生24小時以後	卡介苗	一劑
出生滿1個月	B型肝炎疫苗	第二劑
出生滿2個月	五合一疫苗（DTaP-Hib-IPV）	第一劑
	肺炎鏈球菌疫苗（自費）	
	輪狀病毒疫苗（自費）	
出生滿4個月	五合一疫苗（DTaP-Hib-IPV）	第二劑
	肺炎鏈球菌疫苗（自費）	
	輪狀病毒疫苗（自費）	
出生滿6個月	B型肝炎疫苗	第三劑
	五合一疫苗（DTaP-Hib-IPV）	
	肺炎鏈球菌疫苗（自費）	
	輪狀病毒疫苗（自費）（三劑型）	
	流感疫苗（每年十至十二月）	第一劑
	流感疫苗（每年十至十二月）	隔四週二劑
出生滿12個月	水痘	一劑
	麻疹、腮腺炎、德國麻疹混合疫苗（MMR）	第一劑
	A型肝炎疫苗（自費）	第一劑
	肺炎鏈球菌疫苗（自費）	第四劑
出生滿15個月	日本腦炎疫苗（每年三月開始）	第一劑
	日本腦炎疫苗（每年三月開始）	隔兩週第二劑
出生滿18個月	五合一疫苗（DTaP-Hib-IPV）	第四劑
	A型乾型疫苗（自費）	第二劑
出生滿27個月	日本腦炎疫苗（每年三月開始）	第三劑
入小學前	白喉、破傷風、非細胞性百日咳，及不活化小兒麻痺苗（Tdao-IPV）	一劑
	麻疹、腮腺炎、德國麻疹混合疫苗（MMR）	第二劑
國小一年級	日本腦炎疫苗	第四劑

Unit 8-10 傳染病偵測

自2009年4月起，全球各地陸續爆發H1N1新型流感疫情，雖定義爲「溫和」的大流行，但仍不斷有重症及死亡案例傳出。WHO於2010年8月宣布解除全球H1N1新型流感大流行疫情，進入「後流感大流行時期」，並呼籲建議各國在後流感大流行時期，仍應持續疫情監測與通報、提供流感疫苗接種、儘早使用抗病毒藥劑治療高危險族群與重症患者。

傳染病監測是影響疫情防治成效最重要的因素之一，而明確的疾病定義更與傳染病監測的落實及疫情研判的正確密不可分，透過傳染病通報之機制，衛生主管機關得以儘快掌握傳染病發生的相關資訊，及早研判疫情並投以適當的防疫人力及資源，以避免疫情的擴散，另一方面，透過傳染病通報所建立的疫情監測及資料分析等自動化應用系統，將更容易預測季節性傳染病發生變化情形，提早對民眾進行相關的衛教宣導，以降低民眾感染的風險。

傳染病流行類型

1.共同來源流行：指同一致病因素的作用，而導致傳染病的爆發，如食物中毒、傷寒。

2.連鎖流行：病原體以直接或間接的方式，在易感宿主之間傳播而引發疾病的流行，如肝炎、肺結核等。

傳染病的分類依照疾病的期間及發病的過程來區分

1.急性傳染病：天花、霍亂、傷寒、腸病毒、登革熱、瘧疾等。

2.慢性傳染病：肺結核、梅毒、癬、漢生病等。

國內傳染病通報系統：疾病管制局、法定傳染病通報系統、定點醫師通報系統、實驗室通報系統、全民通報專線、症候群監視通報系統、法定傳染病監測系統。

健康機構有權利藉由法律制定何種疾病爲必須通報的法定傳染病，通常爲感染性疾病，同時也根據法定傳染病不同類別，規定法定傳染病通報的時間限制，例如：必須立刻通報、在24小時內、或是必須在一週內通報的法定傳染疾病，通報的單位，包括：執業醫師、實驗室人員或是機構（診所或醫院）。

疾病風險評估

疾病風險評估有不同方式，英國衛生部及歐盟疾病管制中心都曾發展風險評估工具操作指引，風險評估工具爲針對每一評估題項，經專家討論後依據答案之「是」或「否」決定風險路徑，並依評估流程最終停留之位置決定疾病最終的風險程度，如「非常低風險」「低風險」「中度風險」「高風險」「非常高風險」。該風險評估之目的是指在影響人類健康的公共衛生事件發生的24至48小時內，對該疾病的風險進行快速評估，以預先知道可能的病原災害造成的威脅及危害的大小。所謂風險的概念，是指機率與疾病嚴重度有關。

人類常見的傳染媒介及病原

傳染窩	傳染媒介	病原
血液	血液、針頭、 其他汙染設備	B、C型肝炎病毒（hepatitis B、C） 人類免疫缺乏病毒（HIV） 金黃色葡萄球菌（*Staphylococcus aureues*） 表皮葡萄球菌（*S. epidermidis*）
組織	傷口引流液	金黃色葡萄球菌（*S. aureus*） 大腸桿菌（*E. coli*） 變形桿菌屬（*Proteus species*）
呼吸道	打噴嚏或咳嗽的病毒微粒	流感病毒（*Influenza viruses*） 克雷白氏菌屬（*Klebsiella species*） 沙門氏菌屬（*Salmonella species*）
腸胃道	嘔吐物、糞便、唾液	A型肝炎病毒（hepatitis A virus） 志賀氏菌屬（*Shigellae species*） 沙門氏菌屬（*Salmonella species*）
泌尿道	尿液	大腸桿菌（*E. coli*） 綠膿桿菌（*Pseudomonas aeruginpsa*）
生殖道	尿液、精液	淋病雙球菌（*Neisseria gonorrhoeae*） 梅毒螺旋體（*Treponema pallidum*） 第二型單純疱疹病毒（Herpes simplex virus type II） B型肝炎病毒（Hepatitis B virus）

國內新流感疫情分級

現行疫情分級		對照舊版疫情分級
分級	標準	級別
第一級	未出現任何確定病例	0級、A1級
第二級	出現境外移入確定病例	A2級
第三級	出現境外移入病例所引起的第二波感染	
第四級	社區流行，但控制中	B級
第五級	全國流行，但控制中	C級
第六級	全國大流行，但失控	

Unit 8-11 肺結核的流行與防治

考古學的研究顯示，過去幾個世紀俗稱的肺癆——肺結核，在新石器時代的歐洲或古老埃及遺址，到希臘和羅馬帝國都發現有和現在結核病症相符合的疾病。1882年，由德國科學家Robert Koch發現，肺結核病症是由結核桿菌（*Mycobacterium tuberculosis*）所引起的，至目前爲止，對抗結核分枝桿菌的化學製劑發展也已超過五十年，但肺結核依舊是全球主要的公共衛生問題之一。

世界衛生組織（WHO）估算，全世界大約有三分之一的國家有肺結核感染的問題。以2000年統計數據看來，全球約有800萬到900萬人感染肺結核，其中的300萬人更因爲結核病而喪命。肺結核感染後所造成的致死率，目前僅次於HIV所造成的後天免疫缺乏症候群（AIDS）排名第二。

臨床醫學研究顯示結核桿菌會在宿主體內自行突變成抗藥性菌株，同時，抗結核藥物的存在也會加速其自行突變的速度。就2003年的全球結核病患治療統計數據發現，會同時對isoniazid（INH）與rifampin（RIF）治療無效者（即多重抗藥性病人）約有45萬人。

就臨床醫學紀錄來看；接觸結核桿菌的人中約有三分之一會被感染。而其中只有10%會產生肺結核病症。在絕大部份的受感染者中，結核桿菌都是以潛伏性感染爲主，而大多數的潛伏期都會超過三個月。肺結核是經由呼吸道傳染途徑所傳播。

在盛行率低的國家或地區，老年人的案例，大部分由潛在的感染病灶再活化而來，至於其他易罹患結核的高危險群包括：糖尿病、塵肺症、接受過胃切除手術、營養不良、長期服用免疫抑制劑如類固醇、免疫機能不全者、末期腎臟病患者、山地鄉住民、老年族群。

預防方法

1. 認識疾病之傳染方式及可能的症狀，以便能早期就醫、早期診斷與治療。
2. 改善居住環境，避免過度擁擠，以減少疾病傳染機會。
3. 對於指標個案的密切接觸者，進行接觸者檢查，以發現未診斷的感染源及未發病的潛伏感染者，潛伏結核感染者由於尚未發病（感染不等於發病），是不會傳染給旁人的。對於指標個案的密切接觸者，潛伏結核感染者經醫師評估後，進行預防性投藥及潛伏結核感染治療，是最佳的預防方式。
4. 卡介苗的接種：接種卡介苗之目的係在人體尚未受到第一次自然感染前，先用疫苗造成人工感染，使人體免疫系統認識結核菌抗原，以避免有害的結核菌在初次自然感染時引發進行性初發性結核病。

目前我國卡介苗接種的政策是：出生滿5個月接種（建議接種時間爲出生滿5～8個月）。長住高發生率地區或即將前往結核病高盛行國家者，建議提早接種卡介苗。

同時在多種有效的抗結核藥物治療之下，按規服藥2週內即可大大的降低其傳染力，持續按規服藥至少6個月以上即可完全治癒，因此，如有疑似結核病症狀（如：咳嗽超過兩週），應儘速就醫。而爲避免治療中斷導致治療時間延長，建議患者皆應納入都治計畫。

結核病防治

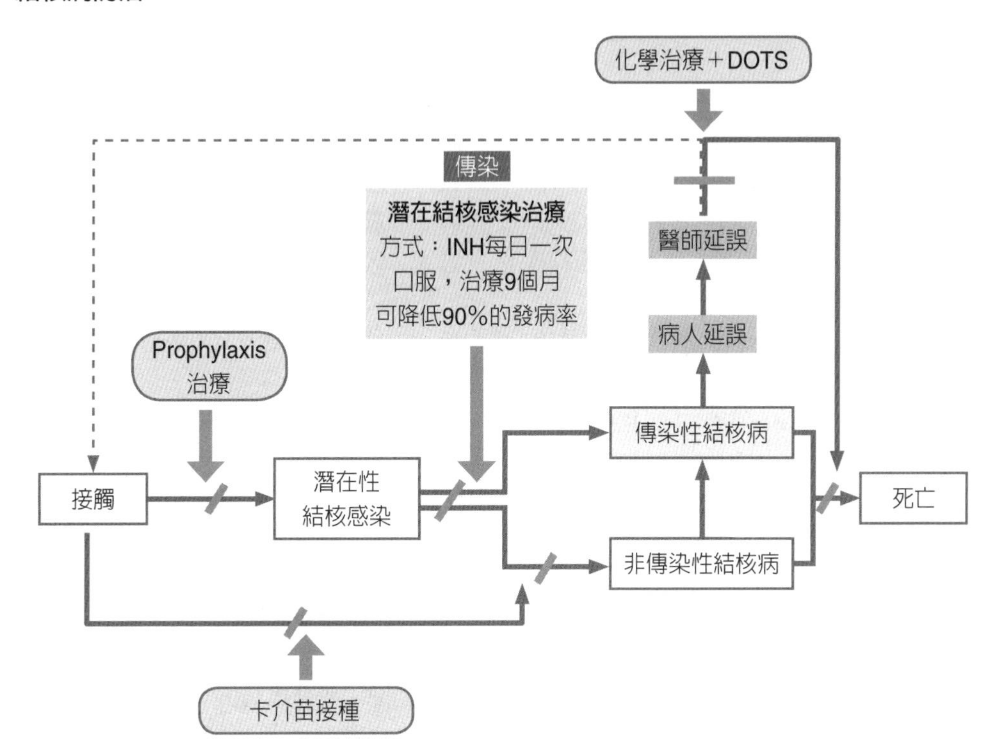

肺結核的自然病程

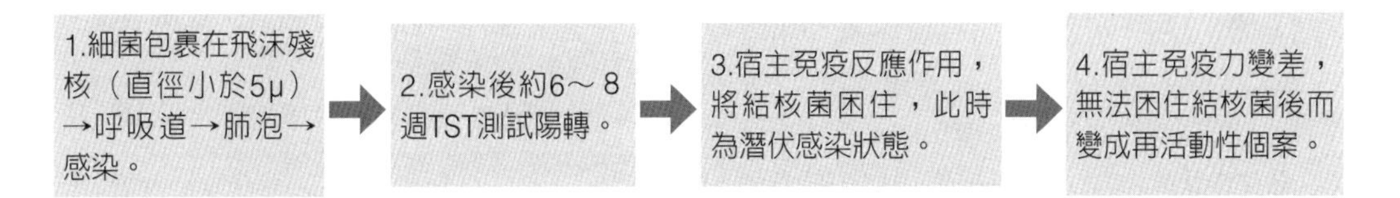

＋ 知識補充站

都治計畫：世界衛生組織強力推薦每一位結核病個案均應實施直接觀察治療（directly observed treatment short-course, DOTS，臺灣譯為「都治計畫」），由於抗結核的治療過程漫長，而且有部分人員因為自身體質等因素，可能會有治療過程不舒服感或副作用，藉由經過訓練的關懷員執行「送藥到手、服藥入口、吞下再走」，關懷結核病個案服藥治療過程，有效降低個案抗藥性的產生，提高治癒的成功機率。

Unit 8-12 腸病毒的流行與防治

腸病毒屬於小RNA病毒科（Picornaviridae），爲一群病毒的總稱。所有腸病毒中，除了小兒麻痺病毒之外，以腸病毒71型（Enterovirus Type 71）最容易引起神經系統的併發症。腸病毒D68型也可能引起嚴重的症狀，包含神經系統症狀及呼吸衰竭等。

腸病毒適合在濕、熱的環境下生存與傳播，臺灣地處亞熱帶，全年都有感染個案發生，所以腸病毒感染症儼然已是臺灣地區地方性的流行疾病之一。依據國內歷年監測資料顯示，幼童爲感染併發重症及死亡之高危險群體，而重症致死率約在1.3%至33.3%之間。

引起腸病毒感染併發重症之型別以腸病毒71型爲主，一般腸病毒感染主要常見症狀爲手足口病或泡疹性咽峽炎。依據國內歷年監測資料顯示，腸病毒疫情每年約自三月下旬開始上升，於五月底至六月中達到高峰後，即緩慢降低，而後於九月份開學後再度出現一波流行。以年齡層分析，患者以5歲以下幼童居多，約占所有重症病例90%；在死亡病例方面，以5歲以下幼童最多。

腸病毒可以引發多種疾病，其中很多是沒有症狀的感染，或只出現類似一般感冒的輕微症狀。常引起手足口病（hand-foot-mouth disease）及疱疹性咽峽炎（herpangina），有些時候則會引起一些較特殊的臨床表現，包括無菌性腦膜炎、病毒性腦炎、心肌炎、肢體麻痺症候群、急性出血性結膜炎（acute hemorrhagic conjunctivitis），或因感染腸病毒D68型而引起嚴重呼吸道症狀、腦炎或急性無力脊髓炎等。

人類是腸病毒唯一的傳染來源，主要經由腸胃道（糞口、水或食物汙染）或呼吸道（飛沫、咳嗽或打噴嚏）傳染，亦可經由接觸病人皮膚水泡的液體而受到感染。在發病前數天，喉嚨部位與糞便就可發現病毒，此時即有傳染力，通常以發病後一週內傳染力最強；而患者可持續經由腸道釋出病毒，時間長達8到12週之久。

腸病毒預防方法

1.勤洗手，養成良好的個人衛生習慣。
2.均衡飲食、適度運動及充足睡眠，以提升免疫力。
3.生病時，應儘速就醫，請假在家多休息。
4.注意居家環境的衛生清潔及通風。
5.流行期間，避免出入人潮擁擠，空氣不流通的公共場所。
6.儘量不要與疑似病患接觸，尤其是孕婦、新生兒及幼童。
7.新生兒可多餵食母乳，以提高抵抗力。
8.兒童玩具（尤其是帶毛玩具）經常清洗、消毒。
9.幼童之照顧者或接觸者應特別注意個人衛生。

腸病毒感染症目前並沒有特效藥，只能採取支持療法（如退燒、止咳、打點滴等），絕大多數患者會在發病後7至10天內自行痊癒，僅有少數患者會出現嚴重併發症。

腸病毒三段五級防治策略

工作重點		目標族群
提升重症個案 醫護品質	**第三階段目標** 避免或降低疾病影響，延長生命 第五級　復健 第四級　降低疾病傷害	醫護人員
注意重症前兆 掌握轉診時機	**第二階段目標** 使病人症狀獲得改善，縮短病程 第三級　早期診斷早期治療	嬰幼兒照顧者 教托育人員 醫護人員
研究疫苗於 生活中實踐 正確預防觀念	**第一階段目標** 預防或延後疾病發生，避免罹病 第二級　特殊保護 第一級　健康促進	學幼童 嬰幼兒照顧者 教托育人員

各年齡層感染腸病毒的危險程度

年齡	免疫程度	相對危險度	原因
0～5歲	大部分無抗體	高	1. 免疫系統不如成人完備 2. 年紀越小接觸過的病毒越少 3. 腸病毒71型感染出現嚴重併發症，大部分是小於3歲的兒童
6歲 （幼稚園）	1 / 2有抗體		1. 幼稚園是容易傳播病菌的地方 2. 小孩衛生習慣較差
7～12歲 （國小）	2 / 3有抗體		在學校容易被同學傳染
成人	大部分都有接觸過腸病毒	低	因為熬夜、壓力、飲食等因素導致免疫力下降

Unit 8-13 登革熱的流行與防治

登革熱（dengue fever），是一種由登革病毒所引起的急性傳染病，這種病毒會經由蚊子傳播給人類。並且依據不同的血清型病毒，分為Ⅰ、Ⅱ、Ⅲ、Ⅳ四種型別，而每一型都具有能感染致病的能力。登革熱在民國88年列為第三類傳染病（甲種），93年修正為第二類傳染病。

全球登革熱發生的地區，主要在熱帶及亞熱帶有埃及斑蚊及白線斑蚊分布的國家，特別是埃及斑蚊較多之地區，包括亞洲、中南美洲、非洲及澳洲北部，以及部分太平洋地區島嶼。但自1980年代後，似有向全球各地蔓延的趨勢。

每年約5000萬人感染登革熱，其中約50萬人為重症。臺灣每年均發生規模不等的本土疫情，集中於南部。臺灣近十年登革熱病例數及疫情規模擴增，2007、2010、2011及2012年本土病例數均破千。2014年發生歷年最嚴峻的登革熱疫情，病例數近1萬6000，其中97%居住於高雄市。境外移入病例主要來自東南亞鄰近國家，且以越南與印尼二國最多，菲律賓、泰國、馬來西亞次之。

一般認為人與病媒蚊間的傳播循環為唯一的傳染途徑，但在馬來西亞西部與西非，另有猴子與病媒蚊間的傳播循環報告，亦即是森林傳播循環。近年分別在千里達及緬甸的仰光，發現埃及斑蚊可在自然狀況下將登革熱病毒經卵傳至下一代；在西非也從森林中之雄蚊分離出登革病毒，顯示登革病毒在自然界可以經卵傳遞。

每個人的體質不一樣，感染登革熱時，可引起宿主不同程度的反應，從輕微或不明顯的症狀，到發燒、出疹的典型登革熱，或出現嗜睡、躁動不安、肝臟腫大等警示徵象，甚至可能導致嚴重出血或嚴重器官損傷的登革熱重症。而典型登革熱的症狀則是會有突發性的高燒（≧38℃），頭痛、後眼窩痛、肌肉痛、關節痛及出疹等現象；然而，若是先後感染不同型別之登革病毒，有更高機率導致較嚴重的症狀，如果沒有及時就醫或治療，死亡率可以高達20%以上。

登革熱的種

典型登革熱：小孩與老人罹患率相對低於成人，症狀雖然劇烈，但致死率幾乎是零。

出血性登革熱（dengue hemorrhagic fever）：若重複感染不同型之登革熱病毒，可能造成症狀嚴重之出血性登革熱罹患率以未滿一歲（七到八個月）的嬰兒及2到8歲的小孩最高，致命率高達40至50%，但如經適當的醫療照顧，致死率則小於5%。

目前沒有特效藥物可治療登革熱，以症狀治療為主。加強自身的防蚊措施，積極清除積水容器，杜絕病媒蚊孳生才是防治登革熱的根本之道。民國104年全球首支登革熱疫苗問世，屬四價活性減毒疫苗，適用年齡為9至45歲的兒童及成人，目前已陸續在墨西哥、菲律賓、巴西及薩爾瓦多核准上市。

登革熱傳染時程圖

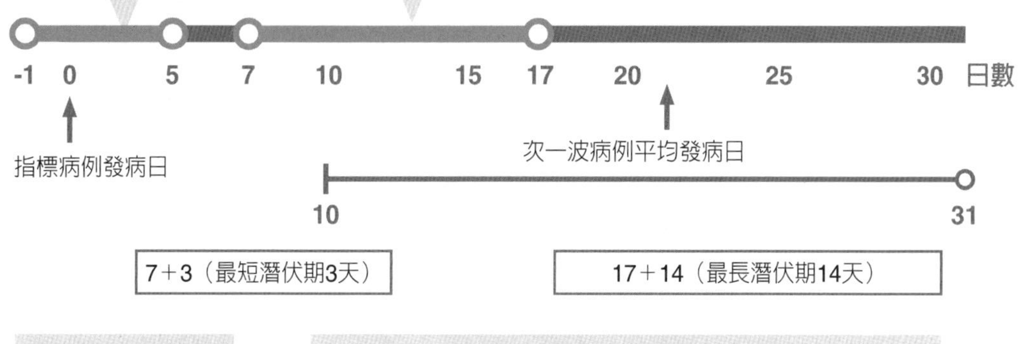

WHO登革熱病例分類

登革熱有無警示徵象的診斷條件

A級病患

疑似登革熱

居住於或曾至登革熱流行區旅行，出現突發發燒並伴隨以下二種（含）以上症狀：

- 疼痛
- 出疹
- 白血球低下
- 噁心／嘔吐
- 血壓帶試驗陽性
- 任一警示徵象

實驗室確診登革熱

（在沒有血漿滲漏時特別重要）

B級病患

警示徵象＊

- 腹部疼痛及牙痛
- 持續性嘔吐
- 臨床上體液蓄積（腹水、胸水等）
- 黏膜出血
- 嗜睡／躁動不安
- 肝臟腫大超出肋骨下緣2公分
- 實驗室檢查：血比容增加伴隨血小板急速下降

＊需嚴密監控及醫療介入

登革熱重症的診斷條件

C級病患

1.嚴重血漿滲透導致：
 －休克（登革熱休克症候群）
 －體液蓄積及呼吸窘迫

2.嚴重出血（由臨床醫師評估認定）

3.嚴重器官損傷
 －肝臟（GOT或GPT≧1000 IU／L）
 －中樞神經系統：意識受損
 －心臟衰竭
 －其他

Unit 8-14 流行性感冒的流行與防治

流行性感冒（簡稱流感），民國103年公告修正「傳染病分類及第四類與第五類傳染病之防治措施」，第四類傳染病「流行性感冒（流感）併發症」名稱修正爲「流感併發重症」，調整通報對象爲需加護病房治療或死亡者。

流感病毒（influenza virus），可分爲A、B、C三種型別，其中只有A型及B型可以引起季節性流行。臺灣主要流行之季節性流感病毒型別爲A／H3N2型、A／H1N1型，以及B型等三類。

流感全球每隔十到四十年會爆發大流行。最嚴重的大流行是在1918與1919間西班牙型的A型流行性感冒病毒所引起的流行性感冒，超過2000萬人因而死亡。

流感爲具有明顯季節性特徵之流行疾病，疫情的發生通常具有週期性，臺灣地區位處於熱帶及亞熱帶地區，雖然一年四季均有病例發生，但仍以秋、冬季較容易發生流行，流行高峰期多自十二月至隔年一、二月份進入高峰。由於流感在臺灣好發於冬季，尤其自十月開始病例逐漸上升，至次年三月後逐漸下降，秋冬時節正值流感及流感併發重症病例數達到高峰的季節。

人是人類感染的主要傳染窩；但是病毒在哺乳類（主要是豬）及禽類（如鴨）體內常進行基因重組，可能產生新型病毒而造成大流行。傳染方式主要在密閉空間中經由飛沫傳播；由於流感病毒可在寒冷低溼度的環境中存活數小時，故亦可能經由接觸傳染。潛伏期1至4天，一般爲2天。傳染期成人大約在症狀出現後3至7天，幼童甚至可長達數十天。

感染流感後主要症狀爲發燒、頭痛、肌肉痛、疲倦、流鼻涕、喉嚨痛及咳嗽等，部分患者伴有腹瀉、嘔吐等症狀。多數患者在發病後會自行痊癒，少數患者可能出現嚴重併發症，常見爲病毒性肺炎及細菌性肺炎，另外還包括中耳炎、腦炎、心包膜炎及其他嚴重之繼發性感染等。高危險族群包括老年人、嬰幼兒及患有心、肺、腎臟及代謝性疾病等慢性疾病患者，或免疫功能不全者。

可能發生流感併發症的族群，包括65歲或65歲以上的人以及任何年齡的慢性病患者。懷孕女性和6個月至23個月之間的孩子很有可能發生流感併發症。流感併發症包括細菌性肺炎、脫水和慢性病惡化，例如充血性心臟衰竭、哮喘或糖尿病。

預防流感最好的方法就是施打流感疫苗，健康成年人大約可達70～80％之保護，而65歲以上等高危險群尤應接受疫苗接種，以防感染流感引起之併發症。

感染流感病毒後，大多數的患者可以自行痊癒，而針對流感併發症患者之治療方法仍以支持療法爲主，或給予抗病毒藥劑治療。目前用於治療流感之抗病毒藥劑，以神經胺酸酶抑制劑爲主，包括Zanamivir®（瑞樂沙®）、Oseltamivir®（克流感®），可同時治療A及B型流感病毒，且有效抑制流感病毒的擴散，於症狀開始後48小時內投藥可達最佳療效

流感病毒類型

	A型流感病毒	B型流感病毒	C型流感病毒
基因結構	有8個基因片段	有8個基因片段	有7個基因片段
病毒體結構	11個蛋白質	11個蛋白質	9個蛋白質
抗原變異種類	抗原微變（antigenic drift） 抗原移型（antigenic shift）	抗原微變 （antigenic drift）	抗原微變 （antigenic drift）
抗原變異性	變異性大，可能會發生抗原性大變異，產生一個新的病毒株。	抗原變異性較穩定	抗原性非常穩定
自然界宿主	人、豬、馬、 禽鳥類、哺乳動物	人	人、豬
引起疾病嚴重性	引起的症狀最為嚴重	引起症狀較A型輕微，通常只有在老年人及高危險群發生嚴重併發症	症狀則較輕微，甚至無症狀
發生流行程度	易發生異變，如出現一種新的病毒亞型，將會引起全球大流行	因可能發生抗原微變，故恐會引起地區性的流行	無季節性

SARS與一般感冒、流感比較表

徵兆	流行性感冒（flu）	普通感冒（cold）	嚴重急性呼吸道症候群（SARS）
症狀的開始	症狀突然發生且在數小時之內惡化	症狀逐漸發生，從鼻塞開始	發燒（高於38度）
喉嚨痛	偶有明顯的喉嚨痛	喉嚨沙沙的，較不嚴重	程度不明的喉嚨痛
發燒	高溫（體溫高於38度）	較少見發燒，如果有的話，溫度也只有些微的升高	高溫2天以上（體溫高於38度）
頭痛	通常伴隨嚴重的頭痛	偶爾會有輕微的頭痛	程度不明的頭痛
痠痛	會造成全身性的關節疼痛，會有明顯且持續的疲勞與虛弱	較輕微或少見	頸痛、肌肉僵直或痠痛
咳嗽與噴嚏	症狀開始之後的頭一、二天之內通常會咳嗽，打噴嚏較不常見	通常會有打噴嚏與鼻塞	乾咳
病程	疾病期為1～2週，常有胸腔不適感	短期間可復原	最好治療方式尚未明朗。死亡率約3%
併發症	嚴重的，如肺炎、鼻竇炎、支氣管炎及兒童中耳炎，也可能造成心冗炎與腦炎	較輕微的	食慾不佳、神智不清、呼吸困難、皮膚疹或下痢、肺部病變等
潛伏期	感染病毒的1～3天發作		2～7天，最長10天。

Unit 8-15 後天免疫缺乏症候群的流行與防治

後天免疫缺乏症候群（acquired immunodeficiency syndrome, AIDS）俗稱愛滋病，就是指因爲病患身體抵抗力降低，導致得到各種疾病的症狀。愛滋病毒爲人類免疫缺乏病毒（human immunodeficiency virus, HIV）的簡稱，是一種破壞免疫系統的病毒。當免疫系統遭到破壞後，原本不會造成生病的病菌，變得有機會感染人類，嚴重時會導致病患死亡。

愛滋病毒（HIV）的起源可能是來自非洲的猿猴。HIV-1的起源可能是來自非洲猩猩；而HIV-2和猿猴免疫缺乏病毒（simian immunodeficiency virus, SIV）相似，因此它的起源可能也是來自非洲的猴子。目前愛滋病患者最多的地區是非洲地區。依據聯合國愛滋病組織（UNAIDS）於2016年估計，全球約有3,670萬愛滋感染人口，2016年新增愛滋病毒感染人數達180萬人，當年度約有100萬個愛滋相關死亡案例。

國內愛滋病感染族群年輕化，15至24歲年齡層人數快速增加，傳染途徑以男男間不安全性行爲爲主，此族群介入較爲困難。

傳染方式

1.性行爲傳染：與愛滋病毒感染者發生口腔、肛門、陰道等方式之性交或其他體液交換時，均有受感染的可能。

2.血液傳染

⑴ 輸進或接觸被愛滋病毒汙染的血液、血液製劑。

⑵ 與感染愛滋病毒之靜脈藥癮者共用注射針頭、針筒或稀釋液。

⑶ 接受愛滋病毒感染者之器官移植。

3.母子垂直感染：嬰兒也會由其已感染病毒的母親在妊娠期、生產期、或因授乳而得到愛滋病毒。

愛滋病毒感染後，需要經過一段時間血液才會產生愛滋病毒抗體，因此在感染後的早期，可能因抗體尙未產生，而檢驗呈陰性反應，此即爲空窗期。一般而言，空窗期約是愛滋病毒感染後6至12週內，過去也有零星的報告發現空窗期長達12個月。隨著檢驗方式的進步，空窗期已可以縮短到1至2星期。

愛滋病的發病症狀變化極大，隨著依病患感染者的免疫力好壞、感染細菌的種類、及感染部位的不同，會有不同的發病症狀。如感染到上肺囊蟲就會引起肺炎症狀，感染到肺結核菌就會引起肺結核症狀，感染到口腔念珠菌就會引起念珠菌症狀。

高效能抗愛滋病毒治療（highly active antiretroviral therapy, HAART），俗稱「雞尾酒療法」，是組合至少三種抗愛滋病毒藥物，可以有效控制感染者體內的病毒量，大幅降低發生相關伺機性感染、腫瘤的風險，並減少愛滋病毒傳播。

臺灣是全世界少數可以提供感染者免費醫療政策的國家，自 1988 年起，由政府預算提供感染者免費藥物治療，1997年4月提供感染者免費雞尾酒療法，1998年起則由健保局依重大傷病給付。

臺灣地區愛滋病毒篩檢工作

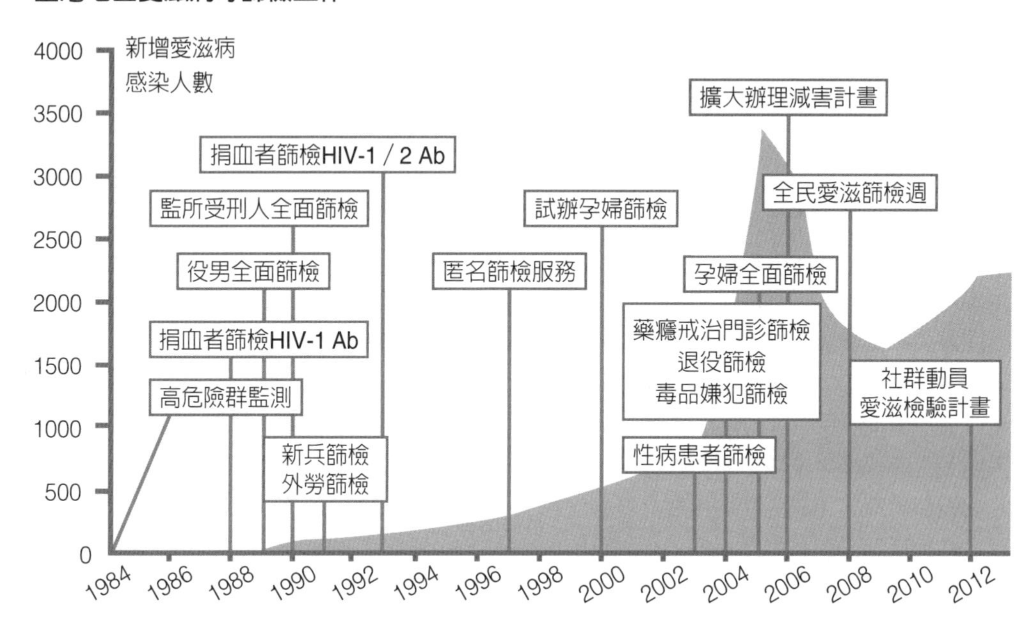

常見愛滋相關歧視類型

類型	說明
就醫權益歧視常見樣態	• 醫療院所拒絕提供感染者醫療服務或要求其轉診，卻未能提供正當理由 • 醫療院所未事先取得感染者同意，卻將其感染事實洩漏給親屬、不相干的醫療人員或其他民眾 • 醫療院所把感染者隔離於特殊病床或病房 • 醫療院所強迫感染者出院，未考量其健康狀況 • 醫療人員對感染者施予不友善的差別待遇，或打探與求診內容無關的個人隱私
就業權益歧視常見樣態	• 雇主無正當法令依據卻要求應徵者或員工繳交愛滋病毒檢查結果 • 雇主因員工的感染身分而對其施予不公平待遇，例如將其解僱或調任至較低階的職位 • 雇主違法洩漏員工的感染事實
就學權益歧視常見樣態	• 學校要求學生繳交愛滋病毒檢查結果 • 學校因學生的感染身分而剝奪其就學權益 • 學校違法洩漏學生的感染事實
安養及居住權益歧視常見樣態	• 安養機構因個案之感染身分而拒絕收治 • 房東因個案的感染身分而拒絕租賃 • 安養機構或房東違法洩漏個案的感染事實

Unit 8-16 狂犬病的流行與防治

狂犬病爲第一類傳染病，由狂犬病病毒引起的一種急性病毒性腦脊髓炎，一旦發病後，致死率幾乎達100％。

狂犬病發生屬全球性，主要發生於亞洲及非洲等地區，根據世界衛生組織估計：每年約有5萬5000個死亡病例，其中亞洲國家以印度、中國大陸、印尼及菲律賓病例數最多。在被疑似罹患狂犬病動物抓咬傷的受害者中，約有40%是15歲以下的孩童。人類狂犬病死亡病例絕大多數由病犬咬傷所引起，在與疑似患有狂犬病的動物接觸之後幾個小時內立即採取清創和免疫措施，可以預防狂犬病和避免死亡。

臺灣於日治時代，即有狂犬病發生的紀錄，從1900年起於文獻記載至少11起，發生的地區包括了臺灣南部及北部。自1947年由上海傳入臺灣造成流行，其後因透過家犬接種、捕殺野狗等措施控制動物傳染窩，並推行相關檢疫及防疫工作，故自1959年起，即不再有人的病例發生。自1961年起，亦未再出現動物的病例，成爲世界少數狂犬病清淨地區。於2002年、2012年以及2013年確診三名境外移入狂犬病病例（2名來自中國大陸，1名來自菲律賓，皆被犬隻咬傷），3名個案皆死亡。

傳染方式

患有狂犬病之動物，其唾液中含有病毒，狂犬病病毒即從已感染動物的唾液中隨著抓、咬而進入人體（偶爾經由皮膚的傷口、黏膜）。故被感染狂犬病的動物的爪子抓傷也是危險的，其原因是動物會舔牠們的腳。

人類狂犬病病程

潛伏期→前驅期→急性神經期（狂症型或麻痺型）→昏迷期死亡。

潛伏期

人的潛伏期一般爲1～3個月，偶爾短於數天或可長達數年。潛伏期的長短，視傷口嚴重程度、傷口部位神經分布的多寡或與腦的距離、病毒株別、病毒量、衣服的保護程度及其他因素等而定。

傳染窩

在開發中國家，犬、貓爲主要的傳染窩。野生動物如蝙蝠、浣熊、狼、土狼、胡狼、鼠鼬和其他會咬人的哺乳動物，鼠、松鼠、兔子也有少數的例子被感染，但目前尚未發現有傳染給人的病例報告。

目前無特殊治療，死亡率接近100%，平均約莫發病後1至2週死亡。發病後不建議再給予狂犬病疫苗或免疫球蛋白，可能會加速疾病的惡化。

預防

1.避免接觸野生動物或領養來源不明的野生動物。
2.家中的寵物要每年接受狂犬病疫苗接種，並且要避免和野生動物接觸。
3.不要隨便餵食流浪狗或流浪貓。
4.如有意外暴露，需就醫評估暴露後預防治療。
5.高風險族群可考慮接種暴露前疫苗。

臺灣狂犬病本土病例

年度	病例	死亡
1948	33	33
1949	92	92
1950	83	83
1951	**238**	**238**
1952	**102**	**102**
1953	52	52
1954	58	58
1955	50	50
1956（實施管控政策）	46	46
1957	22	22
1958	6	6
1959	0	0
合計	**782**	**782（100%）**

狂犬病暴露等級分級

種類	接觸類型	暴露分類
第一類	觸摸或餵食動物、完整皮膚被動物舔舐	無暴露
第二類	裸露皮膚的輕微咬傷 沒有流血的小抓傷或擦痕	輕微暴露
第三類	傷及真皮層的單一或多處咬傷或抓傷 動物在有破損皮膚舔舐 黏膜直接遭動物唾液汙染 暴露於蝙蝠	嚴重暴露

預防狂犬病——遭動物抓咬傷，謹記四口訣

1 記　保持冷靜，記住動物特徵

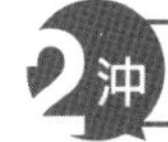

清水沖15分鐘，並用優碘消毒

儘速送醫評估是否打疫苗

儘可能將咬人動物留置觀察10天

9

慢性病流行病學

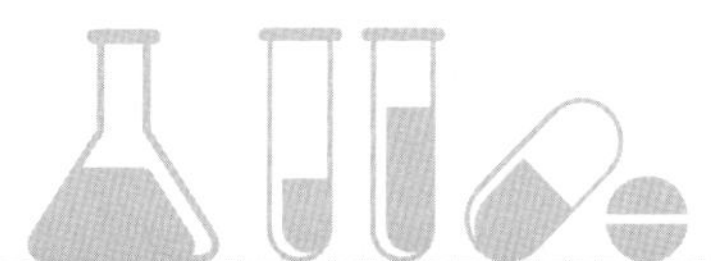

Unit 9-1 慢性病流行病學概述

慢性病是指疾病狀態維持很久或者暴露很久才發病，美國國家衛生統計中心將一病程持續三個月或以上者稱之。慢性病的特性爲具有下列一種以上特徵的疾病損傷或失常：永久性、遺留殘障、造成不能恢復的病理變化、病人需要復健的特別訓練、可能需要長期的照護、觀察和療養、與可避免的行爲危險因子有關。

慢性病的重要性爲：①死亡率高，在十大死因中佔大部分；②患病率高，尤其因爲人口的變遷及生活型態的改變；③後遺症大；④對社會經濟政策的影響大。現今世界各國均聚焦於慢性病的預防及控制，並紛紛將慢性病防治列爲公共衛生領域需優先實施的重要方針。

慢性病防治的目的是：降低慢性疾病的發生率、減輕疾病的嚴重性、延緩其失能的開始、延長國人的壽命。

慢性病防治目標在於：①導引民衆建立健康生活型態；②加強保健宣導、疾病篩檢；③異常個案之發現、轉介及追蹤管理；④透過實證資料、防治策略或推廣模式；⑤建構完整的預防保健及照護系統。

全球慢性病死亡的人數占總死亡人數的60%，80%慢性病發生在低、中收入國家中，約1/2慢性病死亡發生在70歲以下；男女發生的機會相同，約1700萬慢性病患者不到期望年齡就過早死亡。如能控制主要的危險因素，那麼80%的心臟病、中風和第二型糖尿病就能夠預防，而40%的癌症亦可以防止。

常見的慢性病如下

①心腦血管疾病：如高血壓、血脂異常、冠心病、腦中風；②營養代謝性疾病：如肥胖、糖尿病、痛風、缺鐵性貧血、骨質疏鬆；③惡性腫瘤（癌）；④精神、心理障礙：如過勞症、強迫、焦慮、抑鬱症、更年期症候群；⑤口腔疾病：如齲齒，牙周病等。

國內慢性病防治

慢性病防治要做得完善，小至個人，大至醫療照護服務提供者及政府相關政策，皆應全力配合，以公共衛生三段五級之概念加以妥善防治，方能見其功效。

目前國內隨著老年人口及慢性疾病的增加，健康照護體系防治的重點，也不再僅著重在治癒疾病、延長壽命，而是轉爲避免疾病惡化、強調個人自我照護、健康促進及強調生活品質等防治重點。

國際慢性病防治

慢性病管理指以統合、完整的方法，藉由預防、早期偵測及慢性症狀的管理，來維持健康。美國維吉尼亞州與美國其他州一樣，早在1990年代即針對美國低收入醫療保險的被保險人，提供慢性病管理服務。自1993年開始，著重在治療氣喘病人的第一線醫師的教育上；至1999年，此計畫修改並延伸爲周全性及廣泛性的疾病管理計畫。

非傳染疾病防治行動策略計畫

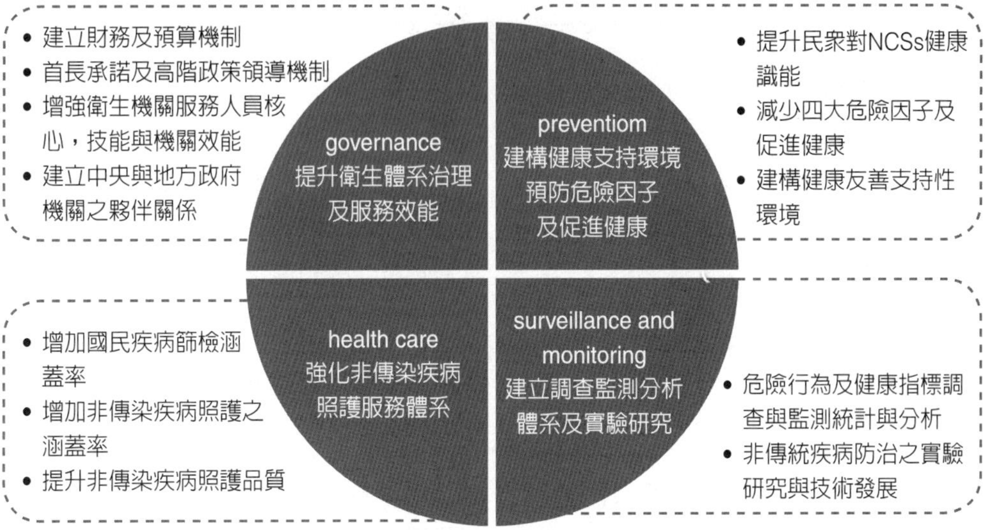

governance
提升衛生體系治理及服務效能
- 建立財務及預算機制
- 首長承諾及高階政策領導機制
- 增強衛生機關服務人員核心，技能與機關效能
- 建立中央與地方政府機關之夥伴關係

preventiom
建構健康支持環境預防危險因子及促進健康
- 提升民眾對NCSs健康識能
- 減少四大危險因子及促進健康
- 建構健康友善支持性環境

health care
強化非傳染疾病照護服務體系
- 增加國民疾病篩檢涵蓋率
- 增加非傳染疾病照護之涵蓋率
- 提升非傳染疾病照護品質

surveillance and monitoring
建立調查監測分析體系及實驗研究
- 危險行為及健康指標調查與監測統計與分析
- 非傳統疾病防治之實驗研究與技術發展

慢性病也稱為慢性非傳染性疾病（noninfectious chronic disease, NCDs）

降低風險及結果導向——非傳染疾病管理策略

健康促進 → **早期偵測** → **疾病管理 & 復健**

健康促進

控制危險因子
- 吸菸、飲酒及檳榔
- 缺乏身體活動
- 不健康飲食
- 過重及肥胖

教育宣導及倡議
- 調查危險行為及認知狀況BRPSS（危險因子的行為調查）/ NHIS（國民健康訪問調查）
- 多管道健康傳播及衛生教育

疫苗
- 全面B型肝炎疫苗注射
- HPV疫苗

早期偵測

成人預防保健服務 / 整合式篩檢
- 家族病史＋危險因子評估
- 血壓、血糖、血脂、肝功能、腎功能、TB、B型與C型肝炎檢查，簡易憂鬱症篩檢，BMI及腰圍等
- 健康諮詢及檢查結果建議

癌症篩檢
- 口腔癌、大腸癌、乳癌、子宮頸癌

衰弱評估
- SOF＋跌倒

疾病管理 & 復健

診斷與治療
- 疾病診斷與臨床治療指引
- 健保全面納保

醫療照護品質
- 照護網絡與合作
- 跨專業共同照護團隊
- 持續品質監測
- 品質支持制度

安寧與復健
- 安寧照護
- 治療與支援長照服務
- 復健服務，限制失能

Unit 9-2 健康風險評估

健康風險評估（health risk appraisal, HRA），也稱爲健康危害評估。是一種評估健康風險的工具，利用問卷來評估個人的健康習慣和風險因子，對於個人未來死亡或得病的風險進行定量的估計，並且提供建議來降低風險。

風險通常是以健康年齡或風險年齡來表示，並且和個人實際年齡作比較，而以可到達的年齡作爲行爲改變後的預期目標。

以HRA作風險評估包括以下五個要素：

1.依據性別－種族－五年年齡別的十大死因在十年內的死亡率所製作出來的表格。表格是利用生命表的方法，從國家衛生統計中心得到詳細的死因別及死亡率所計算出來的。

2.風險係數表（risk factor table）。用來描述風險因素對於某疾病或死因增加或減少的量。

3.計算風險係數值及綜合風險係數值。造成某疾病或死因的綜合風險係數，可能是數種風險因素加權後之總合。

4.以綜合風險係數值乘以死因別平均風險，得到單一死因別預計風險值。

5.綜合所有的單一死因別預計風險值，與十年內死亡風險表對照後得到風險年齡（appraisal age）。

美國運動醫學會（ACSM）心血管危險因子判定，目的在評估出高危險者，以及用來選擇適當活動。有些危險因子無法藉由修正生活型態的方法改變，但大多的危險因子都是可以用健康的生活習慣加以改變。

正危險因子

1.年齡：男性≧45歲，女性≧55歲。

2.家族病史：父親或男性一等親（兄弟、兒子）在55歲以前發生心肌梗塞、冠狀動脈重建或猝死；或母親或女性一等親的親人，在65歲以前有上述症狀。

3.抽菸：目前吸菸者，或戒菸在前6個月者，或暴露於吸菸的環境當中。

4.高血壓：連續兩次血壓檢查結果收縮壓≧140mmHg或舒張壓≧90mmHg；或是目前正在服用抗高血壓藥物。

5.高膽固醇：總膽固醇量＞200mg／dL或高密度脂蛋白（HDL）膽固醇＜40mg／dL；或是目前服用降血脂藥物。若知道低密度脂蛋白（LDL）膽固醇的話，則以LDL＞130mg／dL取代總膽固醇量＞200mg／dL的標準。

6.空腹血糖值不佳：至少兩次測量空腹血糖值≧100mg／dL

7.肥胖：身體質量指數BMI≥27kg／m2或男性腰圍≧90cm，女性≧80cm

8.坐式生活型態：至少3個月未進行每週至少3天、每天至少30分鐘中等強度（40～60%VO2R）的運動。

9.前期糖尿病：空腹血糖不良（impaired fasting glucose, IGF）≧100mg／dL（5.5mmol／L）且＜126mg／dL（6.93mmol／L），或葡萄糖耐受性不良（impaired glucose tolerance, IGT）；口服葡萄糖耐受性試驗（oral glucose tolerance test, OGTT）2小時的血糖值≧140mg／dL（7.7mmol／L）且＜200mg／dL（11mmol／L），至少有兩次不同場合測量確認。

負危險因子

高密度脂蛋白（HDL）膽固醇≧60mg／dL。

對有心血管風險因子者預防心血管疾病的建議

心血管事件十年風險：<10%，10～<20%，20～<30%，≥30%	
心血管事件十年風險<10%	屬本類者風險低。低風險並不意味著沒有風險，建議採取穩妥的管理方式，重點是生活方式的改善。應制定相應的政策措施，創造戒菸、增加運動和消費健康飲食的良好環境，從而推動行為改變
心血管事件十年風險10%～<20%	屬本類者有中度風險發生致死性或非致死性心血管事件。每隔6～12個月監測一次風險狀況
心血管事件十年風險20%～<30%	屬本類有高風險發生致死性或非致死性心血管事件。每隔3～6個月監測一次風險狀況
心血管事件十年風險≥30%	屬本類有很高風險發生致死性或非致死性心血管事件。每隔3～6個月監測一次風險狀況

（參考世界衛生組織心血管風險評估和管理袖珍指南，2008，日內瓦。）

ACSM運動前的篩查邏輯

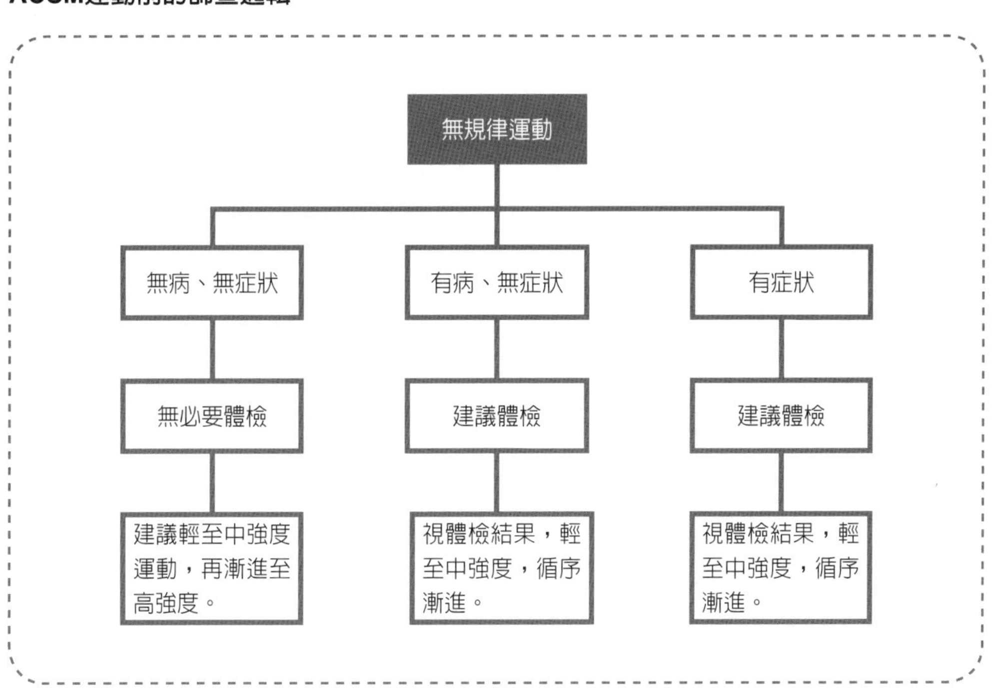

Unit 9-3 生命歷程

健康是一種各種社會環境與身體、心理變化，在時間不斷累積中，交互影響產生的結果。換言之，人類的健康是同時被社會因子與生物因子在生命歷程（life course perspective）中形塑而成。因此，當我們欲檢驗社會行爲過程對健康與疾病的影響，就不可避免地需要長期性追蹤個體的相關健康影響因子，才能建立社會因子與疾病之間的相互因果關係。

學界會透過分析長期性資料庫的樣本，才能從中知道在社會結構脈絡下，個體或群體在每個時段如何產生健康變化，造就一連串累積性有利或不利的健康結果。

隨著時間流逝、年紀增加使得人類的健康狀態不斷產生變化，這樣的變化奠基於社會歷史因子與個人生命歷程脈絡交互作用中。學界通常使用生命歷程觀點進行這種長時間動態的社會因子變動對個體影響之研究。

生命歷程觀點的五大原則

1.第一原則：生命與歷史時代

生命與歷史時代指個體的生命歷程鑲嵌在歷史時代與地理環境的變遷中，隨著個體生命時間的延長，個體所經歷的歷史事件會形成個體的生命傳記一部分。在這個原則下，經歷過共同歷史事件人類會有相同的生命脈絡。

2.第二原則：年齡規範

指人類對每個年齡階段的事件發生、發生長度、一連串的角色、相關預期、社會價值觀或信念，它們代表的何種特定的行爲、在特定的年紀應該或不應該發生。

3.第三原則：與重要他者生命之連結

強調不同個體生命交織在同一個社會歷史脈絡中，建立共享的生命經驗。

4.第四原則：主體能動性

主要分析個體是否能夠克服結構帶來的限制，並爲自己創造有利的生命歷程。

5.第五原則：終生發展

本原則強調個體發展與老化過程是一生的逐步累積的歷程。早期的生命經驗會影響與決定之後的生命歷程，早年生命是晚年生命的基礎。換言之，生命歷程觀點重視一輩子生命脈絡如何逐步累積形成有利或不利的發展。

健康狀態是一種社會不平等與生理、心理變化交相產生的結果。透過生命歷程觀點可以讓我們知道其中變化的機制爲何。生命歷程研究關注五個面向，如生命與歷史時代、年齡規範、與重要他者生命的關聯、主體能動性、終生發展等五要素，均與社會變遷（social change）、機構變遷（institutional change）、累積性不利（cumulative disadvantage）、同期群研究（cohort study）、世代效應（generation effect）等概念均有交互影響。

生命歷程觀點的五原則能展現健康上長期的累積不利或是有利過程變化，並追蹤時間、年齡、歷史事件、社會變遷、同期群、世代之間等在健康趨勢的差異。不過，個體老化速度差異、提早死亡將許多不利個案自然淘汰於樣本中（selection bias）、樣本遺失、變項不齊全等等，都可能使健康研究產生偏誤。

生命歷程之功能性能力

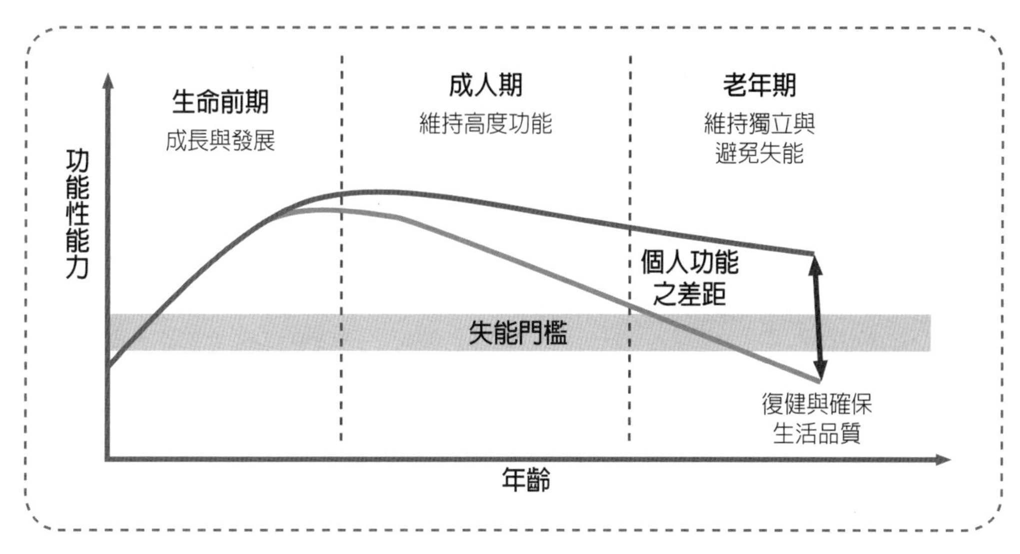

（資料來源：Kalache&Kickbusch，1997）

生命歷程示意圖

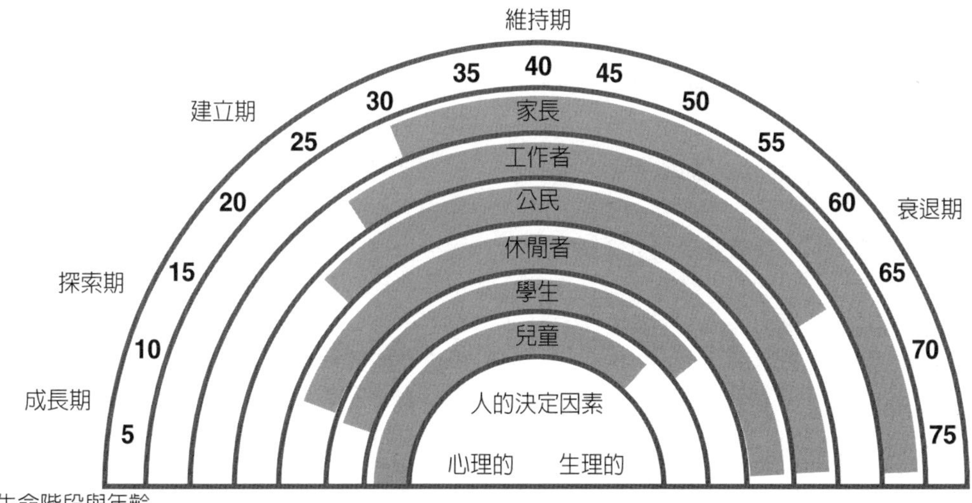

（資料來源：Super，1997）

Unit 9-4 慢性病的預防措施

慢性病的基本特質

1.持續時間：比急性疾病長久，甚至一輩子無法根治。
2.疾病的進行：與先天體質和後天環境都有關聯。
3.發病症狀、徵候：往往不明顯或完全沒有。
4.病情惡化時：會引起各種併發症、後遺症或甚至死亡。
5.慢性病的影響：個人身心健康、生活品質、造成早死，家庭和社會問題：

預防效益：可以運用現代醫護健康知識，能有效預防和管理的疾病。肥胖、吸菸或高脂、高糖、高鹽、高熱量飲食等不健康生活型態容易導致心臟或動脈血管疾病。直接、間接的避免上述危險因子，確立健康的生活型態，可以有效的預防或延緩高血壓、糖尿病、血脂異常、肥胖、心臟病或腦中風等相關慢性病的發生。

以後天的努力克服先天的不足：雖然有些慢性病的發生會受到遺傳因素的影響，但是至少有80%的心臟病、腦中風和第二型糖尿病以及40%的癌症，可以經過後天的努力加以預防，如健康飲食、體能活動等健康生活型態。

多數慢性病人在未發生嚴重併發症前，沒有任何症狀或症狀非常輕微，但沒有症狀不表示沒病或不需要治療，因爲疾病的嚴重程度並不是完全取決於症狀的輕重。

加拿大衛生福利部部長Marc Lalonde於1974年曾提出報告，指出影響人類健康的因素有：遺傳因素、環境因素、醫療體制和生活型態等四種，其中「生活型態（life styles）取決於個人採行之行爲，對健康影響最大。分析美國1974～1976間死亡原因的關係發現，與個人的生活方式有關者最多數占43%，更肯定了「生活方式」與人類健康的密切關係。

老人健康的生活型態包括：健康飲食及運動、避免不良嗜好、防止意外傷害、預防性健康照護行爲（含健康檢查、預防注射、壓力調適、自我實現和建立社會支持網絡等），及避免環境中之危害。

二十一世紀的老年人健康照護目標重點在於強調健康促進、疾病預防和高危險群管理；依疾病自然史與三段五級模式，初段預防主要工作爲健康指導和衛生宣導，次段預防爲健康檢查、異常個案轉介與追蹤，末段預防爲評估、通報、長期照護轉介及管理。

以往威脅國人健康的主要病因已由過去的傳染疾病，轉爲與生活型態關係密切的慢性疾病與身體機能退化性疾病爲主。一些慢性疾病，如心血管疾病、糖尿病、肥胖、下背痛、骨質疏鬆、甚至某些癌症，亦都與缺乏運動有關。運動可以明顯增強心臟機能、提升氧氣攝取量、舒緩高血壓症狀，並改善血液成分，對體重控制有重要影響；其他好處還包括體適能的增強、減緩骨質疏鬆症、促進免疫系統之防禦疾病功能、維持血糖質之正常化，以及減少心血管循環系統疾病，確實有助於減緩心血管循環系統之機能退化性疾病的威脅。

從事有氧運動或自己喜好的運動，是一種良好解除壓力的方法，許多治療心理或精神困擾之醫療機構也將運動列爲重要的治療方式之一。

65歲以上老人慢性病盛行率

排名	合計	男性	女性
1	高血壓 46.67%	高血壓	高血壓
2	白內障 42.53%	白內障	白內障
3	心臟病 23.90%	心臟病	骨質疏鬆
4	胃潰瘍或胃病21.17%	胃潰瘍或胃病	關節炎或風濕症
5	關節炎或風濕症21.11%	糖尿病	心臟病

國人重要非傳染病死因之危險因子

排名	2015年10大死因	相關因子
1	惡性腫瘤	吸菸、病毒、肥胖、飲食、嚼檳榔、飲酒、各種汙染
2	心臟疾病	吸菸、高血壓、高血脂、糖尿病、肥胖、缺乏運動
3	腦血管疾病	吸菸、高血壓、糖尿病、高血脂、肥胖
4	肺炎	慢性病、吸菸、年老者、嬰幼兒、病毒／細菌感染
5	糖尿病	肥胖、飲食、缺乏運動
6	事故傷害	飲酒、不戴安全帽、未繫安全帶、跌倒
7	慢性下呼吸道疾病	吸菸、過敏體質、職業病
8	高血壓性疾病	高鈉飲食、肥胖、吸菸、年齡
9	慢性肝病及肝硬化	肝炎病毒、酒精、藥物、肥胖
10	腎炎、腎病症候群及腎病變	糖尿病、高血壓、不當用藥

Unit 9-5 惡性腫瘤的流行與防治

惡性腫瘤又稱癌症（cancer），是一大類嚴重威脅人類健康的疾病，流行於每個國家、地區，全球每天有1萬7000人死於惡性腫瘤。

臺灣自民國71年以來癌症即高居十大死因的第一位，許多已開發國家如美國、日本，癌症也是主要死亡原因之一。

癌症的罹患主要是由於身體細胞受到環境中的化學因子（如黃麴毒素、砷等化學致癌物）、物理因子（如輻射線）及生物因子（如B型肝炎、HIV病毒）等因素的刺激，造成基因遺傳物質的改變並引發細胞增殖，而使正常細胞發展成癌細胞。

大腸癌

在臺灣，大腸癌罹患、死亡人數，每年呈快速增加的趨勢，居所有癌症罹患率及死亡率的第二位及第三位。根據癌症登記統計顯示，大腸癌罹患人數從84年的4,217人，標準化罹患率爲每十萬人口22.9人；95年罹患人數首次超越肝癌，成爲我國癌症罹患人數最多的癌症，罹患人數已超過1萬5000人，103年標準化罹患率爲每十萬人口44.7人，標準化罹患率上升95.2%。而死亡人數從84年的2,469人，標準化死亡率爲每十萬人口13.3人，105年已增至5,722人，標準化死亡率爲每十萬人口14.6人，標準化死亡率上升9.8%。

大腸癌可藉由定期接受篩檢而早期發現早期治療，爲治癒率很高的癌症，根據統計，早期的大腸癌如果妥善治療，存活率高達90％以上。大腸癌主要是由大腸內的腺瘤瘜肉癌化所造成，因此，如能早期發現腺瘤瘜肉予以切除，可以減少大腸癌的罹患。據歐美國家經驗，每一至二年糞便潛血篩檢約可下降18%至33%的大腸癌死亡率。

乳癌

乳癌爲我國婦女罹患率第一位之癌症，罹患高峰約在45至69歲之間，約爲每十萬名婦女188至194人。依據衛生福利部死因統計及國民健康署癌症登記資料顯示，女性乳癌標準化罹患率及死亡率分別爲69.1%及12.0%（每十萬人口），每年有逾萬位婦女罹患乳癌，逾2,000名婦女死於乳癌。

乳癌篩檢方法是乳房X光攝影，乳房X光攝影檢查能偵測到乳房鈣化點或腫瘤，發現無症狀的0期乳癌。研究顯示，50歲以上婦女每一至三年接受一次乳房X光攝影檢查，可降低乳癌死亡率2至3成。

肝癌

每年約1萬3000人死於慢性肝病、肝硬化及肝癌，慢性肝病及肝硬化爲全國主要死因的第九位，肝癌則爲全國主要癌症死因的第二位。

國人慢性肝病、肝硬化及肝癌的肇因主要爲B型肝炎及C型肝炎，死於肝癌的病患中，約有70%的人爲B型肝炎帶原者，而20%爲慢性C型肝炎感染者。B型肝炎帶原者如持續有肝炎的發作，有15至20%會罹患肝硬化，大大增加肝癌的罹患率；而C型肝炎病毒感染至少會有一半以上變成慢性肝炎，其中約20%會導致肝硬化，而肝硬化者每年有3～5%會變成肝癌。

研究顯示，對35至59歲的B肝帶原和慢性肝炎者每六個月提供一次腹部超音波檢查，可以降低37%的肝癌死亡率。

子宮頸抹片陽性個案後續確診及治療處置流程

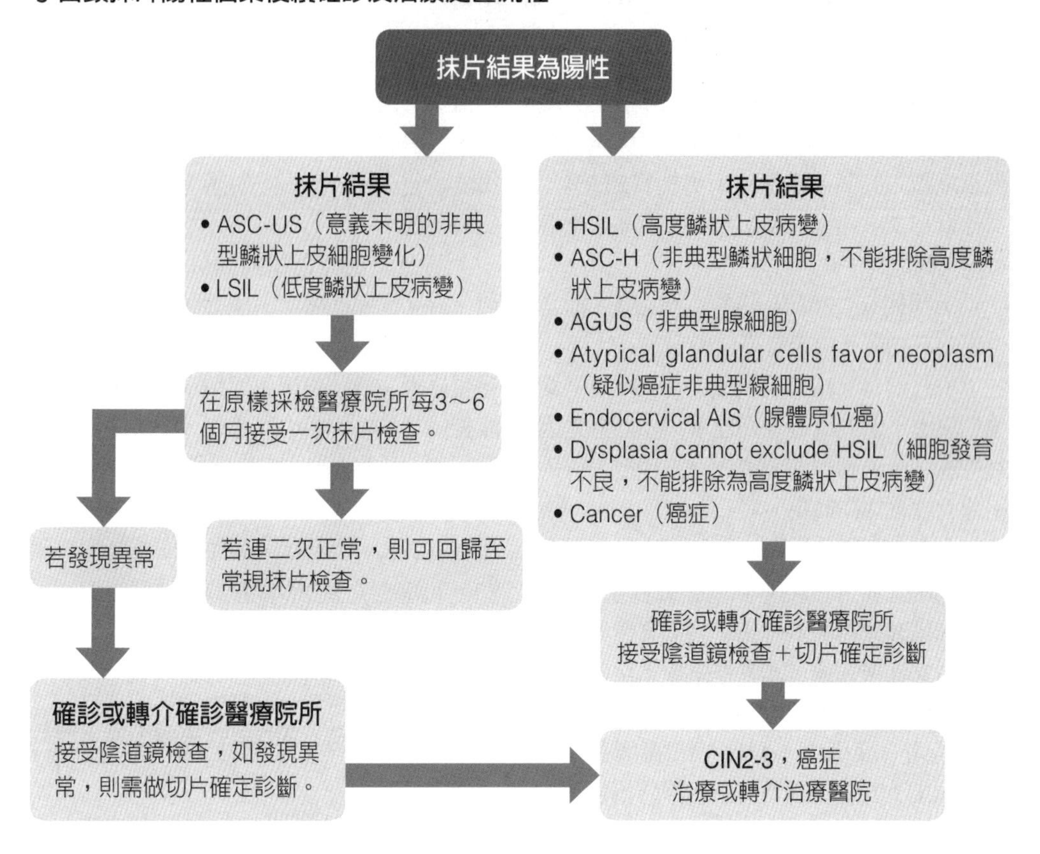

糞便潛血檢查陽性個案後續確診及治療處理流程

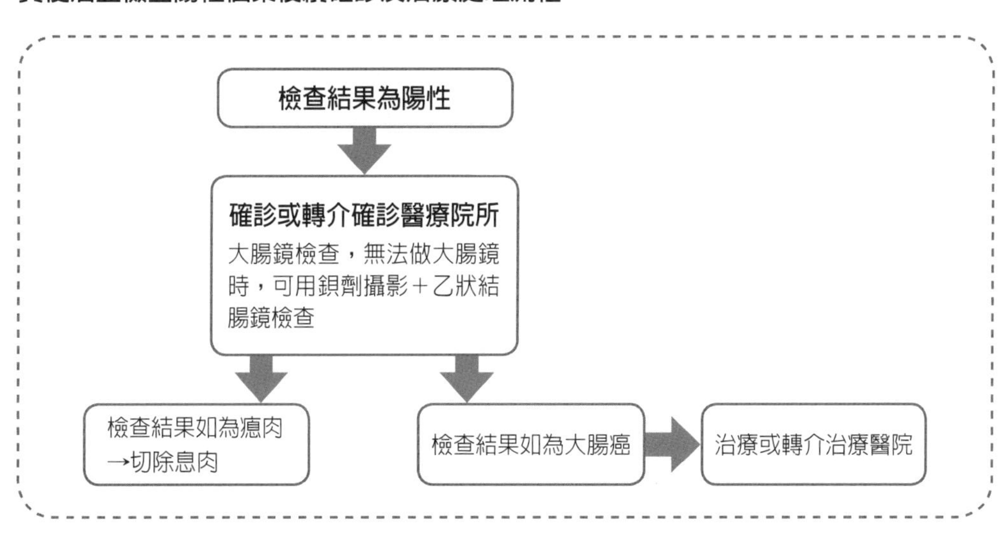

Unit 9-6 高血壓的流行與防治

高血壓是現代社會中最普遍存在的疾病，國民健康局2002年的調查資料顯示，15歲以上國人的高血壓盛行率男性爲24.9%，女性爲18.2%；而65歲以上國民的高血壓盛行率更高達56.6%。

美國約有7,200萬人罹患高血壓，而全世界約有10億人口患有高血壓。

一般而言，成年人的高血壓96%以上均屬於原因不明的原發性高血壓，少部分是因爲腎臟病、主動脈狹窄或內分泌病變等原因引起的續發性高血壓。

一般人的血壓，會隨著年齡漸長而升高。在國民健康局2002年的調查中，收縮壓在18歲至30歲以前較平穩，30歲之後就逐漸上升，女性增加速度比男性略快，至60歲以後平均值便超過男性。

美國心臟學會（AHA）和美國心臟學院（ACC）2017年更新美國血壓防治指引，降低高血壓門檻爲130／80毫米汞柱，正常血壓的定義則維持120／80毫米汞柱以下。

國內仍維持與歐洲、世界衛生組織（WHO）一致的標準，普遍認定140／90毫米汞柱以上爲高血壓。不過，若罹患腦中風正在服用抗血栓藥物、糖尿病、心血管疾病、慢性腎臟病合併蛋白尿，血壓控制應該要低於130／80毫米汞柱，其中心血管疾病、慢性腎臟病合併蛋白尿，甚至更會要求收縮壓要降到120毫米汞柱。

高血壓、高血糖、高血脂、腎臟和代謝症候群的盛行率均會隨年齡而增加；尤其女性於更年期後，三高盛行率明顯高於男性；高血壓、高血糖及高血脂個案發生心血管疾病、腎臟病、腦中風、心肌梗塞甚至死亡的風險也遠高於一般人，所謂沈默的殺手，非三高莫屬。

高血壓及與之相關的併發疾病（腦中風、冠狀動脈心臟病、主動脈剝離、心臟衰竭、腎臟衰竭等）都是造成死亡或殘疾的最重要原因。多項臨床研究顯示，血壓的控制能夠降低40%的腦中風機率、25%的心肌梗塞機率，及50%的心臟衰竭機率。

高血壓的控制率在臺灣男性只有21%，女性有29%。亞洲國家高血壓的盛行率約爲20～30%，與西方國家相似，但盛行率卻逐年上昇。

高血壓的治療

1.生活型態改變：是非藥物治療中最重要的部分，包含了S-ABCDE。

⑴限制鹽分攝取（sodium restriction）：每天鹽分攝取在2～4公克最爲理想；而過低的鹽分攝取（每天少於2公克）可能有害。

⑵限制酒精攝取（alcohol limitation）：男性每天小於30公克，女性每天小於20公克。

⑶減重（body weight reduction）：理想BMI爲22.5～25。

⑷戒菸（cigarette smoke cessation）

⑸飲食改變（diet adaptation）

⑹運動（exercise）

2.藥物治療

高血壓的分類與定義（根據門診測量的血壓）

分期（stage）	收縮壓（mmHg）		舒張壓（mmHg）
正常	＜120	且	＜80
高血壓前期	120－139	或	80－89
第一期高血壓	140－159	或	90－99
第二期高血壓	160－179	或	100－109
第三期高血壓	≧180	或	≧110
孤立型收縮性高血壓	≧140	且	＜90

高血壓的定義（依據ABPM與HBPM）

類別	收縮壓（mmHg）		舒張壓（mmHg）
HBPM	≧135	或	≧85
ABPM	≧130	或	≧80
白天	≧135	或	≧85
夜間	≧120	或	≧70

移動式血壓計測量血壓（ambulatory blood pressure monitoring, ABPM）
居家測量血壓（home blood pressure monitoring, HBPM）

高血壓診斷流程

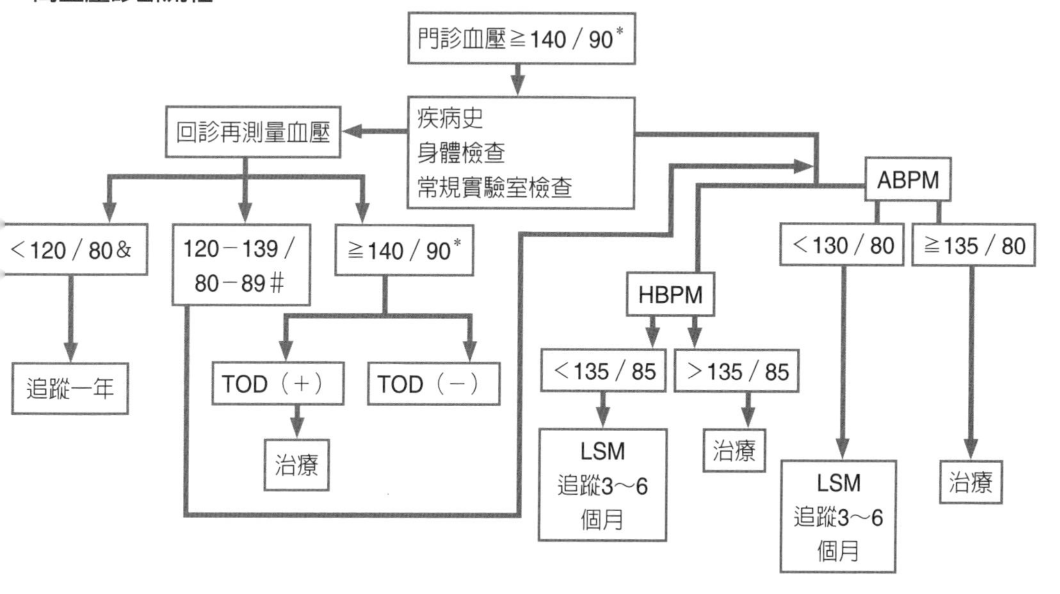

80歲以上的病人不適用，因血壓標準為150/90 mmHg
註：特殊族群（糖尿病、冠心病與慢性腎臟病合併蛋白尿）的血壓標準必須更嚴格：*≧130/80 mmHg; # 120-129/70-79; & ＜120/70.TOD = target organ damage; LSM = life style modification

Unit 9-7 肥胖症的流行與防治

世界衛生組織（WHO）於1997年報告宣布肥胖為一種疾病後，減重便一直是全球性的醫學問題。

根據《The Lancet》最新發表的《Global Burden of Diseases, Injuries, and Risk Factors Study 2014》研究報告，全球有將近三分之一的成人、四分之一的孩童過重，總計目前全球肥胖或過重的人口超過21億。

肥胖是以體脂肪堆積增加為特色的一種慢性疾病。臨床上，身體肥胖程度的評估係採用身體質量指數（body mass index, BMI）。身體質量指數的計算公式為：體重（公斤）／身高（公尺）^{2}，依照世界衛生組織對於成人肥胖的定義為身體質量指數30公斤／公尺^2，體重過重的定義為身體質量指數介於25至29.9公斤／公尺^{2}之間。

亞太地區對於肥胖及體重過重的定義則分別為身體質量指數≧25公斤／公尺^{2}或介於23～24.9公斤／公尺^{2}之間。腹部肥胖與代謝性及心血管疾病相關，可以測量腰圍來評估腹部脂肪的含量多寡。當非懷孕女性腰圍88公分及男性102公分時定義為腹部肥胖，但是這些判定標準是依據高加索白人研究結果所制定；對於其他種族可能有不同適用的判定標準，亞太地區對於腹部肥胖的定義為非懷孕女性腰圍≧80公分及男性≧90公分。。

如果以亞太地區對於肥胖及體重過重的定義而言，國人在十位成年人中，就會有五位是體重過重或肥胖，與世界先進國家是不相上下的。2013年「國民營養健康狀況變遷調查」結果顯示，成人過重及肥胖盛行率為38%。

體重處置的適當目標強調合理的體重減輕以達到降低健康危害，其內容應包括促進體重減輕、維持體重和預防復胖。肥胖病患應該明瞭肥胖是一種慢性病，體重的管理是需要持續終生的。肥胖的處置與治療包含治療併發症，除了體重管理之外，適當的治療肥胖併發症是必要的，如血脂異常的治療、第二型糖尿病之適當血糖控制、高血壓的血壓正常化、肺部異常的處置、注意關節炎的疼痛控制與活動需求及社會心理需求處置，同時肥胖治療可以減少合併症的治療藥物需求。

限制飲食的熱量攝取是減重的基礎，應當給予病人明確的飲食指導，包括詳細的飲食處方建議。一般建議女性每日熱量攝取：1200至1500kcal，男性每日熱量攝取：1500至1800kcal；或每日減少熱量攝取：500至750kcal、或每日減少熱量攝取：30%。

運動強度的評估有客觀與主觀的評估方法，像柏格運動自覺量表（BORG Rating of Perceived Exertion, RPE scale）是主觀的評估，但讓病人操作起來是相對容易且直接的。

利用代謝當量（metabolic equivalents, METs）的觀念來定量有氧運動之運動強度。1MET表示坐著呈現靜態的能量消耗。

兒童肥胖及其相關合併症

社會心理問題	腸胃疾病	肌肉骨骼疾病	心血管疾病
喪失自信 沮喪 飲食失調	膽結石 脂肪肝	股骨頭骨髓下滑 膝關節的布朗氏症 前臂骨折、扁平足	血脂異常 高血壓、凝血 慢性炎症 血管內皮功能障礙
肺部疾病	**腎臟疾病**	**神經疾病**	**內分泌問題**
睡眠呼吸中止 氣喘 運動障礙	腎小球硬化	假性腦瘤	二型糖尿病 性早熟 多囊性卵巢症（女） 性腺機能減退（男）

伯格運動自覺量表

6	一點也不費力（no exertion at all）	**14**	
7	非常非常輕鬆（very, very light）	**15**	激烈（hard）
8		**16**	
9	非常輕鬆（very light）	**17**	非常激烈（very hard）
10		**18**	
11	輕鬆（fairly light）	**19**	非常非常激烈（very, very hard）
12		**20**	最大負荷程度（maximal exertion）
13	有點激烈（somewhat hard）		

運動強度的分類與指標

強度層級	最大心律百分比	運動自覺強度（6～20RPE Scale）	絕對強度	絕對強度MET（依年齡）		
			METs	年輕（20～39）	中年（40～64）	老年（>65）
極輕度	<57	<9	<2	<2.4	<2.0	<1.6
輕度	57～63	9～11	2.0～2.9	2.4～2.7	2.0～3.9	1.6～3.1
中度	64～76	12～13	3.0～5.9	4.8～7.1	4.0～5.9	3.2～4.7
強度	77～95	14～17	6.0～8.7	7.2～10.1	6.0～8.4	4.8～6.7
高強度（接近最高楊渡）	≧99	≧18	≧8.8	≧10.2	≧8.5	≧6.8

Unit 9-8 糖尿病的流行與防治

自1987年起糖尿病始終高居在臺灣十大死亡原因的第五名，而且更是十大死亡原因中，死亡率增加速度在過去二十年最快的一種疾病。

衛生福利部於1993至1996執行的國民營養健康狀況變遷調查，以美國1997年發表之糖尿病診斷標準爲準，19歲以上的男性盛行率爲3.7%，女性爲6.3%，平均約5%；45歲以上的男性爲7.9%，女性爲17.3%；65歲以上的男性爲7.8%，女性19.6%。

15歲以上的高血糖盛行率7.5%（男性8.2%，女性6.8%），空腹血糖偏高的盛行率爲3.2%，男女性都在3%左右；而45歲以上的男性高血糖盛行率爲15.5%，女性爲14.0%，65歲以上的男性爲18.8%，女性22.8%，顯示老年女性罹患高血糖的盛行率較男性高。

糖尿病的初段預防是由社區基層醫療體系出發，對於糖尿病的高危險群提供必要的定期篩檢。初段預防的目的是對於糖尿病感受性高的群體進行預防性介入，以防止糖尿病發生。次段預防在於早期診斷糖尿病並積極有效的治療來獲取最佳的控制，以期避免或減少糖尿病的病情持續進行。至於三段預防的目標是防止糖尿病晚期併發症的發生與持續惡化。

糖尿病最主要的臨床表現是血糖過高，把血糖控制在正常或接近正常有下列效果：①明顯減少酮酸中毒或高血糖、高滲透壓非酮體性昏迷之罹患率及死亡率；②改善臨床症狀包括：癢、多尿、口渴、疲倦、視力模糊等；③延緩甚至預防慢性併發症（視網膜病變、腎病變、神經病變）發生；④改善血脂異常，有助於動脈粥樣硬化的預防。

糖尿病的處理方式包括營養治療，運動，減重，使用口服降血糖製劑，胰島素的注射，注意合併症及慢性併發症的危險因子（如高血壓、血脂異常、微量白蛋白尿、吸菸和家族史）等。由於糖尿病患者最主要死因是心臟血管疾病，所以在治療時首要注意糖化血色素、血壓、血脂之控制與監測。

治療計畫的內容包括

1.短期和長期目標的說明。
2.藥物治療：胰島素、口服降糖製劑、升糖素、降血壓和降血脂藥物、阿斯匹靈，其他內分泌藥物和其他的藥物。
3.經合格營養師推薦和講授個別營養的衛教。
4.推薦適當的生活方式。如運動、停止吸菸等。
5.自我監測方法的講授。
6.罹患第一型糖尿病的人在發病後3～5年內，應散瞳進行初次完整的眼睛檢查。
7.提供足部醫療。
8.提供相關的醫療諮詢。
9.追蹤和回診。
10.教導病患發生問題無法解決或急性問題需要處理時，應如何和醫師或健康醫療照顧團隊中的人員接觸。
11.懷孕年齡的婦女，應討論並強調懷孕前和懷孕時最理想的血糖控制。
12.牙齒的衛生指導。

慢性糖尿病併發症

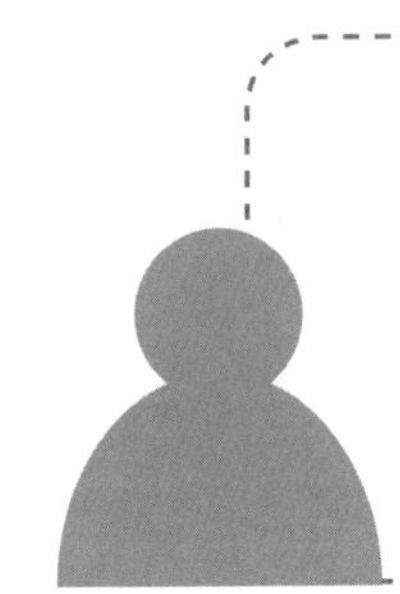

- 失明
- 視網膜病變
- 白內障
- 青光眼
- 足部循環及神經系統病變
- 感染
- 潰瘍和壞疽
- 嚴重者導致截足
- 中風
- 心臟病
- 感染、腎衰竭

糖尿病的患者血糖控制的目標

	正常人	病患的治療目標	控制不良者
全血血糖值			
飯前血糖平均值（毫克／毫升）	＜100	80～120	＜80或＞140
睡前血糖平均值（毫克／毫升）	＜110	100～140	＜100或＞160
血漿血糖值			
飯前血糖平均值（毫克／毫升）	＜110	90～130	＜90或＞150
睡前血糖平均值（毫克／毫升）	＜120	110～150	＜110或＞180
糖化血色素（%）	＜6	＜7	＞8

Unit 9-9 高血脂的流行與防治

高血脂症是指血液中的膽固醇、三酸甘油酯增加。血脂異常升高（不論是高膽固醇血症、高三酸甘油酯血症或二者合併）皆是動脈血管硬化的主因，會增加罹患冠狀動脈心臟疾病的機率。

1.總膽固醇之理想濃度（非禁食狀況下）為＜200mg／dl。
2.血液三酸甘油酯之理想濃度（禁食12小時狀況下）為＜200 mg／dl。

高血脂除了會導致心臟方面疾病外，也跟腦血管疾病、糖尿病、高血壓性疾病密切相關。但臺灣在高血脂方面的控制率，相較於其他亞洲六個國家卻是最低的，整體達成率為24%，其中冠心病以及糖尿病患者的血脂治療達成率更只有16%。

在民國96年，臺灣地區的腦血管疾病死亡率為10萬分之56.2、心臟疾病死亡率為10萬分之56.7、高血壓疾病死亡率為10萬分之8.6。

2002年全國三高（高血壓、高血糖、高血脂）調查發現，大於15歲人口中有10.9%屬高膽固醇血症，依2002年年中人口推估，即有約200萬人總膽固醇超過240mg／dL（男性 10.8%，女性10.9%）。有約290萬人屬高三酸甘油酯血症（triglyceride≧200mg／dL）（男性20.3%，女性11.3%）或HDL-C偏低者（HDL＜40mg／dL）（男性23.9%，女性9%），即約有300萬人屬膽固醇型態分布不好的血脂異常症。總之，全臺灣約有四分之一以上的成年人是高血脂症病人。

造成高血脂症原因

1.先天性原因：即遺傳體質。
2.後天性原因：常見的原因包括，飲食中攝取過多的飽和脂肪酸或膽固醇（紅肉）、糖尿病、腎臟病、肝病、甲狀腺功能過低、藥物、抽菸等。

膽固醇（特別是高密度膽固醇）或三酸甘油酯濃度升高時，容易造成血管內皮細胞功能異常。脂蛋白可自由出入血管壁，當血液中脂蛋白濃度過高時，脂蛋白（含膽固醇等）容易堆積在動脈血管壁內層，引起局部發炎反應，吸引單核球沾黏進入血管內層，變成巨噬細胞吞噬堆積的脂肪。吞進脂蛋白的巨噬細胞堆積在血管壁中，形成斑塊，造成粥狀硬化。巨噬細胞還會分泌一些細胞激素，刺激血管壁上平滑肌細胞增生，使斑塊纖維化，加速動脈硬化，使血管管腔變小，血液流通困難。

動脈硬化病灶好發生於全身血管，最常發生的部位為冠狀動脈、頸動脈及腸骨動脈。發生在腦部，會造成腦梗塞、腦出血（俗稱腦中風）。阻塞發生在腎臟血管，會造成腎性高血壓、腎衰竭。發生在下肢動脈，會出現間歇性跛行。發生在冠狀動脈，血管壁因阻塞而血流減少，發生心肌缺氧，出現心絞痛（胸口有壓迫感、胸痛等症狀）。血管壁阻塞變大或硬化斑塊破裂，會造成心肌梗塞。

高血脂臨床處置

1.採均衡飲食。
2.適度的運動。
3.戒菸。
4.避免肥胖：減輕心臟血管工作負擔。
5.按照醫師指示服用降血脂藥。

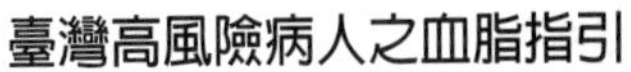

臺灣高風險病人之血脂指引

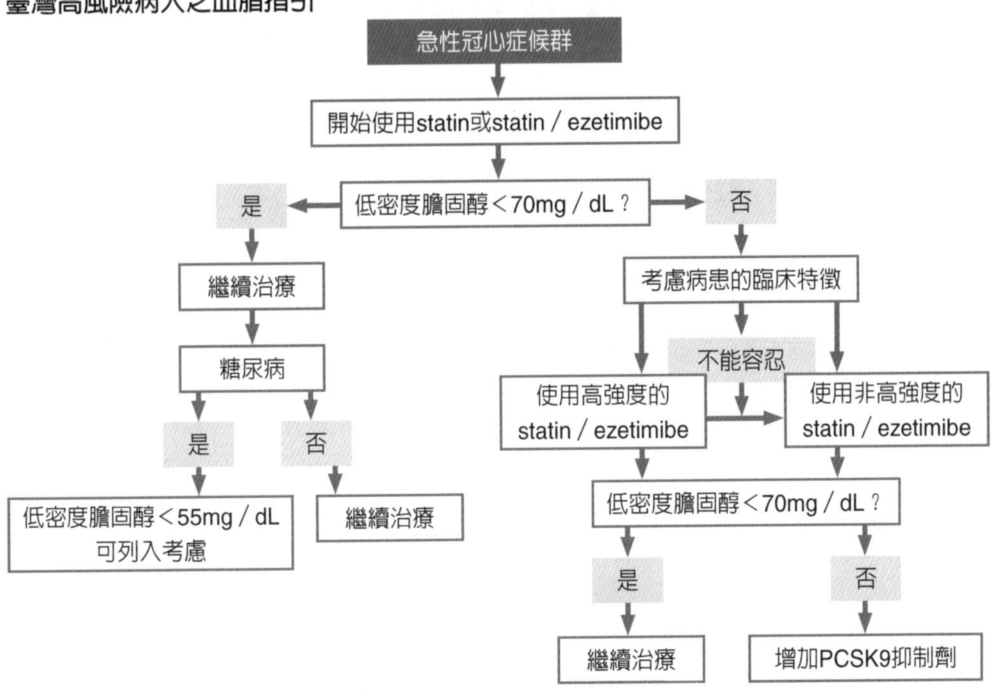

臺灣家族性高膽固醇血症的診斷標準

	分數
家族史	
一等親中有早期血管／冠狀動脈疾病（男性＜45歲，女性＜55歲）或成人一等親中有低密度膽固醇＞160mg／dL	1
一等親中有黃斑瘤和／或角膜環或一等親小於18歲中有低密度膽固醇＞130mg／dL	2
臨床疾病	
早期冠狀動脈疾病患者（男性＜45歲，女性＜55歲）	2
早期大腦和外周動脈疾病患者（男性＜45歲，女性＜55歲）	1
體檢	
黃斑瘤	6
角膜環（＜45歲）	4
低密度膽固醇的水平（mg／dL）	
≧330	8
205～329	5
190～249	3
155～189	1
遺傳測試	
存在LDL-R，ApoB-100或PCSK9基因的功能性突變	8
診斷	
確定FH	＞8分
大約FH	6～8分
可能FH	3～5分

Unit 9-10 慢性阻塞性肺病的流行與防治

慢性阻塞性肺病（chronic obstructive pulmonary disease, COPD，國內簡稱：肺阻塞）的疾病特徵為持續性的呼氣氣流受阻。肺阻塞無法痊癒，但為可以預防及治療的常見慢性疾病。

肺阻塞的致病機轉為吸入香菸或其他有害微粒，引發肺臟及呼吸道的慢性發炎反應，造成肺實質破壞以及小呼吸道狹窄阻塞，進而導致呼氣氣流受阻及肺部空氣滯積，產生咳嗽、咳痰、喘鳴及呼吸困難等症狀。肺阻塞的危險因子包括基因、年齡、性別、肺部感染或生長發育狀態、抽菸或空氣汙染及社經地位等，另外氣喘也是罹患肺阻塞的危險因子之一。

全球疾病負擔研究（global burden of disease study）顯示在1990年居死因第六位的肺阻塞，到了2020年預計將攀昇至第三位。一項臺灣健保資料庫研究顯示肺阻塞病人急性發作住院的死亡率為4%，年齡越大及共病症越多的病人住院死亡率較高，而病人出院後一年的死亡率高達22%；此外，男性的肺阻塞致死率也高於女性，可能與男性的肺阻塞盛行率較高有關。

臺灣2015年資料顯示COPD造成70歲以下生命年數損失約9.9年，排名第十位。臺灣長期使用呼吸器的病人中有15%的病人有COPD，這些病人有較好的生活品質調整後的存活壽命，但是也因此導致較高的醫療花費。

在中等嚴重度肺阻塞病人的年平均醫療費用約為新臺幣3萬8000餘元至14萬9000餘元，而嚴重肺阻塞病人的年平均醫療費用則高達28萬8000餘元。

肺阻塞的預防方法

1. 初級預防：約75%之肺阻塞病人與吸菸有關，目前已證實肺阻塞患者如繼續抽菸，除加速其疾病的惡化外，亦會增加致死率。
2. 次級預防和三級預防：關於肺阻塞的早期診斷與早期治療，其成本效益雖未得到充分評估，且肺功能的長期下降似乎不可逆，但包括戒菸，肺復健和減少個人接觸有害氣體的有效管理可以減少症狀，改善生活品質量。

肺阻塞的治療

穩定期肺阻塞的治療目標在於減低肺阻塞所導致的症狀及風險。藉由藥物和非藥物治療，以期達到緩解症狀、改善運動耐受力、改善健康狀態、預防疾病進程、預防及治療急性惡化及降低致死率等目標。

除藥物治療外，穩定期肺阻塞尚有許多重要的非藥物治療方式。舉凡戒菸、疫苗注射、營養照顧和肺部復健等，均與穩定期肺阻塞的病程進展和生活品質息息相關。對於較嚴重的肺阻塞病人，則可能需要使用居家氧氣治療和呼吸器治療，使用時應注意其適應症。

COPD診斷

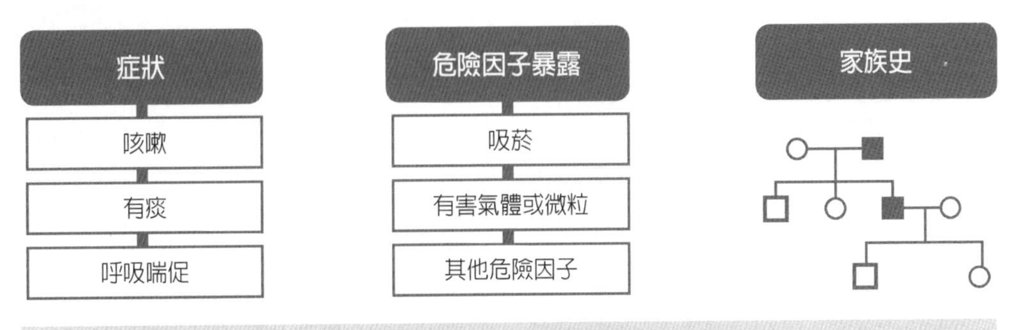

需要肺功能檢查顯示呼氣氣流受阻（吸入支氣管擴張劑之後FEV_1／FVC＜0.7）

氣喘與肺阻塞的兩種發炎反應比較

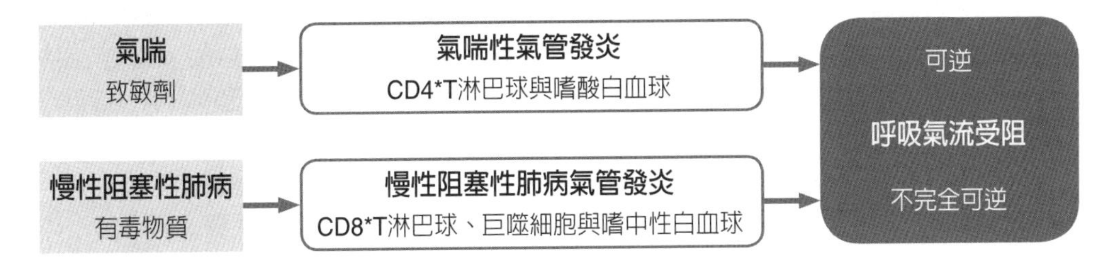

氣喘與慢性阻塞性肺病的常見特徵比較

特徵	氣喘	慢性阻塞性肺病
發病年齡	於幼年期發病，不過任何年齡皆會發病	發病年齡通常＞40歲
呼吸症狀特點	症狀可能隨著時間不同而變化（變化週期為每日或更長時間），常造成病人活動受限。常因運動、情緒變化如大笑、吸入粉塵、或接觸過敏原而誘發	慢性且長期持續存在的症狀，運動時症狀更為明顯；每日的病情時好時壞
肺功能	目前（及／或曾經）有呼氣氣流受阻，且程度有所變化，例如支氣管擴張劑可逆性、呼吸道過度反應（AHR）	FEV_1可能經治療後改善；但在吸入支氣管擴張劑後之FEV_1／FVC比值仍持續小於0.7

Unit 9-11 憂鬱症的流行與防治

憂鬱症僅次於癌症與愛滋病，是二十一世紀威脅人類健康的三大衛生課題之一，依據美國國家精神衛生部（NIMH）的研究，每年因為憂鬱症所導致的醫療支出與生產力下降，僅次於癌症。

根據世界衛生組織等的研究，平均每一百個人中就有三人罹患憂鬱症，而因此自殺的例子比比皆是。憂鬱症是不分種族、年齡、職業類別及社經地位的，而且是屬於全球性的身心症狀，患憂鬱症人口預測還會逐年增加。老年人口的各種精神疾病中，以憂鬱症盛行率為最高（16至26%），其次才是老年痴呆症。

研究指出，神經傳導物質間的不平衡，可能是造成憂鬱症的主因。藉調節神經傳導物質間的平衡，憂鬱症症狀得以緩解，縮短病程進而治癒。

根據美國精神醫學會出版之精神疾病診斷準則手冊（DSM-IV）之鬱症發作診斷準則，並依照MINI臺灣版重鬱症發作（major depressive episode）、精神官能性憂鬱症（dysthymia）、自殺傾向、及輕躁或躁症發作分項問句，進行必要之鑑別診斷。

憂鬱症的治療方式主要為藥物治療、心理治療（psychotherapy）與電痙攣（electroconvulsive therapy）療法。醫師診斷憂鬱症後，會依病況不同決定最適合的療法：一般而言，輕度至中度憂鬱可選用藥物治療或心理治療；重度憂鬱則必須用藥物治療，並依治療策略決定是否合併心理治療。電痙攣療法為憂鬱症主要治療方法中最有效的一種，但實行時須先麻醉，通常保留給對藥物治療與心理治療反應不佳，或需快速改善憂鬱症狀的臨床需求，如避免自殺等。

接受足夠治療的憂鬱症患者，仍然有百分之七十的患者會再復發。初次罹患憂鬱症的病人，復發的機率為50%；若復發超過兩次的病人，復發的機率更高達80%。復發的機轉有可能是安慰的缺少、藥物耐受性改變、病情加重、病理機轉改變、身體有害物質的堆積或心情壓力等原因。

自殺身亡之個案，有極高比率同時患有憂鬱症。自殺對於家屬及社會的衝擊甚大，平均一個自殺案件會影響至少另外六個人，若自殺發生於學校或者工作場合，更會對數百人造成影響。自殺所造成的負擔可以使用DALY（disability-adjusted life years）來估計，根據這個指標，在西元1998年，自殺約占全世界疾病負擔的1.8%。

臺灣105年蓄意自我傷害（自殺）死亡人數為3,765人，居國人主要死因之第十二位，較上一年下降一個順位，死亡率為每十萬人口16.0人，標準化死亡率為每十萬人口12.3人。

自殺防治策略

依族群不同而採取相異之措施：全面性：對於社會大眾進行健康促進、精神科疾病去汙名化等。選擇性：包括憂鬱症共同照護防治，及以「守門人」的概念增加求助管道的可近性。指標性：針對自殺企圖者提供關懷服務。具自殺意圖者經由轉介及後續關懷之後，其自殺死亡率與未接受後續關懷者相比降低約48.2%，再次自殺意圖也降低約32.3%，顯見防治計畫中轉介之重要性。

自殺防堵

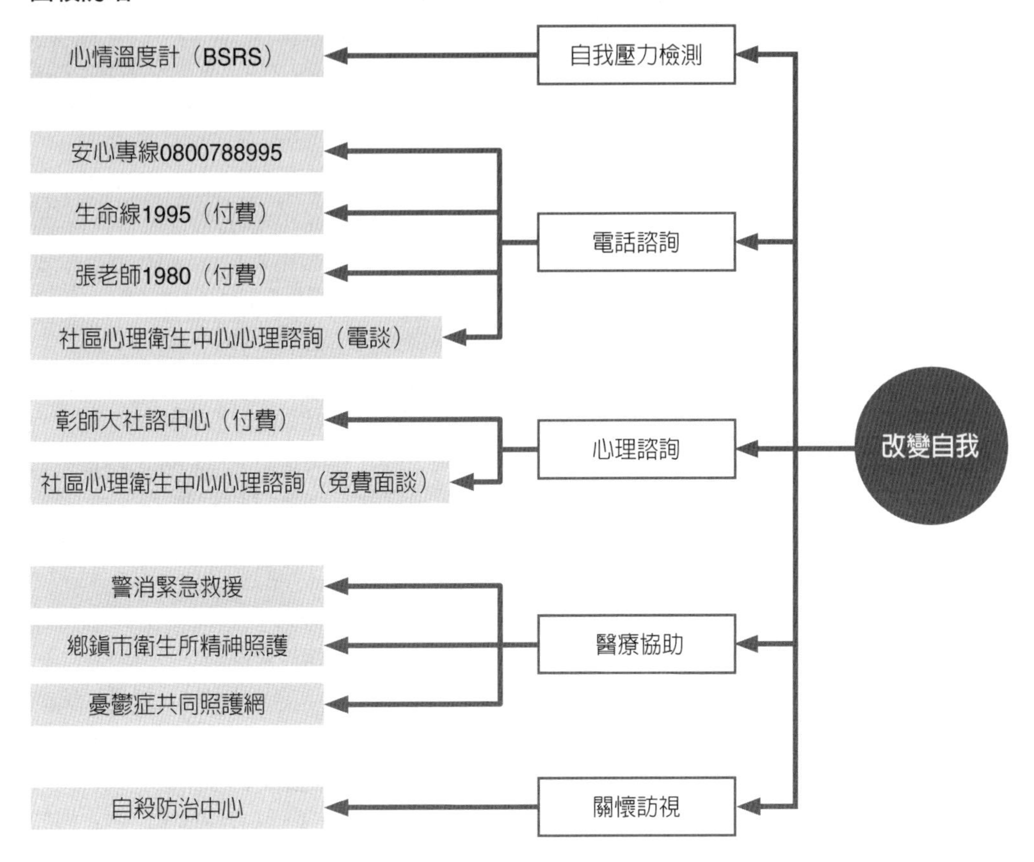

心情溫度計BSES-5（簡式健康量表）

狀況	完全沒有	輕微	中等程度	厲害	非常厲害
1.睡眠困難	0	1	2	3	4
2.感覺緊張不安	0	1	2	3	4
3.覺得容易苦惱或動怒	0	1	2	3	4
4.感覺憂鬱心情低落	0	1	2	3	4
5.覺得比不上別人	0	1	2	3	4
6.有過自殺的念頭	0	1	2	3	4

<6分：正常範圍；6～9分：輕度，宜做壓力管理，情緒紓解
10～14分：中度，宜做專業諮詢；15分以上：重度，由精神科診療

Unit 9-12 代謝症候群的流行與防治

依據國民健康署「96年臺灣地區高血壓、高血糖、高血脂之追蹤調查研究」，國內20歲以上成人每十位就有一位患有慢性腎臟疾病。慢性腎臟病發展至後期需要洗腎，102年健保門診透析治療花費達318億元，約占健保總預算5.7%。高血壓、糖尿病及高血脂（三高）不僅是造成慢性腎臟病的主要原因之一，也是慢性腎臟病的併發症。代謝症候群的盛行率為19.0%。

美國最新研究發現，代謝症候群患者未來十年內死於糖尿病、心血管疾病或癌症的機率比正常人多了三成五。若單看死於心血管症病的風險，則多了七成四，而且，未來十年內罹患心血肌梗塞、心臟病或中風的機率也多六成。代謝症候群所衍生的腦血管疾病、心臟病、糖尿病、高血壓等慢性疾病，皆年居臺灣十大死因榜中。

臺灣的代謝症候群患者多達289萬人，其衍生疾病皆位居國人十大死因之列，若加總其死亡人數，占96年總死亡人數的30.98%，遠高於十大死因第一名的28.9%。

95年全民健康保險醫療統計年報後加總，代謝症候群相關的門診患者為569.4萬人，其費用更高達910億元。

研究指出，有代謝症候群的民眾未來罹患糖尿病、高血壓、高血脂症、心臟病及腦中風的機率，分別為一般民眾的6、4、3、2倍。此外，還會引發脂肪肝與腎臟疾病等慢性疾病。

代謝症候群目前仍只是一群容易導致心血管疾病的危險因子的總稱，而非是一個疾病，因此在診斷上仍應依其所具有的各個危險因子，進行臨床診斷代謝症候群判定，其標準為：

1.腹部肥胖：男性的腰圍≧90cm（35吋）、女性腰圍≧80cm（31吋）。

2.血壓偏高：收縮壓≧130mmHg或舒張壓≧85mmHg，或是服用醫師處方高血壓治療藥物。

3.空腹血糖偏高：空腹血糖值≧100mg／dL，或是服用醫師處方治療糖尿病藥物。

4.空腹三酸甘油酯偏高：≧150mg／dL，或是服用醫師處方降三酸甘油酯藥物。

5.高密度脂蛋白膽固醇偏低：男性<40mg／dL、女性<50mg／dL。

以上五項組成因子，符合三項（含）以上即可判定為代謝症候群。

不良的生活型態約占50%、遺傳因素約占20%。家族中有高血壓、糖尿病、高脂血症的人，其代謝症候群的機率比一般人高。低纖、高糖、高油脂飲食與過量飲酒習慣的人容易有代謝症候群。壓力造成內分泌失調，導致血糖上升，長時間亦容易造成代謝症候群。

治療方面，首要注重生活型態的改變。飲食宜採地中海飲食法，增加蔬菜、水果、全穀類的比例，限制紅肉、高熱量食物和蛋奶的攝取，並適時轉介營養師諮詢。擬定適當的運動處方，鼓勵中強度且每次持續三十分鐘以上的有氧運動，每週至少三次，長期下來可改善血壓及胰島素抗性，進一步則達成控制體重的目標。針對血壓、血糖或血脂肪已達到治療起始標準的病人，也建議合併藥物治療以期達到疾病控制。

兒童及青少年代謝症候群定義

肥胖	高血壓	三酸甘油酯過高	高密度脂蛋白過低	高血糖
BMI＞該年齡與性別群組的第95百分位	收縮壓≧130mmHg或舒張壓≧85mmHg或收縮壓／舒張壓＞該年齡與性別群組的第95百分位	≧150mg／dL或因高三酸甘油酯接受治療中	男性＜40mg／dL、女性＜50mg／dL，或接受治療中	空腹血糖值≧100mg／dL或診斷患有第二型糖尿病

若符合上表中肥胖與其他四項異常中之二項，即稱為代謝症候群[1]。

1. 各異常標準的數值會因年齡、性別、種族而有所不同，本表提供較為嚴謹之參考範圍。
2. BMI：body mass index（身體質量指數）。
3. 男性未滿15歲，女性未滿13歲，BMI標準依據世界衛生組織於2007年公布之數據。男性15歲至18歲，女性13歲至18歲，BMI依據衛生福利部國民健康署於2013年6月11日公布之「兒童及青少年生長身體質量指數（BMI）建議值」為標準。

合併版之臺灣兒童及青少年男女95th BMI參考值

年齡（歲）	男生95th	女生95th
8	18.8	19.4
8.5	19.1	19.8
9	19.5	20.2
9.5	19.8	20.6
10	20.2	21.1
10.5	20.6	21.5
11	21.1	22.2
11.5	21.5	22.6
12	22.1	23.3
12.5	23.5	23.8
13	23.1	24.3
13.5	23.6	24.6
14	24.2	24.9
14.5	24.7	25.1
15	25.4	25.2
15.5	25.5	25.3
16	25.6	25.3

Unit 9-13 腎臟病的流行與防治

慢性腎臟病（chronic kidney disease, CKD）定義爲腎絲球過濾率（eGFR）下降、尿蛋白排泄量增加，或是兩者皆有；其併發症包括總死亡率與心血管疾病死亡率增加、急性腎損傷、認知功能障礙、貧血、骨質疏鬆與骨折等。

全球目前CKD盛行率爲8至16%，造成盛行率居高不下的原因，包含人口老化、糖尿病（diabetes mellitus, DM）與高血壓盛行率持續攀高、腦中風與心肌梗塞治療進步減少病人因而死亡，相對地，發生器官衰竭機會反而增加等。

依據美國腎臟病資料登錄系統（USRDS）2004年年報，臺灣在2002年的透析病患發生率上升爲世界第一名，盛行率僅次於日本居世界第二名。爲了照護因末期腎臟病（ESRD）而必須長期接受透析治療的患者，政府每年支付透析相關醫療費用高達新臺幣兩百億元以上。

慢性疾病如糖尿病及心血管疾病是腎臟病的危險因子；早期發現任何對腎臟損害的種類。透過有系統的血清肌酐酸或尿蛋白的檢測，可以及早發現，特別是那些高危險群，如年齡超過50歲、肥胖、吸菸、有糖尿病或家族中有糖尿病者、及高血壓者。

臺灣末期腎臟疾病的高發生率與高盛行率使得政府與學界必須重視此一問題，而比末期腎臟疾病更爲早期的慢性腎臟病，其盛行率更是遠高於末期腎臟疾病。分析全民健康保險資料庫亦發現1996至2003年，臺灣CKD 病，盛行率由1996 年1.99%，至2003年已遽升爲9.83%。

CKD篩檢的對象應包含糖尿病、高血壓、心血管疾病、泌尿道系統構造異常、自體免疫疾病可能有腎臟侵犯者、家族有腎臟病病史等。

預防CKD的健康行爲，奉行「三多三少、四不一沒有」，三多是指多運動、多蔬果、多檢查；三少是指少熱量、少肉食、少吃藥；四不，不信偏方、不抽菸、不嚼檳榔、不坐以待斃；一沒有，則是沒有鮪魚肚。

血管張力素轉化酶抑制劑（ACEi）、第二型血管張力素受體拮抗劑（ARB）、pentoxifylline、維生素D、重碳酸鹽、克裡美淨細粒（Kremezin®）等，對於減緩糖尿病及非糖尿病的CKD病人，腎功能惡化及降低蛋白尿方面有正向的效果。

口服降血糖藥、非類固醇消炎劑、第二類環氧化酵素抑制劑、statins／fibrates 類藥物、抗微生物製劑、肌肉鬆弛劑、顯影劑等，假如用在不同時期的CKD病人，而未調整劑量，除了可能促使殘餘腎功能惡化之外，病人也會產生不良副作用。

當殘餘的腎功能不足以維持基本生活品質，甚至危及生命時，病人需決定是否接受腎替代療法，以延續生命並改善健康狀況。目前腎替代療法包括血液、腹膜透析和腎臟移植。

對於CKD病人保守性治療與緩和醫療建議，以減輕病人身體病痛爲主，一般多從下面三個情況考量：⑴病人意識不清；⑵病人較年長，如80歲以上；⑶疾病已屆末期，如癌末、器官衰竭。

慢性腎臟病防治與照護品質五年提升計畫架構圖

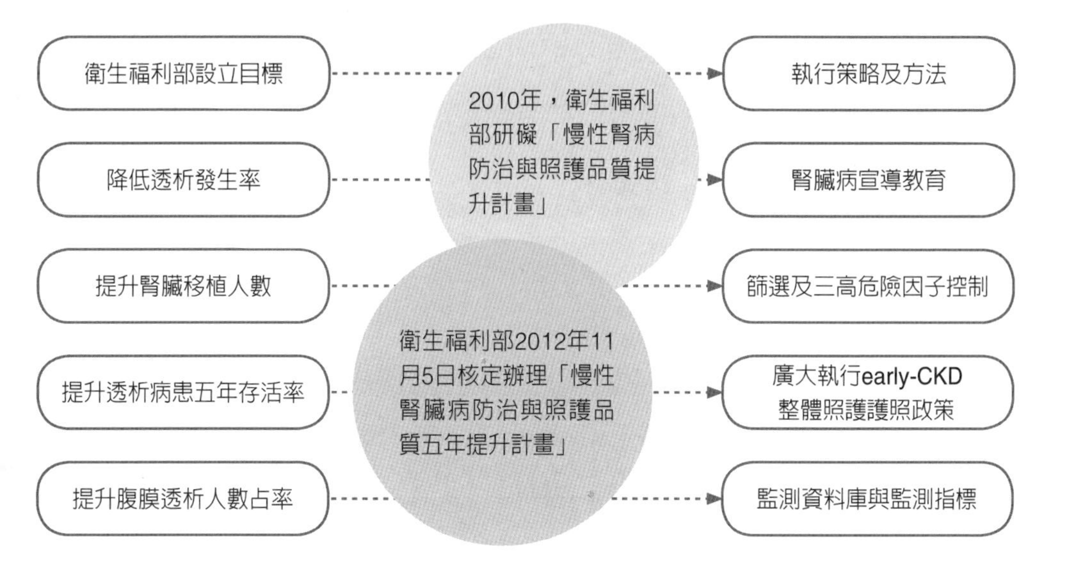

CKD定義（以下任一表現持續三個月以上）

腎臟受損標記（一個或更多）	· 尿液出現白蛋白，其中白蛋白排泄率（AER）≧30mg / 24小時；白蛋白血清肌酸酐比值 · 尿液出現異常沉積物 · 腎小管疾病所造成的電解質及其他異常 · 腎臟有組織異常 · 影像學顯示有構造異常 · 腎臟移植病史
GFR降低	GFR＜60ml / min / 1.73m^2（GFR分期的G3a期到G5期）

10

疾病篩檢及防治

10-1 疾病篩檢

10-2 篩檢誤差

10-3 預測值

10-4 正常、異常

10-5 診斷試驗

10-6 分歧及一致性判斷

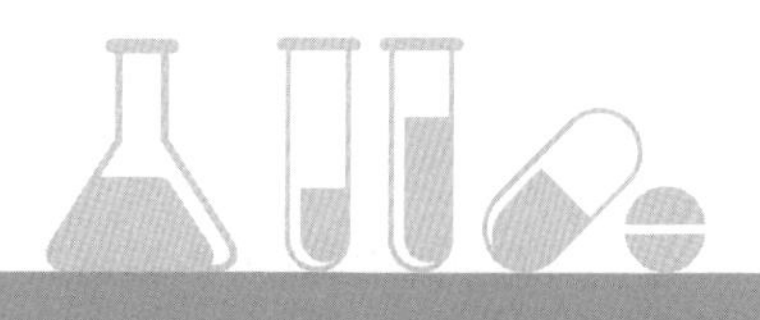

Unit 10-1 疾病篩檢

篩檢（screening）是在大量族群中藉由快速的試驗和其他方法，去發現那些未被識別的病人、可疑病人或有缺陷的人。篩檢不是診斷試驗，而是區別健康人和病人（疑似病人、有缺陷的人）的方法，它僅是初步檢查，是早期發現病人的一種方法，對篩檢試驗陽性還應進一步確診。

疾病篩檢屬公共衛生三段五級的第二段預防，對於降低罹病、死亡及殘障率具有實證結果之重要性。其目的是透過社區無症狀民衆的定期篩檢，早期發現疾病，早期治療，進而改善其預後。

1.大規模篩檢：在社區針對一大群無症狀個體實施有組織性檢查，以便早期診斷可能疾病個案。

2.伺機性篩檢： 醫師在醫院進行一般檢查也可針對某些無症狀個案或某些可能個案提供篩檢服務。

規劃社區民衆大規模篩檢必須考慮的原則如下：

1.篩檢項目是高盛行率、高發生率的疾病。

2.有適合的診斷及治療方式。

3.篩檢工具具有簡單、安全、便宜、快速、高接受度等特性。

遺傳或先天代謝異常疾病種類很多，但目前能夠治療的爲數甚少。提高人口素質、減少殘障人口以增進家庭和社會的福祉、預防遺傳疾病或先天代謝異常患者出生或發病，爲國家人口政策的重要目標。有些先天代謝異常疾病若能早期發現，並給予適當治療或預防，即能使該等病患正常的成長或將疾病的後遺症降至最低。

先天代謝異常疾病可考慮利用新生兒篩檢來達到預防與治療的目的，但並不是所有疾病都適合以新生兒篩檢來防範。常見的篩檢疾病有苯酮尿症、高胱胺酸尿症、楓漿尿病、半乳糖血症、葡萄糖-6-磷酸鹽去氫酵素缺乏症、先天性甲狀腺功能低下症、先天性腎上腺增生、生物素酵素缺乏症、鐮刀型細胞貧血症及囊性纖維化症等。

篩檢的效益如下：

1.死亡率降低：如乳癌篩檢降低30%乳癌死亡率。

2.發生率降低：如大腸直腸癌篩檢降低20%大腸直腸癌發生率。

3.併發症減少：糖尿病篩檢減少33%糖尿病併發症。

影響篩檢效益的因素有民衆的參與率、涵蓋率；篩檢工具的檢測能力、品質；異常個案接受轉介確診的順從度；確診個案接受轉介治療的順從度。

成本效益分析

進行一項篩檢試驗相當耗費人力、物力、財力。篩檢的效果應當從成本效益方面進行分析。篩檢試驗的成本指的是篩檢試驗所花費的全部費用，而效益則爲經過篩檢所取得的經濟效益（經過篩檢早期發現病人，節省的醫療費用等能用貨幣計算的效益）及社會效益（指提高生活品質和衛生服務品質等，給社會、社會活動、族群的精神和健康所帶來的好處），在患病率很低的情況尤應進行此種分析。

篩檢步驟示意圖

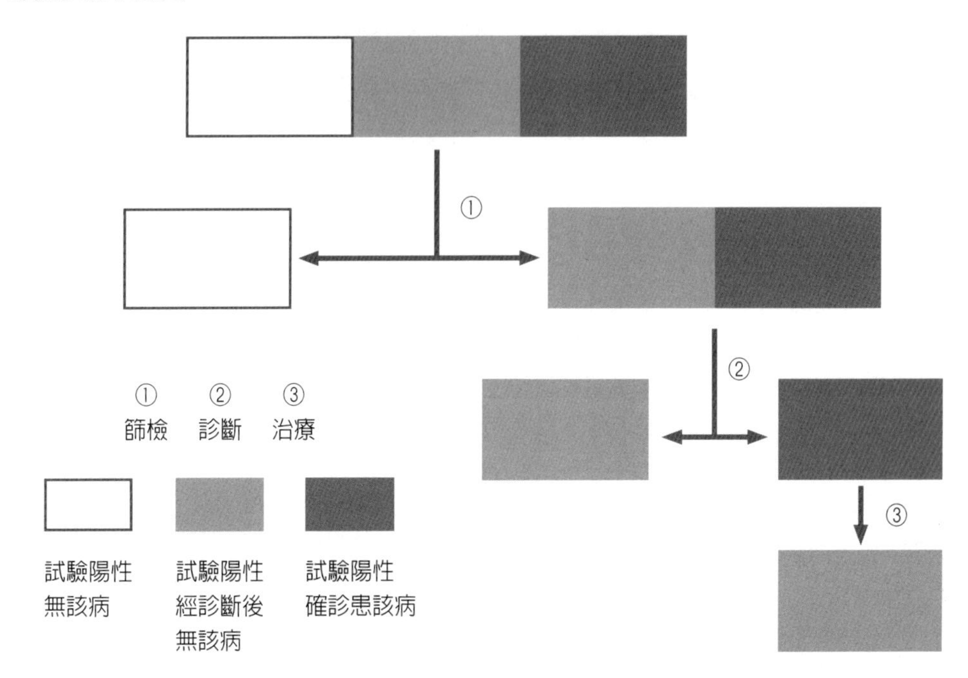

篩檢在公共衛生的角色

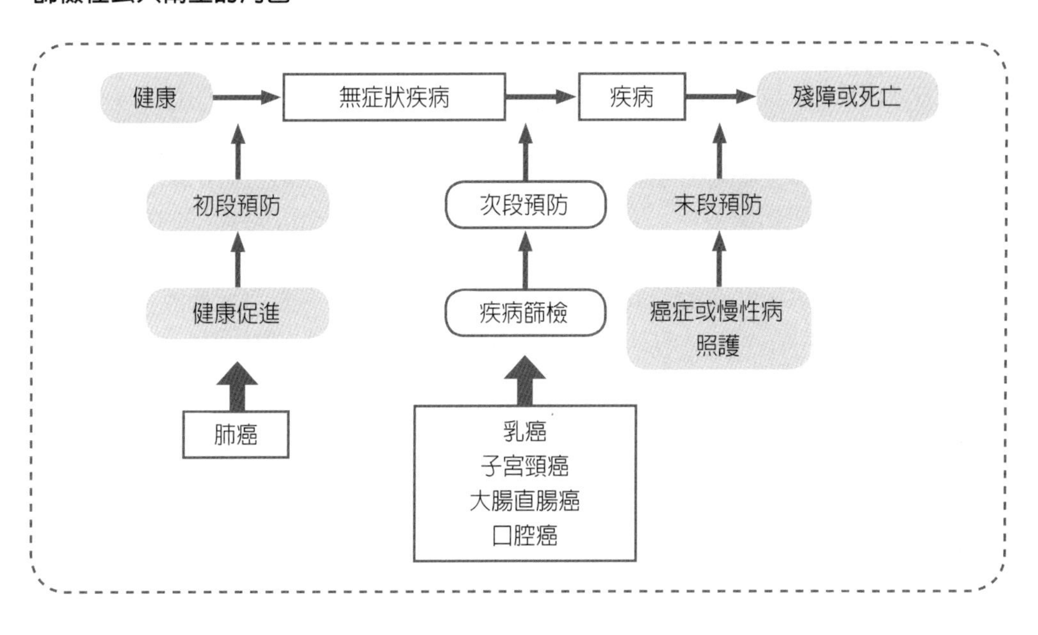

Unit 10-2 篩檢誤差

健康檢查目的係在篩檢疾病，針對外表健康、無明顯症狀的族群施予檢查，俾利早期發現可能發生某種疾病之高危險群個案，再作進一步檢查，以求得正確診斷與必要的後續追蹤與治療。

《新英格蘭醫學期刊》研究報告顯示，60歲以下男性以攝護腺特異抗原血液篩檢法（PSA）進行攝護腺癌檢測，誤差率達百分之八十二，用於年紀較大男性時失誤率也達百分之六十五。

國民健康署指出，國內對骨鬆定義是依世界衛生組織建議，若經雙能量X光吸收儀檢測，骨密度在負-1～-2.5（含）間爲骨質流失，-2.5以下爲骨質疏鬆症，坊間所使用骨密度超音波檢測，因誤差率較高，只能當篩檢。

血液中癌症標誌的篩檢確實可以幫助癌症的早期發現，但癌症篩檢絕對不是仰賴一次的血液腫瘤標誌的偵測，而是要配合病人臨床的症狀才更有效益。不定時到不同家醫院作檢查，但不同檢驗單位可能有不同檢驗方法，同時也有僞陽性或僞陰性的可能，導致在結果判讀時反而更混淆。

篩檢可能產生的誤差在評估一個篩檢工具是否有效時，有幾個可能造成誤導的誤差（bias）值得特別注意：

前導期誤差（lead time bias）

所謂「前導期」指的是「篩檢發現疾病」與「病人因症狀出現而診斷出疾病」的時間差距。一般來說，前導時間越長，篩檢的效益越大。

臨床前期長短不同造成的誤差（length bias）

腫瘤生長較慢的癌症有較長的可偵測的臨床前期，因此，在同樣時距的篩檢頻率下（如一年），病程較慢的癌症（如十年）比起病程快速的癌症（如三年），有較多的機會被篩檢出來，因而使得前者的死亡率低於後者，造成誤差。

選樣誤差（selection bias）

目標族群中不同疾病與暴露狀況下的個案，被選爲研究族群的比例並不盡相同，因此可能產生選樣偏差。一般來說，接受篩檢的志願者比起未篩檢者，其本身健康狀況通常較健康，遵從醫囑性也較高，往往造成篩檢組的整體結果較佳，然而，這並不能歸因於篩檢的效益，而是本身選樣族群不同之故。

如何避免篩檢誤差

要避免上述非隨機試驗可能產生的誤差，唯一的方法就是避免單純只分析診斷後的存活率，而要進行隨機對照實驗（RCT），比較接受篩檢與未接受篩檢者之間不同年齡層的死亡率。

隨機誤差主要受到兩個因素的影響，第一是樣本數，樣本數越大，誤差越小；第二是受調查樣本之間變異大小，受調查樣本間的變異越少，研究誤差也會變小。唯有設計精良且確實執行的大規模隨機對照實驗，才能正確、無偏差的評估篩檢計畫的臨床效益。

目前最常見的癌症腫瘤標記

腫瘤標記項目	檢測癌症種類	非腫瘤引發因素
甲種胎兒蛋白（AFP：a-fetoprotein）	肝癌、生殖細胞瘤	急性肝炎、肝硬化、肝臟再生、懷孕
癌胚抗原（OEA）	大腸癌、胰臟癌、胃癌、肺癌、乳癌、甲狀腺髓質癌	抽菸、消化性潰瘍、發炎性大腸疾病、肝硬化、慢性疾病、胰臟炎、甲狀下功能低下
抗原體19-9（CA 19-9）	胰臟癌、膽管癌、消化道惡性腫瘤	阻塞性黃疸、急性肝衰竭、急性肝炎、慢性酒精性肝病、急性胰臟炎、慢性非酒精性肝病、慢性胰臟炎、糖尿病、間質性肺疾病、膠原血管疾病
攝護腺特異性抗原（PSA）	攝護腺癌	攝護腺炎、良性攝護腺肥大、攝護腺創傷
癌抗原125（CA 125）	卵巢癌、子宮內膜癌、胰臟癌、肺癌、乳癌、大腸癌	子宮內膜異位、懷孕、月經期、卵巢囊腫、骨盆腔發炎、腹膜炎、肝硬化併腹水

篩檢效益評估指標

時間	指標
長期（long-term）	死亡率／發生率／併發症發生率的下降
短期（short-term）	1. 疾病嚴重個案比例：包括大腫瘤、局部淋巴侵襲、組織分化不良，比例愈大，篩檢效益愈差 2. P／I 比值（＝平均滯留時間）：比例愈大，篩檢效益愈好 3. I／E 比值（＝計畫的假陰性率）：比例愈大，篩檢效益愈小

- P為第一次篩檢偵測個案盛行率＝第一次篩檢偵測個案數／參加篩檢人數
- I為族群原發生率 （篩檢介入前之發生率）
- P/I=D平均滯留時間
- 平均滯留時間愈長，篩檢效益愈好
- P/I比值會受下列幾個因素影響：⑴臨床症前期（PCDP）發生率(I)；⑵臨床症前期（PCDP）長短；⑶族群是否曾接受篩檢

篩檢計畫評估

項目	說明
篩檢是否能有效	1. 降低死亡率? 2. 降低發生率? 3. 降低併發症發生率?
篩檢是否具成本效益	流行病學家、統計學家、健康經濟學

Unit 10-3 預測值

預測值（predictive value）又稱「預告值」。一個診斷方法有其一定的特異度、靈敏度，但是當應用它篩檢或診斷患病率不同的族群時，陽性（或陰性）結果所表示的意義卻不同。

在臨床工作中每日會遇到看化驗單的結果，在得到一個陽性（或陰性）結果時，如何判斷其診斷價值，這時就需要參考該被檢查者是處於高患病率人群還是低患病率族群。當患病率很低時，即使一個特異度很高的試驗也會檢出相當多的假陽性

金標準（gold standard）

金標準是指一種疾病標準診斷方法，是當前醫學界公認的、診斷某病的可靠診斷方法，應用該標準能較正確區分某種疾病的患者和不具有該病的人。

常見的金標準有：病理學檢查（組織活檢和屍體解剖）、手術發現、微生物培養、特殊的影像學診斷、長期隨訪結果。

要評鑑一個試驗方法，金標準的選擇是非常重要的，一項診斷試驗的準確程度只有在金標準診斷的病人組和非病人組中進行考核，才能得到正確的評價。

1.靈敏度（sensitivity）：在眞正患病的人當中，試驗結果爲陽性的百分率，即眞陽性率。靈敏度表示試驗方法對疾病的檢出能力，靈敏度越高，說明試驗方法對疾病檢出能力越強，病人漏診機會越少。

2.特異度（specificity ）：指在無病的人中試驗結果陰性的百分率，即眞陰性率。特異度表示試驗方法對無病的檢出能力。特異度越高，說明對無病的判斷能力越強，無病的人誤診機會越少。

	Disease（+）生病	Disease（－）健康	
Test Result（+）陽性	a 眞陽性	b 假陽性	a+b
Test Result（－）陰性	c 假陰性	d 眞陰性	c+d
	a+c	b+d	

將眞陽性、假陽性、假陰性、眞陰性分別以a、b、c、d來表示：

1.靈敏度：爲有病者診斷結果爲陽性的比率＝眞陽性率＝眞陽性／生病＝a／a+c

當高靈敏診斷試驗的結果爲陰性，此爲未罹患此疾病相當可靠的指標

2.特異度：爲無病者診斷結果爲陰性的比率＝眞陰性率＝眞陰性／健康＝d／b+d

在專一性高的診斷試驗，結果陽性即表有病，因爲罕見僞陽性

3.陽性預測值（positive predictive value, PPV）：診斷試驗結果呈現陽性且確實有病者的比率＝眞陽性／陽性試驗結果＝a／a+b

4.陰性預測值（negative predictive value, NPV）：診斷試驗結果呈陰性且確實無患病者的比率＝眞陰性／陰性試驗結果＝d／c+d

特異度為95%，靈敏度為99%的診斷試驗，在不同患病率族群中的陽性預測值

項目	患病率	
	1%	2%
1.人數	1000	1000
2.確實有病人數	10	20
3.確實無病人數	990	980
4.試驗陽性〔(2)×0.99〕	10（應為9.9）	20（應為19.8）
5.試驗假陽性〔(3)×（1－0.95）〕	50（應為49.5）	49
6.總陽性數〔(4)+(5)〕	60	69
7.陽性預測值〔(4)/(6)〕	10／60＝17%	20／69＝29%

預測值與患病率的關係

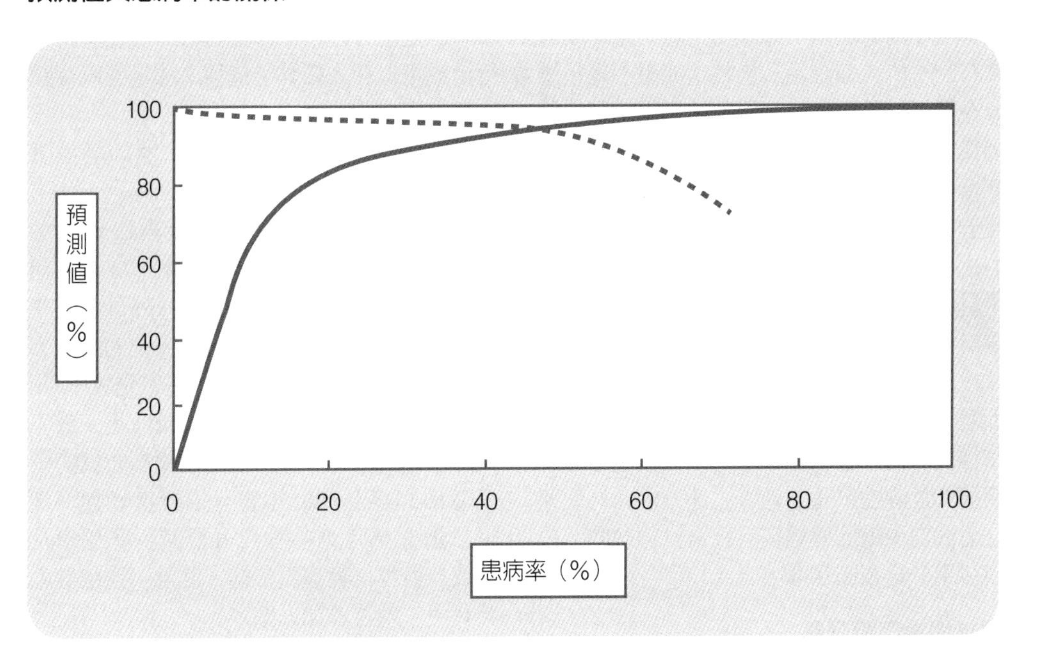

Unit 10-4 正常、異常

臨床上遇到的最常見問題之一是該現象（病人的症狀、體徵、診斷試驗結果等）是正常或異常。因爲進一步研究、治療或觀察都取決於是正常還是異常。

如果正常與異常區分得很清楚，沒有重疊，這個問題就不難解決。但實際情況是正常與異常有一部分重疊，而更常見的是只有一個分布，異常者只是在此分布曲線的一端。此時臨床醫師作出實際的決定時，可以應用如下三種方法。

將普通作為正常

通常臨床醫師把常見的作爲正常，而把罕見情況作爲異常。此時常在頻數分布上選取一個任意的截斷點（臨界點）作爲正常與異常的區分。通常以平均值之上或之下二個標準差作爲截斷值。如果爲正態分布，則通常有2.5%的人被確定爲異常。如果不是正態分布則可以用百分位數法。如果用雙側檢驗則從2.5百分位數到97.5百分位數爲正常值，如單側檢驗，測量數值過大爲不正常則上限定於第95百分位數作爲截斷值；如果測量數值過小爲不正常，則定在第5百分位數，其下爲異常。那麼在人群中不正常者即被確定爲5%。

這種分法是人爲的，沒有生物學基礎，而且有些情況，如血壓、血清膽固醇，在正常值範圍內，也隨著數值的上升而使心血管疾病的危險性跟著上升，大部分冠心病使死亡者的血清膽固醇是在「正常」值範圍，只有少部分是在高水準。

異常與疾病相聯繫

第二個標準是按正常健康者與病人的分布，選取一個明確的截斷點以區分正常與異常。但是，這兩者常常有相當的重疊，有時幾乎不能明確分開。幾乎永遠有一些正常人在截斷點的病人側（假陽性、誤診），而有一些病人在截斷點的正常人側（假陰性、漏診）。這種情況可以用靈敏度、特異度表示。根據需要漏診率（或誤診率）哪個小，而定截斷值。另外，可用繪製ROC（接受者操作特性曲線）曲線法，選取其左上角拐彎處之點作截斷值，既考慮到靈敏度，又考慮到特異度。還可以約登指數最大時的測量值爲正常或異常的分界點。

按可治療界限劃分

由於上述兩種分法來區分正常與異常的困難，而引出另外一種方法，用隨機對照試驗來確定區分標準，即根據在什麼標準時進行治療可以利大於弊；這種方法是臨床實踐中摸索出來的。

例如對於高血壓的治療，關於舒張壓的正常值範圍就歷經多次變動。六〇年代中期定爲14.0kPa，七〇年代又定爲12.0kPa，1985年英國醫學研究理事會（Medical Research Council）認爲按12.0kPa可能有些治療過度，此標準目前又有往上提的趨勢，即定爲12.7kPa的參考標準。這也是WHO關於高血壓的診斷標準SBP≥21.3kPa及（或）DBP≥12.7kPa的參考標準。治療高血壓的標準從1955年至1985年曾有過幾次變動。確定診斷標準時應參考其可否減少病死率及（或）發生併發症爲依據。此外，還應參考其費用、效益等加以確定。

在醫學研究上，關於「正常」的定義

定義	說明	舉例
診斷性定義	代表對某一個病害其量測值不存在或是低於某一數值。此種定義在臨床醫學十分重要	貧血症的定義是血球容積值低於30%。高於50%則是代表血球過多
治療性定義	量測值如果超過一個特定值需要進行治療。在研究中量測結果並未顯示或低於此特定數值則代表正常	小孩的身高低於一個已建立的基準值，因此施以人類生長荷爾蒙以防止侏儒症
危害因子定義	量測值的範圍超過某一病害的危險值或影響了某一疾病的危險性。改變危險因子也改變實際的病害風險	高膽固醇並不代表危險，但是增加了心臟病的風險
統計定義	量測值來自無疾病的母群，母群為常態分布。正常的範圍為量測平均值與正負兩倍標準差之範圍	95%的量測值範圍。最高2.5%與最低2.5%的範圍為不正常
百分比定義	以百分比值以定義正常與不正常	自零開始95%的觀察值為正常值，最高的5%則為不正常值
社會定義	依據大衆的信仰	小孩會走路的正常年齡是幾歲

ROC曲線示意圖

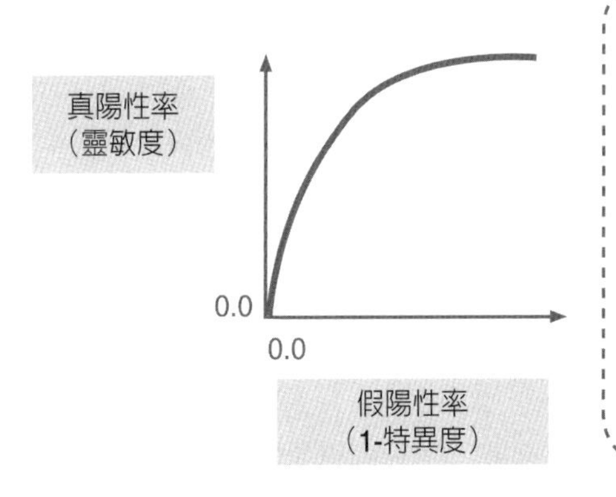

接受者操作特性曲線（receiver operating characteristic curve，簡稱ROC曲線），是根據一系列不同的二分類方式（分界值或決定閾），以真陽性率（靈敏度）為縱坐標，假陽性率（1-特異度）為橫坐標繪製的曲線。ROC曲線能很容易地查出任意界限值時對疾病的識別能力。ROC曲線能選擇最佳的診斷界限值。越靠近左上角，試驗的準確性就越高。最靠近左上角的ROC曲線的點是錯誤最少的最好閾值，其假陽性和假陰性的總數最少。

Unit 10-5 診斷試驗

篩檢試驗是用來區別病人及可疑病人與無病者；診斷試驗是進一步把病人與可疑有病但實際無病的人區別開來。

診斷指標

1.主觀指標：指由被診斷者的主訴而確定的，如不舒服、頭暈、頭痛、食慾不振、失眠等，這些指標最容易受被診斷者的主觀影響而改變。僅憑被診斷者主觀感覺的指標，作爲診斷指標常常很難反映眞實情況。

2.半客觀（或半主觀）指標：指根據診斷者的感覺而加以判斷的指標。因爲由診斷者主觀判斷，不同診斷者常易出現不同的判斷，應用時，必須嚴格規定標準。

3.客觀指標：用客觀儀器加以測量，很少依賴診斷者及被診斷者的主觀意識判斷，所以是比較可靠的。在這類指標中，被觀察者死亡的結果是一個絕對客觀的指標，是不易弄錯的。

診斷標準（診斷界限）用以區別正確與異常。由於調查或篩檢的結果經常以發病率、患病率、死亡率來表示，而這些率的分子是病人或因某病而死的人數。如果診斷不正確或診斷標準不一致，則所得出的率就不一樣。

診斷方法的評鑑

1.可靠性：用同一種診斷方法在同樣條件下，對相同的族群進行一次以上的檢查，結果愈恆定（試驗結果穩定性高），此診斷方法的可靠性愈高。影響一種診斷方法的可靠性的因素有三：

⑴方法的差異：如試劑的穩定性及被測物質數値的波動（如被測物的晝夜差異）。試驗方法可受試劑品質、配製方法、溫濕度等因素影響。儀器也可受外環境因素（如溫度、濕度、安靜、振動等）的影響，使測量值發生誤差。

⑵被觀察者的個體生物學變異：如血壓値在上、下午、冬夏季不相同。血糖値在飯前、飯後不相同，身體上下肢、左右側反應不盡相同等。此時，同一測量者用同一方法對同樣被觀察對象的測定結果也有不同，因此，必須規定觀測的條件（如時間、部位等）。

⑶觀察者的變異：包括觀察者自身的變異（如不同時間、條件時）和觀察者之間的變異。

2.眞實性：是測定值與眞實値相符合的程度。評鑑診斷試驗的眞實性通常用該診斷試驗的靈敏度、特異度（假陽性率和假陰性率）。

診斷標準選擇原則

1.當假陽性及假陰性的重要性相等時，一般可把診斷標準定在「特異度＝靈敏度」的分界線處，或定在正確診斷指數最大處。

2.有些嚴重疾病如能早期診斷則可獲得較好的治療效果，否則後果嚴重。此時應選擇靈敏度高的診斷標準，保證所有病人儘可能被篩檢及診斷出。但特異度會同時降低，假陽性增多，需要進一步確診的可疑病例即增多，從而增加檢查成本。

3.治療效果不理想、確診及治療費用較貴時，則可選擇特異度較高的診斷標準。

病人與非病人不同數值的分布示意圖

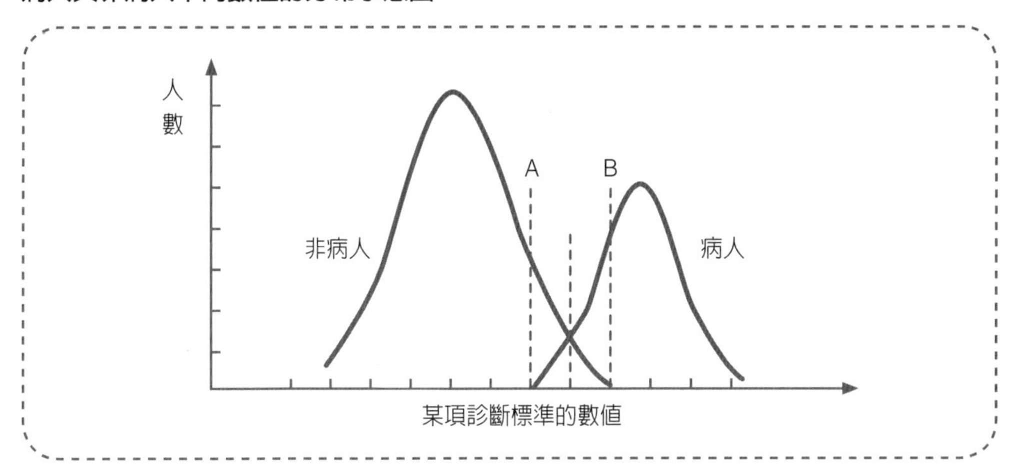

理想的正常人和糖尿病病人的血糖分布

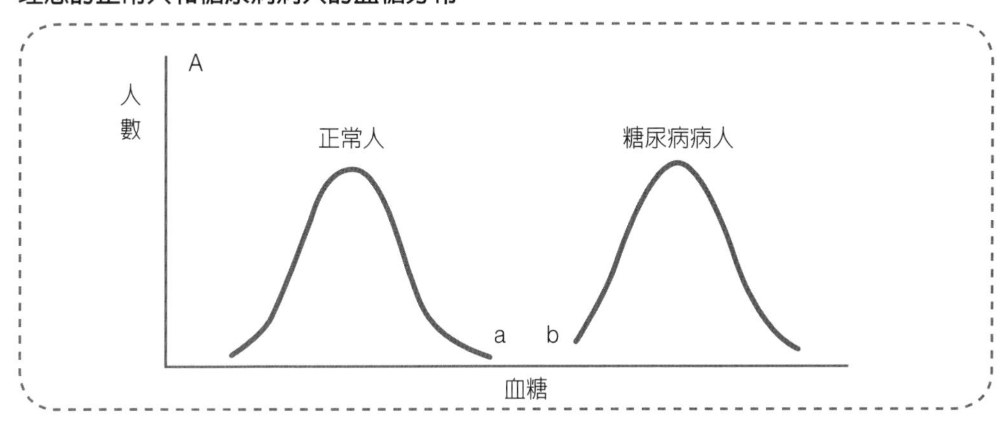

實際的正常人和糖尿病病人的血糖分布

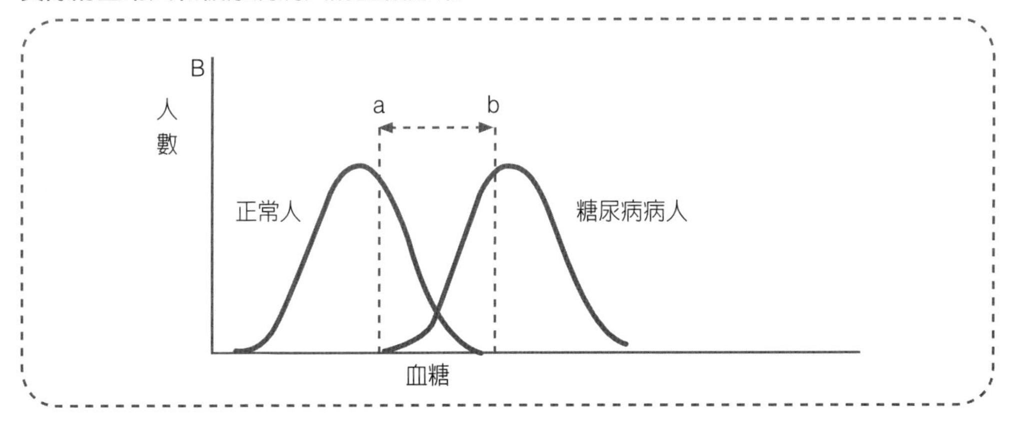

Unit 10-6 分歧及一致性判斷

疾病的診斷可以從臨床上病患所呈現的症狀來加以臆斷，但是醫師對於疾病診斷的方式和疾病的定義常常會有所改變，甚至是出現爭議之處，因爲眞值（實際診斷或定量測量）未知，因此方法的比較只能建立相等性而非優越性。

資料的一致並不代表正確，因爲可能兩種方法所得的值雖然不正確但仍一致。對於診斷的結果，一致性的程度是與疾病的盛行率有關，因爲一致性判斷的依據是在最後眞正診斷結果爲陽性或陰性。

對於定量測量的結果，一致性的程度與測量值的大小有關。當某一變數的一致性有分歧時，統計分析應對此變數執行分層分析。對於診斷結果，相對的靈敏度及專一性以及差異性的解決方法可能誤導且不適於作爲是否可以核准的主要評估標準。

產生臨床不一致的原因

1.觀察者的原因：如診斷指標、診斷標準不一致，診斷分類不清，不同專業人員會偏重從本專業出發考慮診斷標準。觀察者（檢查者）感覺上的差異，而得到不同結果。由預期結果影響而形成的診斷上的預期偏差等等。

2.被檢查者的原因：如被檢查部位不同、時間不同，將會影響測定結果。

3.檢查的原因：診斷儀器性能不良或用法不當會造成測定結果不穩定，檢查時環境雜亂，影響對精密測定結果的判定等。

防止臨床意見不一致的方法

1.安排適當的診斷環境：如安靜、光線適當、溫度舒適等。

2.實驗室檢查結果的報告：應不受臨床診斷的干擾（盲性、獨立判斷），按檢查結果作出報告。

3.核實據以確定診斷的關鍵性資料：如複查病史、體徵，採用適當的實驗室檢查法，引用旁證資料，請求會診等。

4.報告結果時：附上客觀檢查證據，以便據以判斷。

5.增用適當的檢查設備、技術等。

對臨床意見不一致性的分析，最主要的目的是檢驗用於臨床科研資料的品質，據以作出診斷、治療決策及預後判斷的可靠性及重複性的程度。

案例說明

急性胰臟炎的病例中，約75～80%是屬於輕度胰臟炎，短暫的住院就可痊癒。另外的20～25%則是重度胰臟炎，判斷嚴重度在臨床上廣泛採用亞特蘭大分類。原來的亞特蘭大分類只分爲輕度及重度急性胰臟炎，修正後的分類已增加了中重度急性胰臟炎。以前診斷重度患者是以符合危險因素來判斷，但往往無法反映實際臨床狀況，所以新的修正是以決定因素的存在與否來作爲嚴重度的分類。修正後的分類，可以得到一個一致性且全球性的溝通。

Kappa值判斷標準

Kanidis和Koch提出判斷標準	
Kappa值	一致性強弱
<0	弱
0～0.2	輕
0.21～0.40	尚可
0.41～0.60	中度
0.61～0.80	高度
0.81～1.00	最強

Kappa一致性係數（K coefficient of agreement, K）

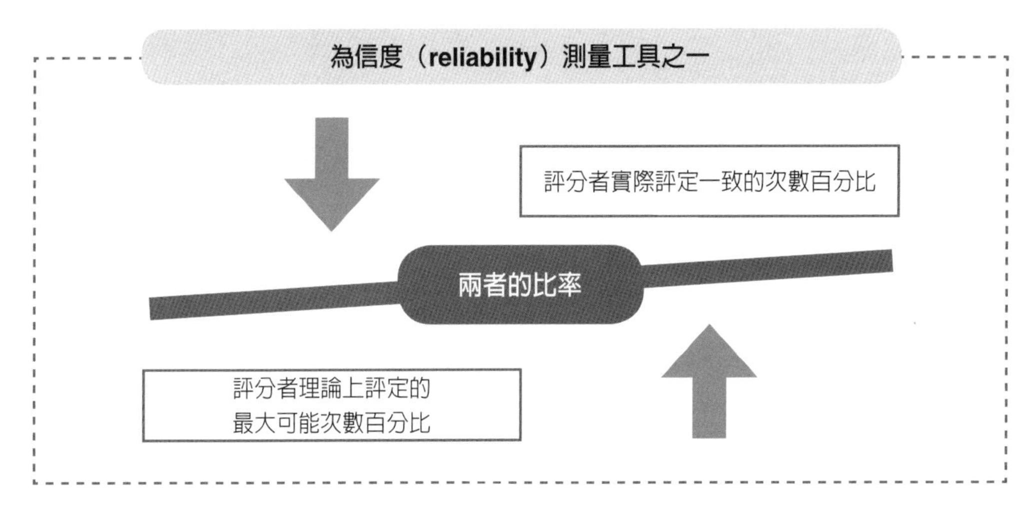

一般的Kappa公式

$$K=\frac{P_o-P_c}{1-P_c}$$

P_o＝實際觀測一致的百分比（observed agreement）：前後或兩者測驗的結果，一致的機率。

P_c＝理論期望一致性的百分比（chance agreement）：前後或兩者測驗的結果，預期相同的機率。

11

臨床經濟學

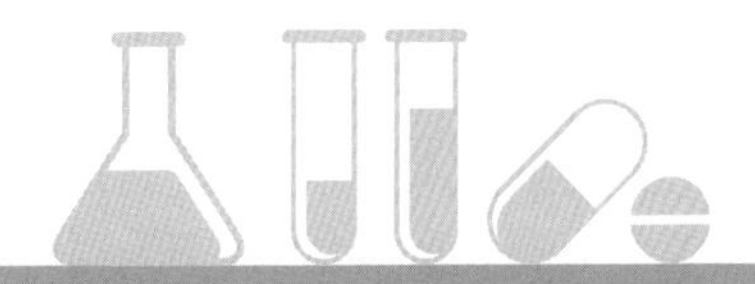

Unit 11-1 臨床經濟學概述

由於健康服務對象中老年人口所占比例增加、醫療技術向高科技發展、新藥不斷出現、高級儀器設備投入使用，以及病人對醫療保健的期望值不斷提高，使各國衛生總費用不斷上升，導致醫療保健的預算，遠遠跟不上醫療費用上漲的速度。

臨床經濟學（clinical economics）是在醫療經濟學（health economics）的理論基礎上，由臨床工作者及其他有關人員利用技術經濟學的評估方法，對在臨床使用的藥物、設備、診療程式等技術干預措施進行經濟評估和分析，從而探討最佳的診斷、治療方案，評估醫療效果，以提高衛生資源的配置和利用效率，爲臨床決策及制定有關政策提供資訊。

臨床經濟學是醫療經濟學的一個分支。醫療經濟學則是研究衛生、人口和經濟發展三者之間相互關係的學科，是經濟學在衛生保健領域中的應用。

臨床經濟學的意義是在合理配置和使用有限的衛生資源，使有限的衛生資源發揮最大的效益，提高資源的利用效率。

臨床經濟評估目的

臨床經濟學評估的核心目的在於比較不同治療方案的投入與產出，從而作出最佳選擇。

臨床經濟評估應用

1.應用於臨床治療，選擇最佳治療方案。
2.應用於藥品研究領域，選擇最佳治療藥品。
3.應用於技術評估領域，選擇適宜的新技術。

臨床經濟學評估的成本（cost）是指醫療單位在醫療服務過程中所使用的全部資源，包括人力資源、物質資源等，通常用貨幣的形式來表示。

臨床經濟評估是臨床醫生應用經濟學的原理和方法評估臨床診斷、預防和治療技術與措施的經濟學效果，找出影響合理利用有限資源的因素，指導臨床醫生在臨床實踐中作出決策。臨床醫生在選擇一項醫療措施的時候，不僅要注意其臨床結果，如有效率、治癒率、敏感性、特異性，更需要注意提高病人的生活品質以及所花費的醫療成本。

經濟評估的目的是希望將資源分配到最有效的方案，執行經濟評估之前，應先進行以下研究：

- 效能研究：在最完善的條件下，某一處置、服務或醫療計畫，對健康的好處是否多於壞處。
- 效性研究：對接受某一處置、服務或醫療計畫的人而言，在健康方面得到的好處是否多於壞處。
- 可用性研究：能由某一處置、服務或醫療計畫獲益的群衆，是否能容易地使用該類服務。

經濟評估的限制

1.假設解決問題的方法或措施是有效的。
2.通常分析數據時並未考慮資源分配的公平正義。
3.假設方案實施後的資源會被有效的利用。
4.評估過程需耗費金錢及資源。
5.經濟評估的結果僅供決策者參考。

成本分類簡圖

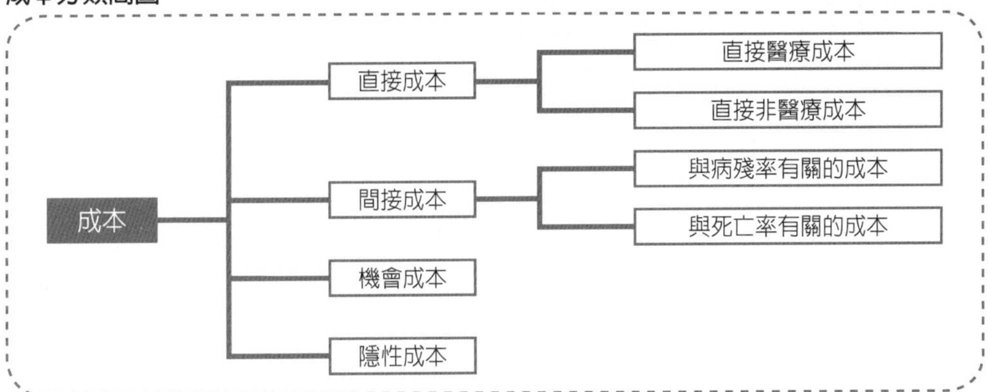

臨床經濟學評估方法

是否有兩種或兩種以上之措施比較	是否同時需要費用和獲得效果		
		否	是
	否	檢查費用 檢查效果	費用效果描述
		描述性研究	**部分評估**
	是	**部分評估**	**完整評估**
		療效分析 費用分析	最小費用分析 費用－效果分析 費用－效用分析 費用－效益分析

臺灣的醫療資源配給

主要類別	主張內容	值得討論的配給議論
1.拯救原則	資源配置健康狀況最糟糕的人	1.「健康最糟糕」指「所忍受的痛苦最多還是」還是「最接近死亡」？ 2.上述問題應該由誰回答？是醫師、管理者，還是病人自己？ 3.臨終病患容易接受最多照護，而不論其健康是否可能改善？
2.獲益原則	資源分給最可能獲得健康利益的人。	1.如何界定「健康獲益」？ 2.如何將健康獲益歸因於某項特定治療？ 3.只要治療效果比較好，資源配給可以不用考慮成本或花費？
3.效率原則A	資源配給固定資源下產生最大健康者	1.如何界定「健康獲益」？ 2.如何將健康獲益歸因於某項特定治療？ 3.如何計算成本？上述三個問題均需要大量可用訊息 4.健康的計算要不要特別考慮弱勢者？
4.效率原則B	資源配給固定資源下產生最大健康加權總合的病人，加權反映病人經濟社會劣勢	1.病人在經濟與社會上的劣勢如何給予權數？ 2.上述所有問題均需要大量可用的訊息，造成可行性較低
5.權利賦予	資源隨機配置給具有相同需要的人民	也許可以滿足公平與可行性的考量，但不太可能有效率

Unit 11-2 臨床經濟學評估

成本通常包括三大類，即直接成本、間接成本和無形成本。

直接成本爲衛生服務成本，指將資源用於直接提供預防、診斷、治療、服務等時所花費的成本，包括直接醫療成本和直接非醫療成本。前者指衛生服務過程中用於治療、預防、保健的成本，包括住院費、藥費、診療費、實驗室檢查費、X光檢查費、手術費、義肢費等。後者常用於屬於非醫療服務的病人因病就診或住院所花費的個人成本，如病人的伙食、交通、住宿、看護、由於疾病所要添置的衣服、病人住院後家屬探望的往返路費、外地病人家屬的住宿費用等。

無形成本，是指由於疾病所致疼痛，和死亡給家屬帶來的悲痛等疾病和醫療上非經濟的結果。

一項完整的經濟分析必須是對二種或者二種以上方案的臨床療效和成本同時進行比較，僅比較臨床療效，或者僅比較成本，都不是完整的經濟評估。經濟學評估方法包括最低成本分析、成本效果分析、成本效用分析、成本效益分析四種類型。

成本效果，分析是通過分析成本消耗後得到的效果，來確定最有效地使用有效資源的一種方法，也是目前在醫療保健領域中最常用的一種經濟評估方法。

成本效果分析的結果通常表示爲每一效果單位所消耗的成本（成本效果比）或每獲得一個增加的效果所消耗的增量成本（增量比）等。這就使兩種不同的醫療措施，在進行比較選擇時，有了相同的評估單位，從而爲臨床決策單位提供科學的依據。

在成本效果分析的研究中，通常採用的指標是成本效果比和增量成本效果比。成本效果比即每個生命年或每治癒一例病人、或每診斷出一例新病例或所花費的成本。成本效果比值越小，就越有效。通常單一的成本效果比值是沒有意義的，主要用於兩個或兩個以上的專案比較，並且是比較有相同結果單位的兩個專案。

1.直接成本（direct costs）是治療方案實施和醫療實踐直接消耗的資源或所花的代價。直接成本又可以分爲直接醫療成本和直接非醫療成本。
2.間接成本（indirect costs）是治療措施或衛生服務實施過程中所導致的間接代價，爲社會成本，是由於疾病而喪失的資源。
3.機會成本（chance costs）由於資源的有限性，若把有限的資源使用在某一項目上，就不能用於其他項目上，由此所付出的代價、造成的犧牲、帶來的損失都屬於機會成本。
4.隱性成本（intangible costs）是由於疾病所致的疼痛和死亡給家屬帶來的心理傷害等一類很難測定的非經濟結果。

臨床經濟學評估結果正確與否的關鍵

項目	說明
1	該分析是否提供了完整的經濟評估？完整的經濟分析是比較二種或二種以上治療，診斷或其他醫療措施，並且同時從臨床結果和成本兩方面評估
2	目的是否明確、經濟評估是站在何人的立場上？經濟分析可以從不同的角度進行，如病人、醫院、醫療費用提供者（如保險公司）或者全社會。從不同的角度或立場進行的經濟分析，其成本和結果的評估常常是不同的
3	是否比較了所有相關的臨床措施
4	成本和臨床效果是否都得到正確的測量和評估？在經濟分析中，首先要建立正確的臨床結果。臨床結果的來源包括單一的隨機對照臨床試驗，一系列臨床試驗的系統複述，臨床試驗的統合分析等
5	成本和效果資料是否進行增量分析？在兩種措施進行比較時，尤其新措施在增加了臨床療效的同時也增加了成本時，儘管單位效果的成本新措施比老措施少，但決定是否採用新措施還需要進行增量分析
6	是否進行了敏感性分析，這是因為經濟分析的結果常常受很多因素的影響
7	是否估計了治療族群的基線成本效果

疫苗增量成本效果（效用）分析

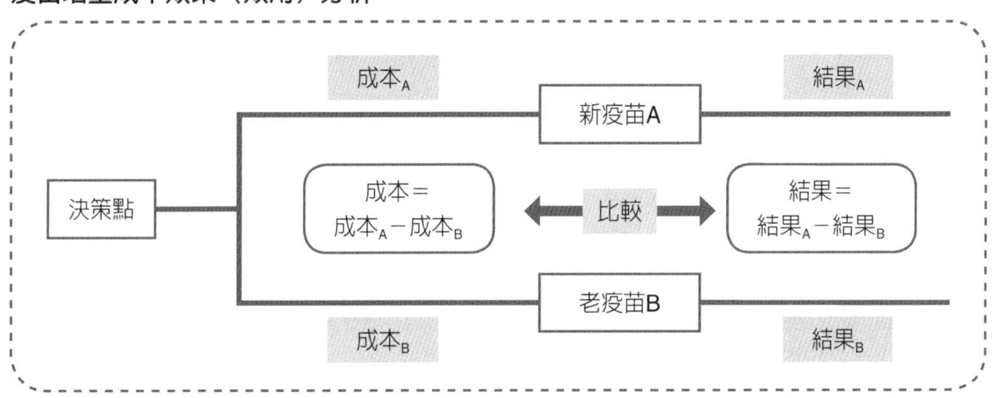

臨床經濟學分析中的決策

	有效性更好	有效性更差
更昂貴	權衡	拒絕 （絕對劣勢）
更便宜	接受 （絕對優勢）	權衡

Unit 11-3 臨床經濟學分析方法

常見的成本效益分析方法包括成本效用分析、成本效果分析、最低成本分析、成本利益分析等。擬評估的醫療科技與比較在療效臨床價值（如療效或安全性）的差異爲何，是決定採用何種評估方法非常重要的因素之一，而這方面的資訊可由相對療效的隨機臨床試驗，或結合數個隨機臨床試驗的系統性文獻回顧而取得。

最低成本分析（cost-minimization analysis, CMA）

從數個假設或已知結果相同的方案中，選擇其中一個成本最爲低廉之方案。假設治療效益相同時，測定各治療方案成本的大小，可以用成本結果（cost-consequence）形式表示。

成本效益分析（cost-benefit analysis, CBA）

比較兩種或多種臨床干預方案的所有預期成本和全部預期效益，來評估各方案的優劣的一種分析方法。

原則：①成本效益研究的主要內容，是任一方案的效益是否超過它的資源消耗的機會成本，只有效益大於機會成本的方案才是可行方案；②成本效益分析中各方案的產出指標都轉化爲貨幣的形式表達，因此可以直接比較各個方案的成本與效益；③對於某一具體的方案，應該考慮在方案週期內所有的資金發生情況，包括所有的成本投入和效益產出；④不同方案的比較，一般是通過比較各個方案的效益成本比來確定最佳方案。

成本效果分析（cost-effectiveness analysis, CEA）

評估使用一定量的衛生資源（成本）後獲得的健康效果，來確定最優化臨床方案的分析方法。

原則：①治療方案的成本儘可能低，且取得的效果儘可能好；②明確治療方案的實施是否存在成本上限，即預算約束；③明確治療方案的實施是否存在期望效果下限；④成本效果分析中成本採用貨幣形式，而效果卻採用健康指標、疾病狀態改善指標或衛生服務、利用指標等。因此，要保證在成本效果分析過程中不同方案之間效果的可比性。

成本效用分析（cost-utility analysis, CUA）

比較臨床方案投入成本量和經品質調整的健康效益產出量，來衡量臨床措施效率的一種經濟學評估方法。成本效用分析在進行產出測量時，把各個不同方案的不同結果轉化爲效用指標，由於各個方案的結果都使用一致的指標來表示，因此進行比較和評估更爲方便。

原則：①生命品質是某一方案中最重要的結果指標，就應該考慮使用成本效用分析方法；②當某一方案既有影響患者生命品質又有影響患者生命數量的結果指標，而評估者希望用一個指標計量這兩種結果，可以考慮使用成本效用分析方法；③在比較不同的方案時，如果使用的效果指標的單位不相同，可以將其轉化爲同一的效用指標進行比較。

效用測量

效用（utility）是指人們消費商品或服務所獲得的滿足感。目前使用較多的效用指標是生活品質調整後存活年數（QALY）、失能調整後生命年（DALY）。

QALY及DALY比較

項目	說明
生活品質調整後存活年數（quality adjusted life year, QALY）	計算不同生命品質（健康狀況）的存活年數相當於多少生命品質（健康狀況）為完全健康的存活年數，再與生命數相乘，計算所得的生命年數
失能調整後生命年（disability adjusted life year, DALY）	是從發病到死亡所損失的全部健康年，包括因早死所致的壽命損失年和疾病所致傷殘引起的健康壽命損失年兩部分，是綜合評估各種非致死性健康結果（包括各種傷殘狀態）與早死的效用指標，可以用來衡量人們生命與健康狀況的改善情況

臨床經濟學評估的基本步驟

DALY / QALY

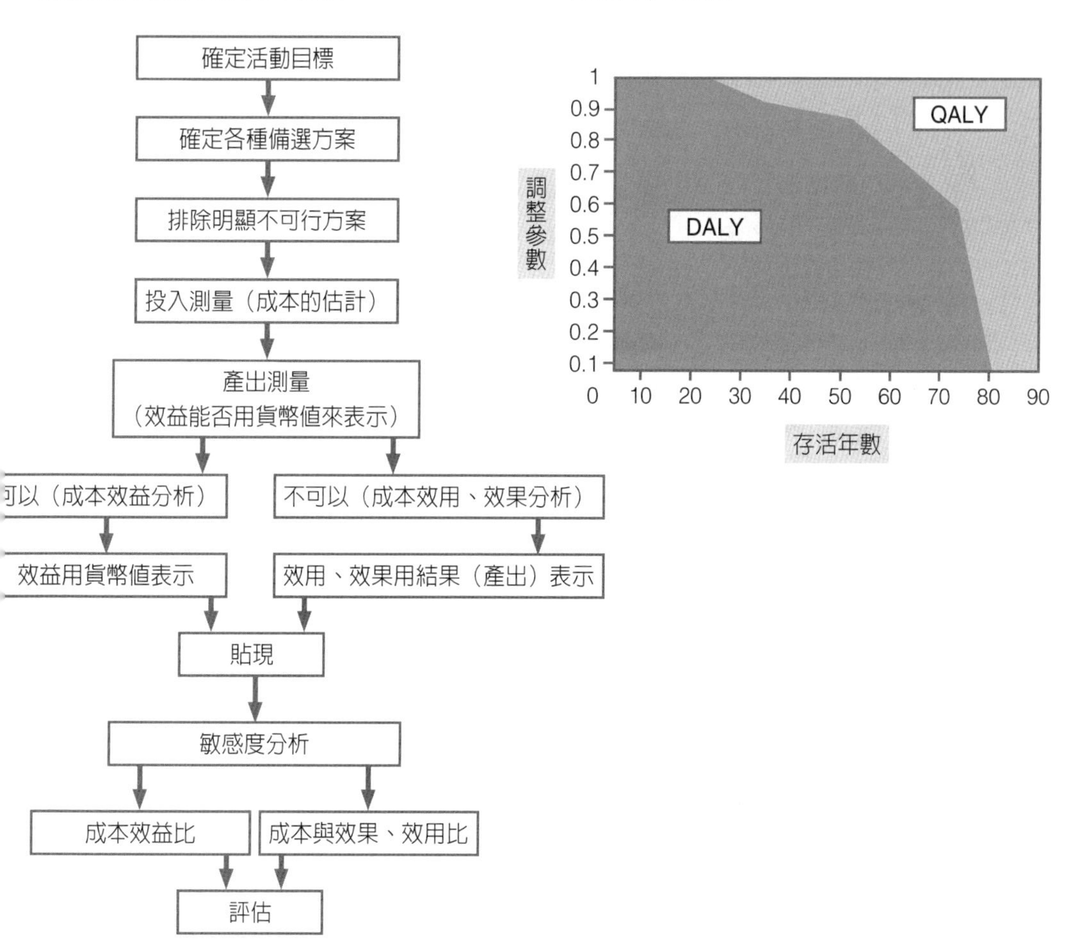

Unit 11-4 預後的判斷

預後（prognosis）是指臨床醫師對患者所患疾病發展爲不同結局（痊癒、緩解、復發、惡化、傷殘、併發症、死亡等）所作的預測。

預後是根據經驗預測的疾病發展情況，預測疾病的可能病程和結局，通常在描述某個疾病或某類族群時使用。結局（outcome），範圍較小，是患者個體，表示疾病發展到最終的結果或治療的最終結果，如痊癒、好轉、復發、死亡等，很具體的一個結果，臨床上通常稱爲轉歸。

預後評價是對某一個體在接受某種致病因素暴露或患有某種疾病後，其可能發生的各種轉歸概率估計、影響預後的因素，哪些是有利因素，哪些是不利因素，進而研究如何揚長避短，發揮利用其有利因素，排除預防其不利因素，以達到改善其預後的目的。

預後的評價是臨床醫師經常接觸的問題，也是研究的重要課題之一。預後因素：是以已患病的病人或接受某種致病因素暴露，有可能發病的潛在病人爲研究對象，觀察在整個疾病發生發展的全過程中，有可能影響病情發展的因素。

1.良性預後因素：能避免或減少疾病發生、減輕病情、縮短病程等一切可以改善預後的因素。
2.惡性預後因素：一切促進病情加重，病程延長者。

影響疾病預後的因素：①患者的身體狀態；②疾病本身的特點；③患者病情；④醫療條件；⑤醫院內感染；⑥患者的一般情況。

就某一個體來說，其預後的差異是十分顯著的。身體體質差別、致病因素致病力強弱、接受暴露的劑量大小、患者獲得治療的早晚與正確與否，以及經濟的、社會的、心理因素影響。預後研究必須有一定數量的患病個體爲基礎，進行群體研究，從群體現象中了解各種轉歸發生的概率。

存活率描述一群病患自罹病起，在追蹤一段時間後仍存活的機率，是疾病預後相當重要的指標。

癌症病人預後的評價工具

1.存活期（overall survival）：「存活期」或「存活率」，是研究中最直觀評價治療效果的方式，因爲它觀察比較的就是病人死亡（或是存活）的比率。
2.反應率：用腫瘤大小變化當作其評價治療指標。依照固體腫瘤反應評價標準（RECIST criteria），在治療過程中腫瘤大小變化可以分成完全緩解（complete response）、部分緩解（partial response）、無變化（stable disease）、疾病進展（progressive disease）。臨床試驗中，反應率通常是指完全緩解（complete response）和部分緩解（partial response）的比率，反應率越高暗示著治療效果越好。
3.無病存活率（disease-free survival, DFS）：指病人診斷癌症接受完整治癒性療法後開始觀察，經過一段時間後，其復發或死亡的病人比率。
4.疾病無惡化存活期（progression-free survival）是指從治療後開始觀察直到病人疾病惡化或死亡。通常用在腫瘤侵犯比較大或是已到處轉移的病患。

濾泡性淋巴瘤國際預後指數

參數	FLIPI	FLIPI2
受累淋巴結區數目	≧5	最大淋巴結直徑＞6cm
年齡	≧60歲	≧60歲
血清學指標	LDH＞ULN（正常上限）	β2微球蛋白大於正常值
分期	晚期（Ann Arbor分期III-IV）	骨髓受累
血紅蛋白	＜12g / dl	＜12g / dl
低危：0－1；中危：2；高危：3－5		

FLIP評估可以提示預後的差異，是否有新的分子生物學因素以鑑別預後差的患者

NIHSS 中風量表（National Institute of Health Stroke Scale）評估項目

項目	計分
意識程度（1a）	0－3
意識程度（1b）	0－2
意識程度（1c）	0－2
眼球運動 （2）	0－2
視野（3）	0－3
面部肌力（4）	0－3
上肢運動（5aL，左上肢）	0－4
上肢運動（5bR，右上肢）	0－4
下肢運動（6aL，左下肢）	0－4
下肢運動（6bR，右上肢）	0－4
肢體運動失調（5）	0－2
感覺功能（8）	0－2
語言功能（9）	0－3
構音困難（10）	0－2
忽略（11）	0－2

中風病患姿勢控制評估量表（部分）

平衡及基本行動力				
A.維持姿勢				
1. 無扶持下坐立〔病人坐在50公分高的檢查桌緣（如Bobath床），腳需踩在地板上〕	0 □ 無法坐立	1 □ 需些微扶持下始能坐立	2 □ 沒有扶持下，可以坐立超過10秒鐘	3.□ 沒有扶持下，可以坐立超過5分鐘
2. 扶持下站立（不論腳的擺位是否良好，只要站穩即可。且無orthosis等輔具）	0 □ 扶持下仍無法站立	1 □ 兩人用力扶持下，可站立	2 □ 一人中度扶持下，可站立	3.□ 單手扶持下，可站立
3. 無扶持下站立（不論腳的擺位是否良好，只要站穩即可。且無orthosis等輔具）	0 □ 沒有扶持下無法站立	1 □ 沒有扶持下可站立超過10秒鐘或身體明顯地偏向一側	2 □ 沒有扶持可站立超過1分鐘或身體些微不對稱	3.□ 沒有扶持可站立超過一分鐘，同時手臂可在超過肩膀的高度下活動

Unit 11-5 藥物經濟學

藥物經濟學的定義爲「描述與分析藥物治療對於醫療體系以及社會造成的成本」。藥物經濟學的概念也可應用於非藥物治療的選項（如手術或復健治療），以及其他醫療相關的服務（如高診次居家藥事照護、護理之家病患用藥評估）。

藥物經濟評估已被納入健保藥品給付的參考資訊。對於醫療機構來說，藥物經濟學研究可提供醫療院所藥品的成本效益評估，以作爲引進新藥時的參考。

藥物經濟評估方法學的指南（部分）

1. 目標對象：目標對象必須要明確指出，可能包括醫療保險單位、病患、處方醫師、醫院、研究者。
2. 評估立場：最好以社會的立場作評估並寫成報告。
3. 評估進行的時間：可在一個新藥發展臨床試驗的任何階段進行（通常在II、III、IV期）。
4. 關係公開：可由任何符合資格的研究者執行。所有執行該研究的合作同伴，以及他們與委託者（通常是製藥廠商）之間的關係，都應公開透明。
5. 評估方法：最低成本分析、成本效益分析、成本效用分析及成本收益分析。
6. 適應症與研究群體：通常是針對已註冊核准的主要適應症，評估內容必須明確指出該藥品所治療的病患群。
7. 選擇對照治療方法：應該有比較的特質，原則上，比較的對象可能是臨床執業上最有可能被該藥品所取代者，可能是另一種藥、一個手術過程或根本不治療。
8. 遞增與整體分析：成本與療效必須以遞增價值的形式呈現出來，也就是比較評估介入與對照治療間之經濟評估的差異。
9. 研究時間長度：分析時間的範圍必須足夠長到讓所有必須的治療成本與療效結果都出現，使得評估結果能獲得眞實且可信的結論。
10. 有效性與效果的差別：應呈現藥品的效果，而不是其有效性。應盡一切努力來收集在實際執業狀況下的疾病罹患率與死亡率資訊。
11. 健康相關生活品質：健康相關生活品質是一個療效結果的測量，可以用一般性問卷、特定疾病問卷、及偏好導向之測量工具來作測量。
12. 成本效用分析的療效結果：在一個成本效用分析中，生命年數（存活年數）及健康相關生活品質兩者都必須呈現出來。同時必須明確描述結合這兩者的方法。
13. 確認成本的項目：從社會的觀點來看，計算成本的項目必須包括直接醫療成本，直接非醫療成本與間接成本。
14. 成本測量（資源使用量）：在治療期間所使用的醫療資源數量必須以自然（非貨幣）單位表示，如時數、工作日數、看護日數、藥物劑量、使用顆數。
15. 成本之計價（單位價格）：所使用資源的單價成本必須有來源依據。
16. 建立電腦模式：通常會運用模式分析技術。
17. 未來療效結果與成本的折現。
18. 敏感度分析：必須將所有可能的假設列出來並具體說明。
19. 公平性：所有公平性的假設，無論是隱含的或明確的，都必須加以強調。
20. 藥物經濟評估的結果呈現。

臨床結果數據的價值順序

實驗性研究	I	隨機對照臨床試驗（randomized controlled clinical trials）
	II-1a	對照臨床試驗有假性隨機分配（controlled clinical trial with pseudo-randomization）
	II-1b	對照臨床試驗沒有隨機分配（controlled clinical trial without randomization）
觀察性研究	II-2a	群體前瞻性研究有同時對照組（cohort prospective studies with parallel control）
	II-2b	群體前瞻性研究有歷史對照組（cohort prosp. studies with historical control）
	II-2c	群體回溯性研究有同時對照組（cohort retrospective study with parallel control）
	II-3	流行病學回溯性案例對照研究（epidemiological case-controlled studies retrospective）
	III	之前與之後形態研究（studies of「before and after」type）
	IV	專家意見〔德菲方法學（Delphi method），委員會書面報告，描述性研究〕

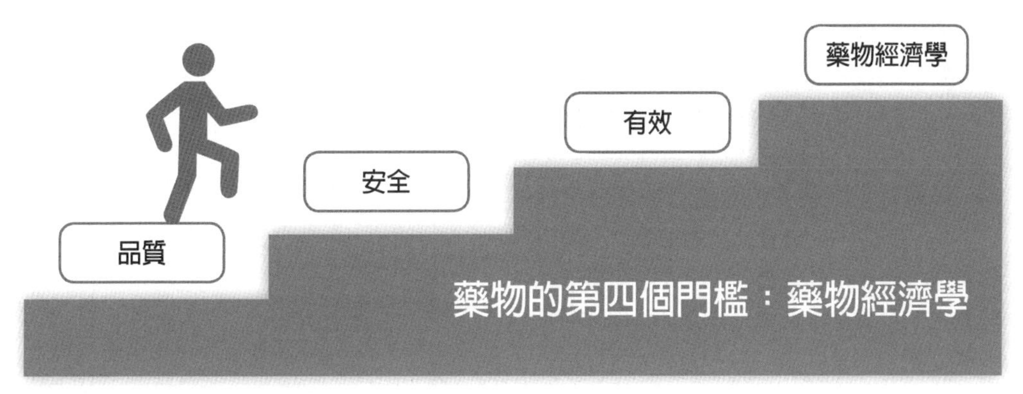

藥物經濟學運用的層面與方向

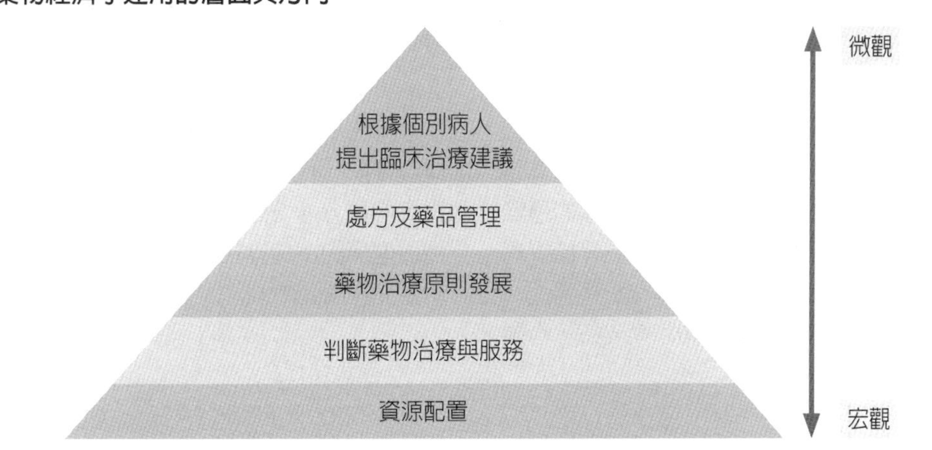

Unit 11-6 健康需求

世界衛生組織將健康定義爲身體上、精神上和社會適應上完好狀態，而不僅僅是沒有疾病或者身體不虛弱，所以健康需求（demand for health）可以定義爲人們在現實效用最大化過程中對包括身體、精神和社會適應上完好狀態的需求。

對醫療服務需求是間接的，如看病、接種疫苗、住院等，人們最終需求的是健康的身體。醫療服務只是保持和改善健康狀況的要素，所以對醫療服務需求是衍生的，最根本的還是對健康本身的需求。

健康不僅是一種消費品，而且是一種投資品。作爲消費品，健康可以產生直接效用；作爲投資品，健康的身體可以增加健康天數，以便用於工作或者閒暇消費。

健康是人力資本的一個組成部分，但它與其他形式的人力資本（如知識）有所不同。健康和教育對人們收入能力的影響都是長期的，因而對健康和教育的支出是一種資本性投資。

健康資本需求

在健康需求理論中，使用衛生服務就是維持和提高健康資本存量的一種健康投資行爲。在進行健康投資時，要考慮到健康資本的利息率和折舊率，合適的投資數量應該選擇健康投資的邊際成本和邊際資本的邊際收益相等的點，即投資的邊際收益等於折舊率和利息率的和。當資金利率和折舊率上升時，需要有更高的投資回報率來支持，否則健康投資必然下降。

工資率高的人們傾向於更多的健康需求，因爲這樣才能保證他們在勞動力市場上的工作時間，以便獲得更多的收入；生病的機會成本對於高工資率的人們來講比較高。

隨著年齡的增加，人們的健康需求總體上有一個下降的趨勢，因爲年老時健康作爲投資品的屬性大於其作爲消費品的屬性。教育可以使人們更有效率地進行健康生產，生產同樣數量健康天數所需的時間和其他要素成本就會更少，所以高教育程度者能夠擁有更多的健康資本。

健康需求評估

健康需求評估是指有系統地審視人群的健康議題，並以決定優先問題及資源分配，促進人群的健康與減少不平等的狀況。需根據需求評估結果，適當地界定健康議題，選擇最重要的需求，其理由有四：

1. 健康生產過程會受到報酬遞減法則的影響，如果欲使每個使用者的健康達到最大水準，所投入的資源將非常巨大，且大部分的資源所能創造的價值趨近於零。
2. 沒有一個社會能提供最大量的醫療服務，必須將健康的機會成本納入考量。
3. 需求不能單從醫學的角度來考量，必須考慮現實情況的限制。
4. 需求的觀念過份強調醫療服務的重要性，然而健康的創造有替代性，並非醫療服務所能完全涵蓋的。

健康需求層次

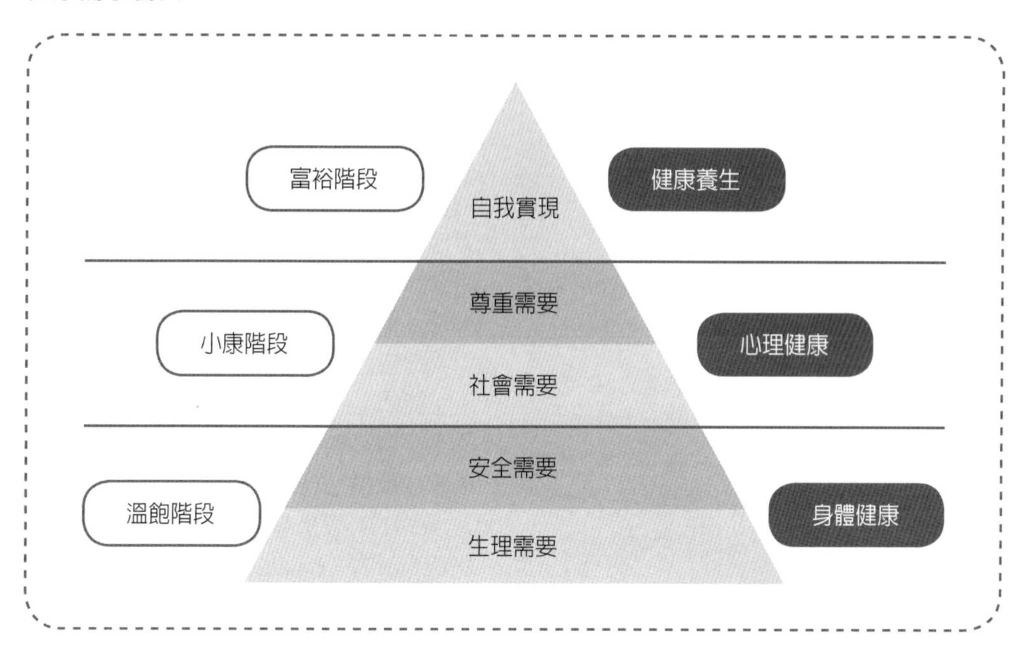

社會不均與健康關係之解釋模型

模型	解釋
物質模型	個人所得決定飲食、居住品質與環境、以及是否從事危險工作
文化－行為模型	社會弱勢團體之成員因信仰、規範與價值觀之不同，有較頻繁之不健康行為
心理社會模型	個人在工作、家庭之地位、社會支持、努力與報酬之平衡將經由對身體功能之衝擊而影響健康
生命歷程模型	出生前即童年時期發生之事件，將影響個人之生理健康與維持健康之能力
政治經濟模型	政治資源與權力之分配將影響醫療照護之供給、物理環境之品質、社會關係

Unit 11-7 藥物不良反應

藥品不良反應依WHO的定義為：「一藥物在正常劑量下，使用於預防、診斷、治療疾病或調節生理機能，產生具傷害性且非特意的反應，稱之為藥品不良反應。」在此定義下，排除了意外或故意導致藥物過量的情形，適合用於一般臨床研究的狀況。

藥品不良反應概分為型態A（type A）及型態B（type B）。

型態 A

反應通常是可預期的，並且是其藥理作用的延伸，通常和劑量有關，若降低劑量，此不良反應就會解除。此種反應罹病率（morbidity）通常較高，但並不常導致死亡。

型態 B

不良反應與型態A相反，並非和藥理作用有關，無法預期其發生，通常和劑量無關，較少發生但常導致嚴重的結果甚至死亡，包括了過敏性和特異質性反應。

一般將藥品不良反應的嚴重程度分成輕度、中度、重度三級，但在各研究中對其定義各有不同。一般來說，輕度不良反應為不需處置的；中度不良反應為需處置並延長住院時間的；而重度不良反應則可能危及生命或需長時間恢復。

WHO採用敘述性的文字來作分級的評估：

1.確定的（certain）：一臨床事件，包括異常實驗室檢查數值，和給藥有合理的時序關係，且無法以疾病本身或其他藥物的影響來解釋，停藥後症狀會減輕或消失，再次用藥後症狀會再次出現。

2.很可能的（probable / likely）：一臨床事件，包括異常實驗室檢查數值，和給藥有合理的時序關係，且無法以疾病本身或其他藥物的影響來解釋，停藥後症狀會減輕或消失，但未經再次用藥證實。

3.可能的（possible）：一臨床事件，包括異常實驗室檢查數值，和給藥有合理的時序關係，但也可能因疾病本身或其他藥物的影響造成。

4.不可能的（unlikely）：一臨床事件，包括異常實驗室檢查數值，與給藥時間無合理的時序關係，且其發生可以疾病本身或其他 藥物的影響來解釋。

5.狀況未清的（conditional / unclassified）：指那些被認為是藥品不良反應，但需待更多的資料或檢查方能評估。

6.無法分級的（unassessible / unclassifiable）：被認為是藥品不良反應，但資料不足或矛盾且無法補足資料。

研究結果（1995年）指出，全美一年和藥物相關的致病及致死情形造成的花費約是766億美元，其中占最大部分為藥品導致住院的情形。藥品不良事件明顯增加住院天數與花費，且發生藥品不良事件之病患其死亡的危險為未發生者的1.88倍（1997年）。因藥品不良反應入院的比例為3%，有6.6%的住院病患發生顯著的藥品不良反應，有5～9%的住院花費和藥品不良反應有關。的研究指出，可預防的藥品不良反應主要和劑量有關，也就是劑量是否合適於病人，和藥品不良反應的發生息息相關。

藥品優臨床試驗準則中臨床試驗通報制度專有名詞

專有名詞	定義
藥品不良反應	《藥品優良臨床試驗準則》第三條第十三款：使用藥品後所發生之有害且未預期之反應。此項反應與試驗藥品間，應具有合理之因果關係
不良事件	《藥品優良臨床試驗準則》第三條第十四款：受試者參加試驗後所發生之任何不良情況。此項不良情況與試驗藥品間不以具有因果關係為必要
嚴重不良事件	《藥品臨床試驗申請須知》：國內『嚴重程度』僅用於規範嚴重不良事件，區分為六種嚴重程度：(1)死亡；(2)危及生命；(3)導致病人住院或延長病人住院時間；(4)造成永久性殘疾；(5)先天性畸形；(6)其他需作處置以防永久性傷害的不良事件

嚴重藥物不良反應通報機制

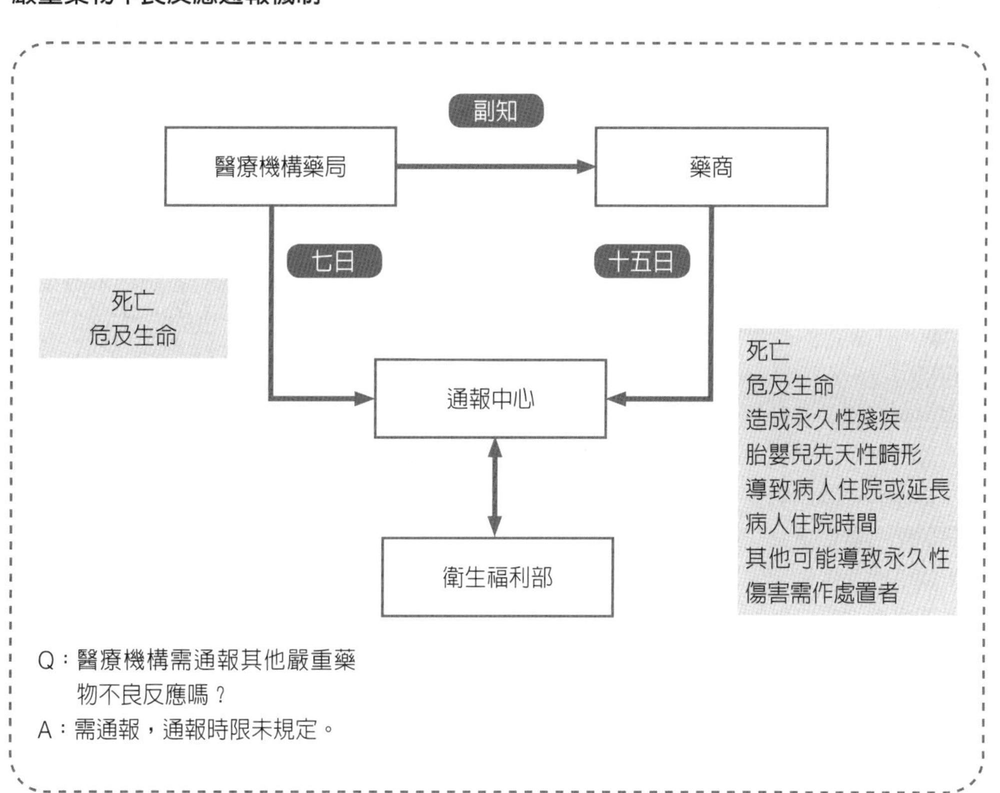

Unit 11-8 衛生負擔

衛生決策的本質不同於其他社會決策，其影響層面常涉及生死大事，疾病發生率及死亡率的高低可謂取決於衛生政策的品質，正確之衛生決策不僅可使有限的資源更有效率地運用，且亦可及時有效的改善衛生狀況。

設定衛生計畫之優先順序，包含如何分配衛生經費至每一個人，及相關資源，包括設備、經費、人力以至於機構等在衛生服務項目及地域上如何作最有效且公正之分配。雖然，決策訂定過程難免會有政治因素介入，然而主要依據仍以流行病學資料及經濟因素如成本、效益及效果等分析資料爲主。

衛生政策之效果通常可自個人所發揮之社會功能、需要社會提供照護的程度、及早期死亡（premature mortality）等角度評量，至於效益則涉及成本及利益（benefit）的關係，整體而言，其即衛生負擔評量必要的因子（components）。

衛生政策的優先順序可依下列四項原則決定之：①問題的影響層面及嚴重度；②有效的預防及治療方法是否可得；③預防及治療方法是否適當且有效率；④是否需由政府承擔責任。

界定各項問題的嚴重性及衛生措施介入的迫切性；量化及分配所需之衛生資源；設定相關研究之優先次序；設定醫療及衛生服務之優先次序等用以評估疾病之衛生負擔。

在有限的公共衛生與醫療資源下，規劃財務合理配置、甚至是不同衛生政策影響層面與結果之評估，以及用以評估最適切之衛生計畫時，經常欠缺合理或實証之準繩。

由於資源有限、醫療衛生照護成本大幅增加，致使醫療衛生服務產生資源分配困難，衛生負擔（health burden）的評量是衛生決策者致力於決策優先順序分析，藉由決策分析以制訂更具效率的衛生政策。

衛生負擔評量之方法

1. 潛在生命損失年數（potential years of life lost）：先行界定潛在有限的生命年數，以該潛在生命年數減死亡年齡即可求得潛在生命損失年數。優點有二，一是容易、一是各死亡年齡層於潛在生命損失總年數之估計值均同等重要。主要的缺點爲高年齡層死亡組群的處理，其年齡層若超出任意界定的潛在生命年數，則未被納入衛生負擔之估算值而導致低估。
2. 同期餘命損失年數（period expected years of life lost）：係依當地各年齡層之餘命估算整體生命損失年數。爲多數成本效果研究用以估算生命損失年數的標準方法。
3. 世代餘命損失年數（cohort expected years of life lost）：此爲另一評估早期死亡導致生命損失的替代方法。
4. 標準餘命損失年數（standard expected years of life lost）：此法可謂兼具世代餘命及潛在生命損失年數兩種估算法的優點。餘命的估算已將源自生物性差異、行爲及環境暴露等性別差異均納入考量，一般而言，愈窮困的地區，性別間的餘命差異會更大。

2007年典型國家人口與衛生保健支出表

2007	英國	法國	德國	日本	美國	瑞典	韓國	墨西哥	中國
人口（百萬）	60.1	61.7	82.2	127.8	301.2	9.15	4846	105.8	1329.1
人均GDP（美元）	34957	32495	34683	33635	46434	36785	26574	14128	5389
人均衛生保健支出（美元）	2936	3574	3607	2724	7429	3347	1674	833.6	259
衛生保健支出（占GDP百分比）	8.4	11	10.4	8.1	16	9.1	6.3	5.9	4.8

歷年國民醫療保健支出成長概況

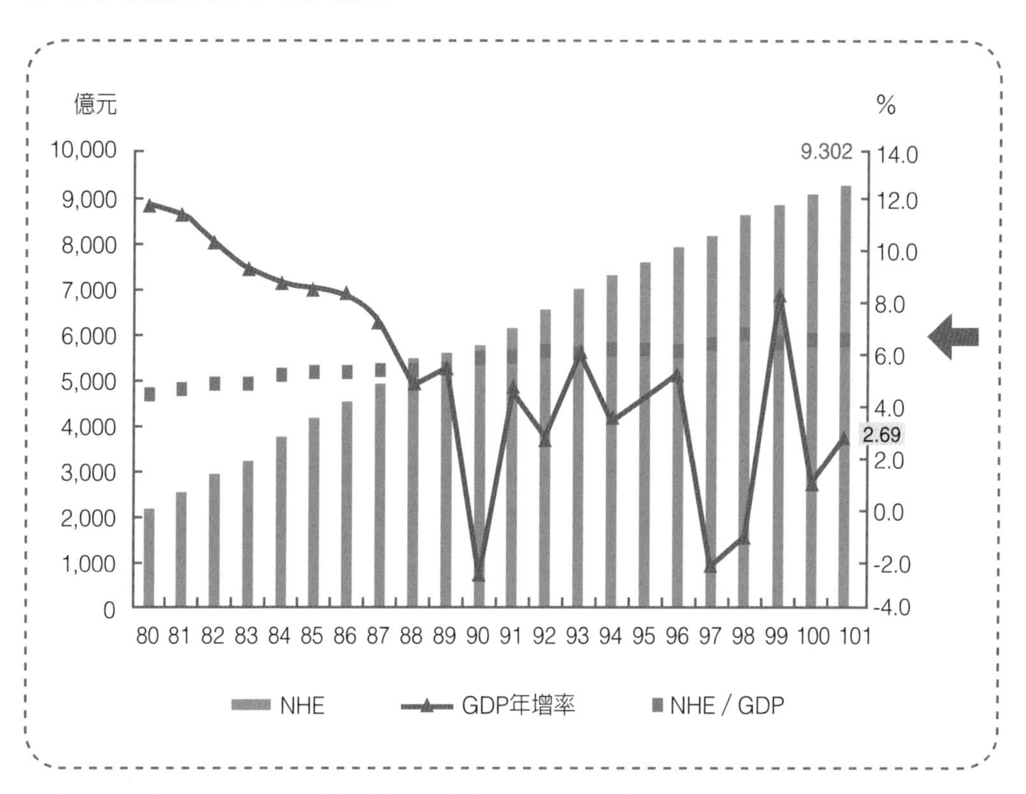

（資料來源：衛生福利部，歷年國民醫療保健最終支出指標，101年，08／15／2014更新）

Unit 11-9 全球疾病負擔

除以金錢來衡量疾病造成的損失外，疾病負擔（disease burden）是另一指標。全球疾病負擔（global burden of disease, GBD）之研究始於1991年，由WHO、世界銀行及哈佛大學共同開發，以醫療經濟學的原理與方法，並配合倫理學之公平原則，發展出DALYs這個新指標來測量疾病負擔。

DALY是測量疾病對人所造成影響的單位，指一個人因罹病而早夭或失能，所造成的生命損失年數。一個DALYs是指一個人失去一個健康年，DALY相當於生命損失人年數（years of life lost, YLLs）加上失能損失人年數（years lived with disability, YLDs）之和。

全球死亡率和預期壽命

《柳葉刀》（The Lancet）雜誌公布了〈2016全球疾病負擔研究（Global Burden of Disease Study 2016, GBD）〉全球死亡率：1970年到2016年，男性和女性的全球死亡率均下降。1970年、1990年和2016年，女性的年齡標化死亡率分別爲：1367.4／10萬、1036.9／10萬、690.5／10萬；男性的年齡標化死亡率分別爲：1724.7／10萬、1407.5／10萬、1002.4／10萬。

預期壽命：1970年、1990年和2016年，全球預期壽命分別爲：58.4歲、65.1歲、72.5歲。女性的預期壽命仍然高於男性，2016年，女性的預期壽命爲75.3歲，男性爲69.8歲。

全球死因排行

傳染性、孕產婦、新生兒和營養（CMNN）的原因導致的死亡，占全球死亡的19.3%，而慢性非傳染性疾病（NCD）占72.3%，傷害占8.43%。2006年到2016年，CMNN造成的總死亡數下降了23.9%，年齡標化死亡率下降了32.3%；NCD造成的總死亡數增加了16.1%，但是年齡標化死亡率下降了12.1%。

造成死亡的各項原因分析

2016年，造成最多死亡人數的三類死因爲：心腦血管疾病（1,760萬）；腫瘤（893萬）；慢性呼吸系統疾病（354萬）。

2006年到2016年，全球心腦血管疾病造成的死亡人數增加了14.5%，而年齡標化死亡率也下降了14.5%；2016年，缺血性心臟病和腦血管疾病（卒中）共占了所有心腦血管疾病死亡的85.1%。

缺血性心臟病的總死亡數增加了19.0%，從2006年的796萬上升到2016年的948萬，是心腦血管疾病總死亡人數增加的主要原因。心腦血管疾病年齡標化死亡率的下降，主要是腦血管疾病死亡率下降帶來的，後者的死亡率從2006年到2016年下降了21.0%。

2006年到2016年，糖尿病導致的死亡絕對數和過早死亡壽命損失年（YLLs）分別增加了31.1%和25.3%，不過同時期年齡標化YLL率下降了2.12%。

2006年到2016年，腫瘤死亡人數增加了17.8%，從758萬上升到893萬，同時期內年齡標化死亡率下降了9.38%。只有一種腫瘤的總死亡人數明顯下降：霍奇金淋巴瘤，下降了6.24%。大多數腫瘤的年齡標化死亡率都有所下降，最明顯的是胃癌（下降22.5%）和霍奇金淋巴瘤（下降22.4%）。

2006年到2016年，肺癌和乳癌死亡人數都有所增加，肺癌從144萬死亡人數上升到了171萬，乳癌從46.6萬上升到了54.6萬。不過兩個腫瘤的年齡標化死亡率分別下降了9.31%和9.92%。

2016全球疾病負擔研究328種疾病的發病率、患病率和傷殘損失壽命年

項目	說明
患病率	2016年、患病率最高的十大疾病是：恆牙齲齒、潛伏性結核感染、緊張型頭痛、年齡相關性和其他原因導致的聽力損失、缺鐵性貧血、偏頭痛、葡萄糖-6-磷酸脫氫酶缺乏症、生殖器皰疹、眼屈光與調節障礙、蛔蟲病
發病率	2016年、發病率最高的10大疾病是：上呼吸道感染、恆牙齲齒、腹瀉、真菌性皮膚病、乳牙齲齒、緊張型頭痛、其他感覺器官疾病、其他皮膚和皮下疾病、維生素A缺乏症、膿皮病
失能損失人年數 (YLDs)	2016年、導致YLDs最高的10大病因為：腰痛、偏頭痛、年齡相關和其他原因導致的聽力損失、缺鐵性貧血、重度抑鬱症、頸痛、其他肌肉骨骼疾病、糖尿病、焦慮症、跌倒

營養不良造成巨大GDP損失

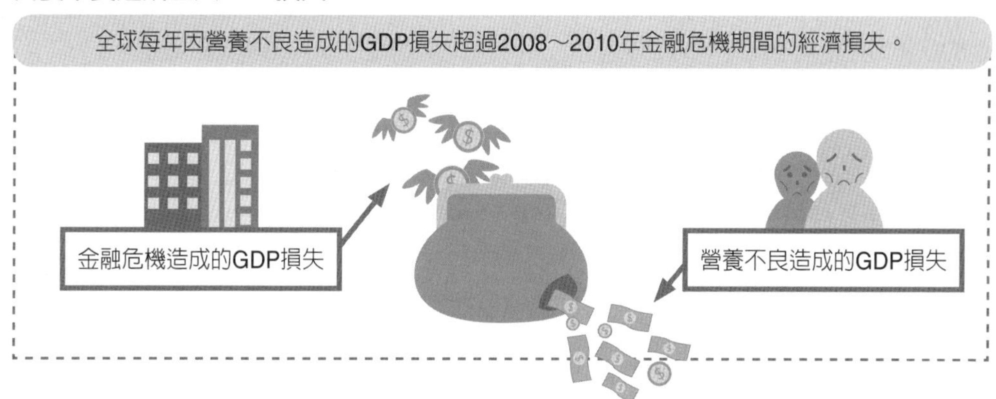

高血壓是全球第一位死亡危險因素

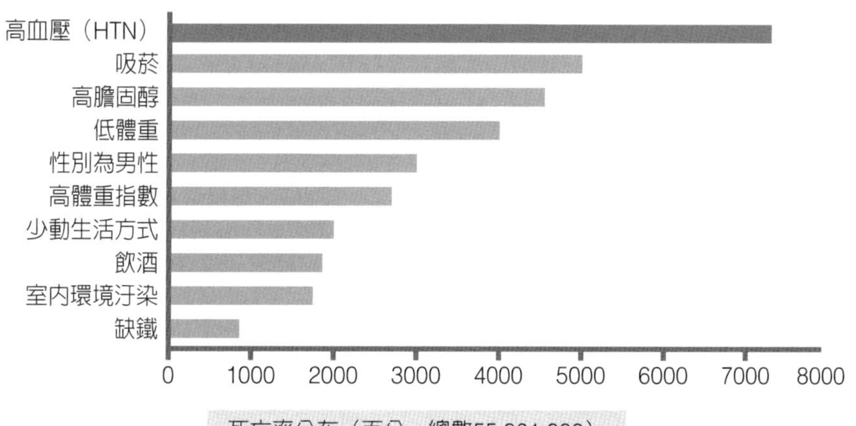

Unit 11-10 健康效用值測量

如何以有限資源最好地滿足人們的健康需求是每個國家面臨的重大問題，而這一問題在人均資源更加有限的我國顯得愈發迫在眉睫。對不同的衛生干預方案進行經濟性評估爲資源的合理配置，提供了切實的指導和依據，決策者可以比較不同方案的投入與結果產出進行最優的選擇。

國際上已有許多利用疾病死亡率、預期壽命、以及醫療利用作爲評估個人健康指標的研究，然而，死亡率與預期壽命並無法適度的反映出健康以及隨時間的改變情形。

健康效用值是指人們對某種特定健康狀態的偏好程度，是生命品質的量化指標，可以用來計算品質調整生命年，具體反映的是其中的生命品質權重。透過對健康生活品質（health-related quality of life, HRQoL）的測量，呈現社會對該健康狀態的偏好程度（preferences）。效用值的數值範圍介於0～1之間，該數值可作爲健康狀態的生活品質權重，以此來求得生活品質校正生命年，或運用到成本效用分析的研究中。

生活品質（quality of life）是指個人在所生活的文化價值體系中的感受程度，這種感受與個人的目標、期望、標準、關心等方面有關。它包括一個人在生理健康、心理狀態、獨立程度、社會關係、個人信念以及環境六大方面。

健康生活品質納入了疾病以及健康狀態的概念，探討健康對個人生理、心理以及社會功能的影響，涵蓋了生理與精神層面的生活品質，近年來已成爲臨床與公共衛生上用來評估個人健康的重要工具，並藉此獲得比生理及臨床診斷上更完整的身體功能與疾病存活資訊

測量健康狀態效用的工具，如偏好導向的測量工具（preference-based measure）及多屬性效用系統（multi-attribute utility systems, MAUS）等。偏好導向的測量（preference-based measures）可以量化的方式反映出健康相關的生活品質，提供一個總結分數，即爲效用值。偏好導向的測量是以問卷訪問的方式，直接進行測量。

多屬性效用系統是運用標準問卷測量健康狀態效用值的方法，包括許多測量工具，目前最廣爲應用的爲EQ-5D、health utilities index（HUI）及SF-36等量表。

EQ-5D是以個人喜好（preference-based）爲基礎的一種健康生活品質測量工具，包含了五個面向的自我分類題，以及0至100分的目前健康狀況自我評量尺度等兩部分。第一個部分受訪者需回答訪試當天的健康狀況，包含行動、自我照顧、平常活動、疼痛／不舒服、及焦慮／沮喪等五個面向題，每題有「沒有問題」、「有些問題／有中度問題」、「無法自理／有極度問題」等三個選項。

SF-36內容包含身體生理功能、因生理角色受限、身體疼痛、一般健康狀況、活力、社會功能、因情緒角色受限以及心理健康等八個構面共36小題。

衰弱高齡病患評估工具

項目	工具
日常生活	巴氏日常生活量表（Barthel Index）、工具性日常生活功能（IADL）
衰弱程度	臨床衰弱量表CFS
認知功能	SPMSQ
憂鬱狀態	Geriatric Depression Scale-5 Item（GDS-5）
急性譫妄評估	Confusion Assessment Method (CAM)
跌倒風險	STEADI流程評估與介入
潛在不當用藥	2015年Beer's criteria
營養狀況評估	MNA Short Form
生活品質評估量表	EQ-5D

各健康相關生活品質量表所測量的內容概要

量表名稱	生理健康	日常活動自我照顧	心理症狀情緒功能	認知功能	社會互動人際關係	家人支持	居住環境	經濟	休閒娛樂	家事工作	信仰信念
STP	*	*	*	*	*				*	*	
NHP	*	*	*		*				*	*	
QWB	*	*	*	*	*					*	
SF-36	*	*	*		*	*			*	*	
WQ-5D	*	*	*		*				*	*	
WHOQOL	*	*	*	*	*	*	*	*	*	*	*

WHOQOL-BREF 短篇版架構

範疇	層面
範疇一 生理（physical）	1. 疼痛及不適 2. 活力及疲倦 3. 睡眠及休息 9. 活動能力 10. 日常生活活動 11. 對藥物及醫療的依賴 12. 工作能力
範疇二 心理（psychological）	4. 正面感覺 5. 思考、學習、記憶及集中注意力 6. 自尊 7. 身體心象及外表 8. 負面感覺 24. 靈性／宗教／個人信念
範疇三 社會關係（social）	13. 個人關係 14. 實際的社會支持 15. 性生活
範疇四 環境（environmental）	16. 身體安全及保障 17. 家居環境 18. 財務資源 19. 健康及社會照護：可得性及品質 20. 取得新資訊及技能的機會 21. 參與娛樂及休閒活動的機會 22. 物理環境（汙染／噪音／交通／氣候） 23. 交通

12

醫院感染

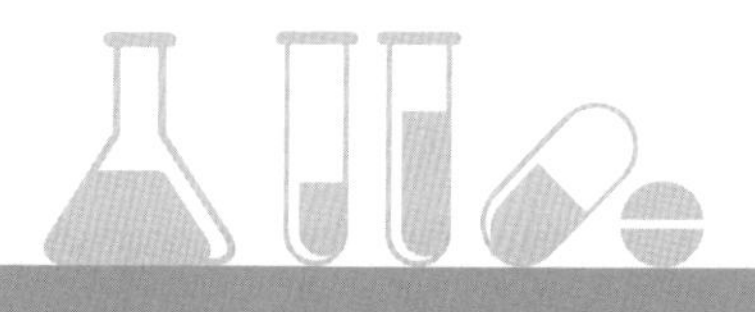

Unit 12-1 醫院感染概述

醫院感染指病患住進醫院期間，因醫療行爲才造成微生物侵入病患體內，或住院期間才獲得的微生物感染。不包括入院即有的或潛在的感染，但入院時即有的感染是由上次住院執行之醫療措施所引起者亦可稱之，如手術後之傷口感染。

醫院感染會顯著的增加病人之罹病，死亡及經濟上的支出。依照美國疾病管制中心（CDC）2004年之新定義泌尿道感染、血流感染、肺炎及肺炎以外之下呼吸道、外科部位感染、皮膚及軟組織感染、心臟血管系統感染、骨及關節感染、中樞神經系統感染、五官感染、腸胃系統感染、生殖系統感染及全身性感染共12個主要分類，其中以泌尿道感染、呼吸道感染、血流感染、外科部位感染最爲常見。

醫院感染的來源包含以下三種

1.外因性感染：醫院環境，如汙染的醫療器械、注射液、藥品、食物。工作人員手部帶有暫時性菌種，如*Serratia spp.*、*Klebsiella spp.*、*Pseudomonas aeruginosa*。

2.內因性感染：病患本身內生性菌叢（endogenous flora），通常存在於皮膚、呼吸道、腸胃道。

3.交互感染。

造成院內感染的主要因素

1.低抵抗力、易受感染之病患增加。

2.各種侵入性醫療措施與檢查使用增加。

3.正常防禦機能之妨礙。

4.抗生素的濫用。

5.單位的構造及病室的個案數，如空調、床距等。

6.醫護人員及機構中工作人員的交叉感染。

7.消毒劑或滅菌方法選擇。

院內感染之影響

1.病患：延長住院日數、增加經濟負擔、增加身心痛苦，造成殘疾、失去生命。

2.工作人員：增加工作量與感染之危險性。

3.醫院：關閉病房、院譽受損、負法律責任。

感染管制，即當病人住院治療疾病，醫院和醫護工作人員爲避免感染而採取的行動以及當病人感染發生時，治療該病人及預防其他病人與其周遭的人，包括家屬、朋友和醫護工作人員受到感染等，預防感染傳播或流行而採取的行動或作爲。

感染管制的目的

1.病人入院治療疾病，醫院和醫護工作人員爲避免病患受感染所採取的行動。

2.病患發生感染時，治療該病患並預防其他病患與周圍人員（家屬、訪客及醫護人員）受到感染而採取的行動。

3.爲了避免造成交互感染與預防感染傳播，所採取的防護措施。

洗手是公認預防醫院感染最簡單最有效最重要的方法之一，世界衛生組織（WHO）於2005年大力推行洗手運動，口號爲「乾淨的照護便是安全的照護」，除了廣推洗手之外，各項侵入性治療無菌技術及相關感染控制措施的施行，對於降低醫院感染也扮演重要角色。

以人為本感染控制架構表

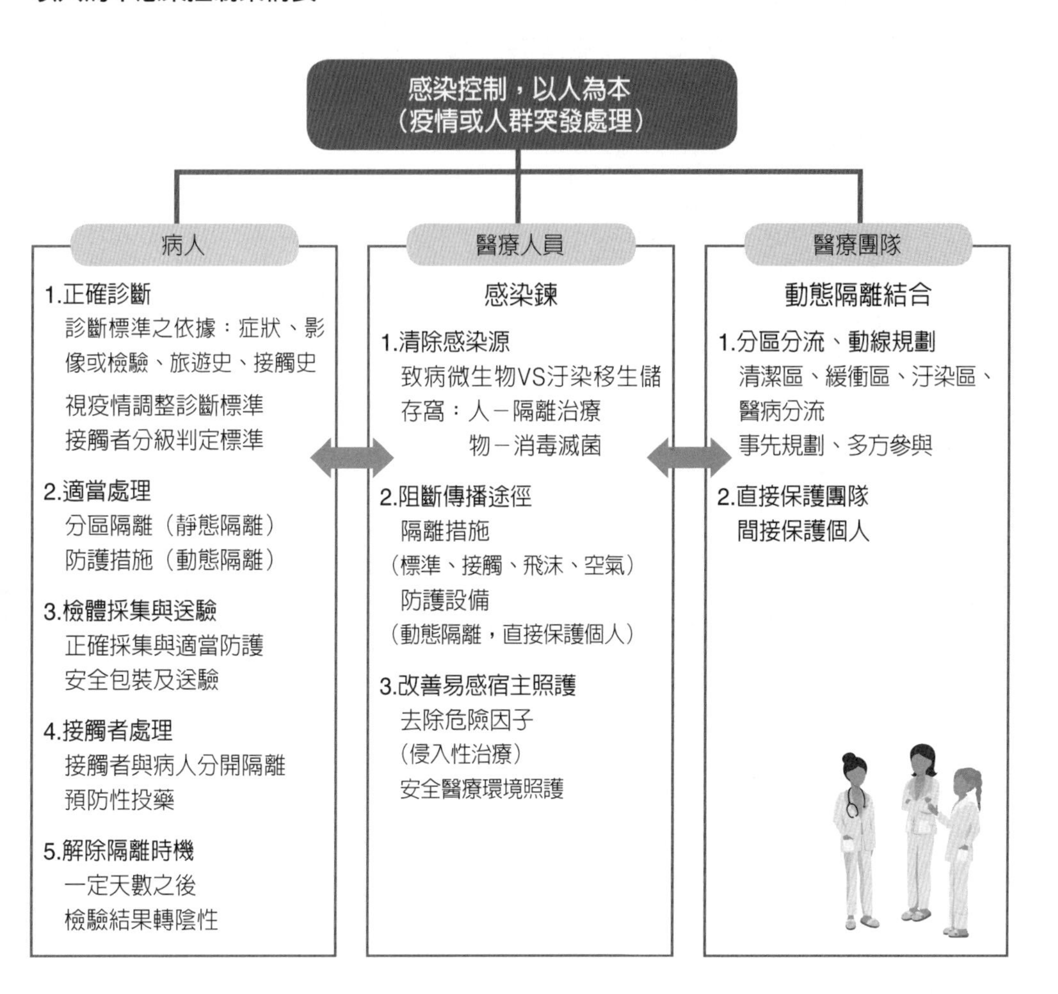

洗手五步驟

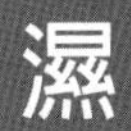

- **濕**：開水龍頭把手淋濕，並抹上肥皂或洗手乳
- **搓**：肥皂起泡後，將手心、手背、指縫搓揉20秒

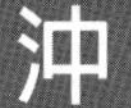

- **沖**：用清水將雙手沖洗乾淨不殘留
- **捧**：捧水沖洗水龍頭後，關閉水龍頭
- **擦**：用乾淨毛巾或紙巾把手擦乾

Unit 12-2 醫院感染的狀況

史模懷斯（Ignac Semmelweis）於1847年進入維也納總醫院，當時生產的婦女，平均每六人就有一人死於產褥熱。他觀察到第一區分娩的產婦是由醫師和醫學生接生，結果因產褥熱而死的比例是20%；第二區分娩的產婦是由助產婦和助產科學生接生，結果因產褥熱而死的比例只有2%。他發現醫生救命的雙手，同時也將屍體和病人傷口的感染物質，帶到下一位健康產婦身上，成了致命殺手。

臺大醫院2005年發表的文章顯示以臺灣爲例，病人在醫學中心得到醫院感染而延長的住院天數爲19.2天，額外的費用增加5,335美元；在區域醫院得到醫院感染延長的住院天數爲20.1天，額外的費用增加5,058美元。

院內感染微生物的特性

1.大多屬於人類體內正常菌叢、環境中腐生性菌，對正常人爲低致病性。
2.感染途徑：醫護人員手部、醫療器材或呼吸道吸入。
3.受感染者大多爲免疫機能受損或長期使用抗微生物制劑。
4.於抗微生物製劑不當使用壓力下，大多具有多重抗藥性。

常見感染之微生物

1.綠膿桿菌

具有高抗藥性，約10%正常人的糞便中帶有此菌，住院病患則高達20～30%。醫院環境之來源：蒸餾水、花瓶水、消毒劑、清潔劑、生理食鹽水、眼藥水、水糟、水龍頭、麻醉器、溫度計、呼吸器、靜脈注射液、透析管、水療池、蓮蓬頭、乳液及地板等。醫護人員手部及帶菌者之接觸傳染爲主要傳播方式。爲伺機性院內感染病源，易造成肺炎、燙傷傷口感染、泌尿道感染、心內膜炎及腸胃道感染。

2.蔥頭假單孢菌

於環境中分布很廣。醫院環境之來源：蒸餾水、花瓶水、消毒劑、清潔劑、生理食鹽水、靜脈注射液。器具：麻醉器材、溫度計、呼吸器、靜脈留置管。爲伺機性院內感染病源，易造成菌血症、心內膜炎、泌尿道感染、肺炎、膿瘍及角膜炎等。

3.金黃色葡萄球菌

存於人體皮膚黏膜、腺體、呼吸及生殖泌尿道中。帶菌現象在糖尿病、呼吸道感染、慢性腎衰竭、毒癮患者、有皮膚病者及長期在醫院住院或工作者特別多。帶菌者常會有反常的皮膚及傷口感染等現象。醫院環境之來源：醫護人員手部、帶菌者。爲伺機性院內感染病源，主要造成菌血症、肺炎、心內膜炎、骨髓炎及膿瘍等。

4.大腸桿菌

爲伺機性院內感染病源，易造成傷口、泌尿道感染及菌血症等。

5.腸球菌

引起院內感染的菌株，大部分爲高抗藥性。醫院環境之來源爲留置導尿管及其他侵入性治療。爲伺機性院內感染病源，易造成泌尿道感染、傷口感染、心內膜炎及菌血症等。

6.酵母菌

通常存於人類口腔、喉部、腸道、皮膚及陰道中，是一些非致病性腐生菌，唯有宿主免疫機能減弱或受藥物副作用影響時才會引起內生性感染。以念珠菌感染最爲常見，尤其是白色念珠菌，通常占酵母菌感染的70～80%之間。醫院環境之來源爲導管及靜脈注射液。爲伺機性院內感染病源，易造成泌尿道感染、敗血症、腎盂腎炎、鵝口瘡、陰道炎及心內膜炎。

細菌培養檢體特性

非無菌性檢體	無菌性檢體
皮膚(含膿與傷口)	血液
眼	腦脊髓液
耳	胸膜液
呼吸道	腹膜液
泌尿生殖道	關節液
腸胃道	其他組織液
毛髮	

醫院內可能出現病原菌的位置

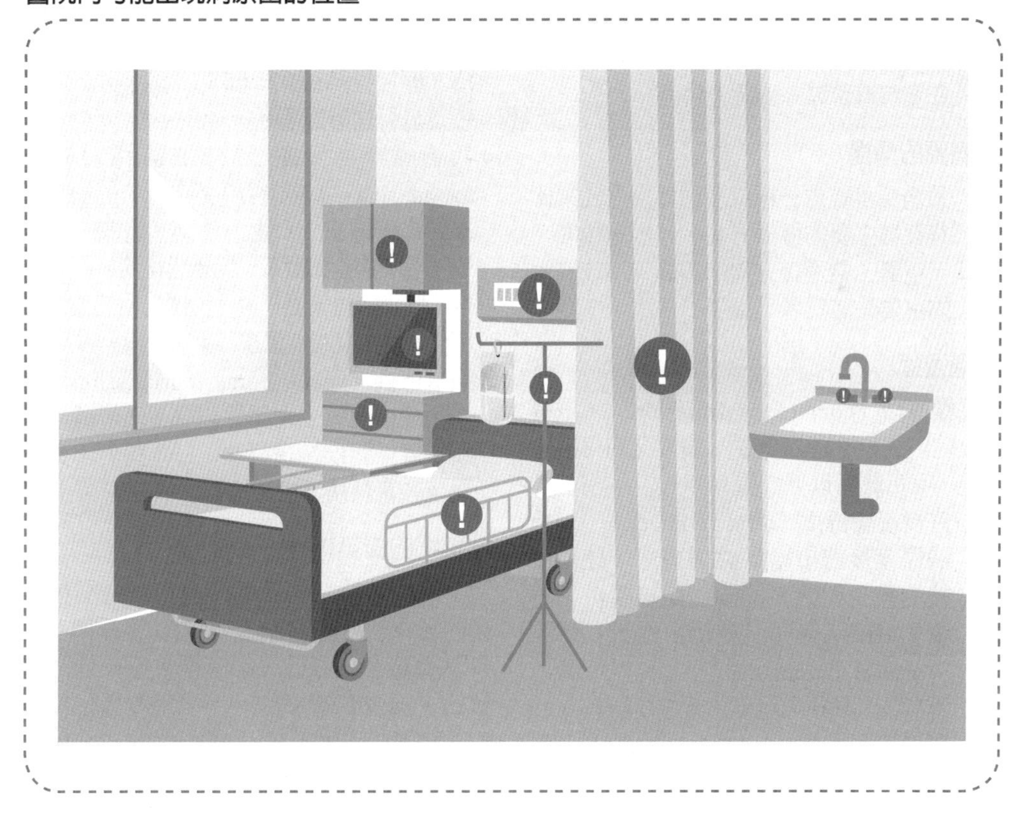

Unit 12-3 醫院感染的傳播過程

傳染病或院內感染在醫院裡傳播需要三種要素：感染源、宿主、致病源的傳播。

感染源

造成院內感染的微生物可來自病患、工作人員或訪客。帶有該感染源的可以是急性病患、處於潛伏期階段的人、身上移生有該感染源的人、或該感染源的慢性帶原者。病患院內感染的微生物可來自病患本身，這方面是很難控制的。設備、醫療器材都可以被微生物汙染造成傳染。

宿主

不同的人對同樣的致病源會有不同的結果，分別是有抵抗力、移生、生病。年齡、本身有疾病、服用類固醇或免疫抑制劑、開刀、身上有導管等，抵抗力較弱。

致病源的傳播

致病源可經由一種或多種傳播方式來傳染，有五種主要的傳播方式，分別是接觸、飛沫、空氣、共通媒介物、病媒；造成院內感染的主要是前三者：接觸、飛沫、空氣。

傳播過程

1.接觸傳播（contact transmission）：是導致院內感染蔓延最重要、最常見的傳播途徑，又可分爲以下二種：
(1) 直接接觸傳播（direct contact）：是指病原直接傳染給易感染宿主，經由直接的體表與體表接觸。如結膜炎、疥瘡、MRSA等。又如藉由性行爲傳染（sexaual transmission），性病之梅毒、淋病及人類後天免疫缺乏症候群等。
(2) 間接接觸傳播（indirect contact）：是指具感受性的宿主因接觸被汙染的環境、敷料或器械等，將病原間接傳染給易感染宿主而被傳染。

2.飛沫傳播（droplet transmission）：經由飛揚的距離未超過3呎，含有病原的飛沫經由病患咳嗽、打噴嚏、或講話中所產生帶有致病菌的飛沫（直徑大於5 μm），傳染給易感染宿主，沈積在具敏感性宿主的結膜、鼻腔或口腔黏膜。

3.空氣傳播（airborne transmission）：是經由直徑小於5 μm的水滴核（droplet nucleus）或塵埃粒子，帶有致病菌的微小粒子傳播。飛揚或漂浮的距離超過3呎，才被具感受性的宿主所吸入而發生感染，感染疾病如白喉、流行性腦脊膜炎、麻疹、猩紅熱、水痘、退伍軍人症、德國麻疹、開放性肺結核、肺炎、腮腺炎、百日咳及流行性感冒等。

4.共通媒介物傳播（common vehicle transmission）：經由攝入遭受汙染的物品而被傳染，如水、食物、藥物、體液、血液等。感染疾病如霍亂、阿米巴痢疾、腸病毒群、腸道出血大腸桿菌、沙門氏菌感染、桿菌性痢疾、肝炎、傷寒、小兒痲痺等。

5.病媒傳播（vector-borne transmission）：是指經由病媒生物攜帶病原菌而傳播，如蚊子傳播瘧疾、登革熱、日本腦炎，又如鼠疫、黃熱病、斑疹傷寒、恙蟲病等。

結核病的傳染途徑

病人咳嗽、打噴嚏時噴出內含結核桿菌的飛沫，所以肺結核病是經由飛沫傳染，有點像感冒，每個人都有機會感染到肺結核病。但受到感染的人不一定會發生結核病，終其一生大約有1/10發病的機會。肺外結核、痰中不帶結核菌的非開放性肺結核病人，不會傳染給別人。

中斷感染鍊之簡圖

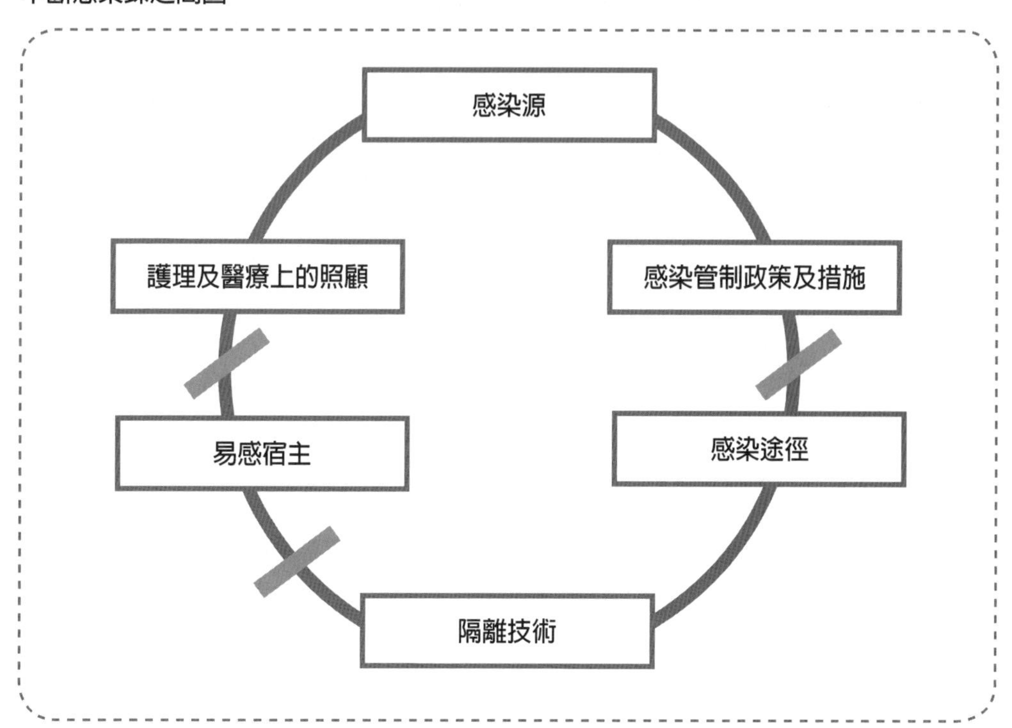

新型流感避免院內感染防治原則

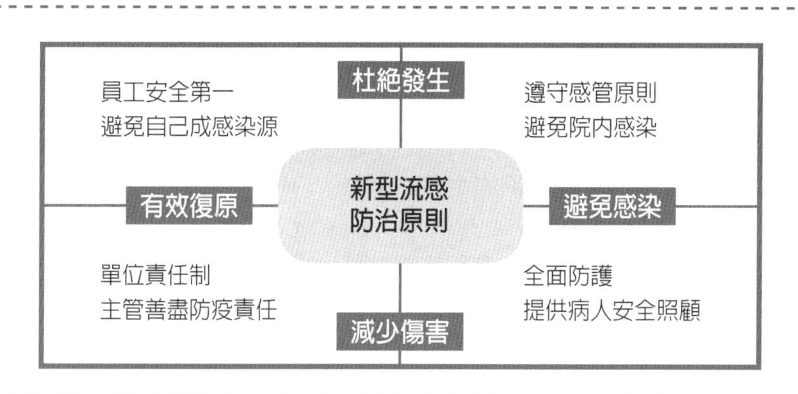

MRSA：抗甲氧苯青黴素金黃色葡萄球菌〔methicillin（或oxacillin）resistant *Staphylococcus aureus*〕為近年來國際間最被注意的一種多重抗藥致病細菌。1990年代起，金黃色葡萄球菌中對methicillin有抗藥性之比例開始上升，近幾年來更急速增加。

Unit 12-4 醫院感染發生的原因

造成院內感染的主要因素

1.低抵抗力、易受感染的病患增加：重症、慢性病患、早產兒、老年人等。

2.各種侵入性醫療措施與檢查使用增加：侵入性治療及檢查、導管使用頻次增多。

3.正常防禦機能之妨礙：皮膚黏膜損傷、開刀、氣管切開、燒傷等。

4.抗生素的濫用。

5.病房結構：同室病患數及疾病類別、醫院環境的影響。

6.醫護人員及醫院工作人員的交叉感染。

醫院內的病人或環境中存有各種抗藥性細菌，若未嚴守院內感染管制措施，很容易就會將這些抗藥性細菌帶到其他病人身上，造成其他病人發生抗藥性細菌感染，或者是先發生移生（colonization）而後造成感染。

醫院感染抗藥性問題

幾乎所有統計資料都顯示院內感染致病菌比社區感染的細菌有更高的抗藥性比例，而加護病房內所分離的菌株又比一般病房所分離的菌株抗藥性比例更高。

院內感染菌株會有高抗藥比例的主要原因：

1.醫院是各種病人匯集的地方，因此各種抗藥性細菌及其所帶抗藥性基因都會在醫院內出現。

2.住院病人有高比例需使用抗生素，這些抗生素的使用會進一步篩選出具抗藥性的細菌存活下來。部分病人住院後身上被分離出抗藥性細菌（可能只是移生，尚未發生感染），或是住院中出現發燒，而使用前線抗生素並未退燒，醫師就進一步使用更後線或更廣效的抗生素。

3.醫護人員對於身上帶有抗藥性細菌之病人，並未嚴守接觸隔離的感控措施。因而將抗藥性細菌進一步傳播到其他病人身上，尤其是傳播到其他免疫功能障礙病人、接受各種侵入性導管之病人、以及原本已在使用抗生素病人的身上，因此造成這些病人的感染，也更進一步再由他們身上傳到其他病人身上。

4.此種傳播除了抗藥性菌株本身繁殖、傳播出去以外，也可能造成這些菌株與其他菌種的菌株有更多的接觸機會；而抗藥性基因傳到其他菌種身上，再加上使用抗生素所造成的篩選壓力，又再篩選出更多的抗藥性菌種，繼續造成傳播。

某醫學中心加護病房針對其院內感染因素作一探討，發現院內感染以呼吸道感染爲最高，占36.2%，且皆爲使用呼吸器者，而疾病管制署95年度的通報系統資料顯示，加護病房的院內感染以泌尿道感染40.5%最多、血液感染26.0%次之、呼吸道感染16.9%再次之，非加護病房則以泌尿道感染43.7%爲首。

插管和機械性通氣均會增加感染細菌性肺炎的危險性。當醫院環境、設備及用物消毒沒有問題時，若仍發生院內感染，除了內因性引起之外，與病患密切接觸的醫護小組成員乃是關鍵且重要的影響因素。

機構內感染帶來之後果

病患	社會
• 加重身心痛苦，甚至死亡 • 延長住院天數 • 醫療費用增加	• 增加醫療成本 • 社區環境的汙染 • 抗藥性菌株的增加
醫療相關人員	**醫院、機構**
• 增加傳染的危機 • 心理影響 • 增加工作負擔	• 降低病房周轉率 • 增加環境的汙染 • 增加醫院內抗藥性菌株 • 醫療糾紛 • 醫療照護團隊士氣降低

針扎之感染風險

經由針扎而不幸感染的風險

B型肝炎：6～30%　　C型肝炎：2.7%

愛滋病：0.3%　　梅毒：0.6%

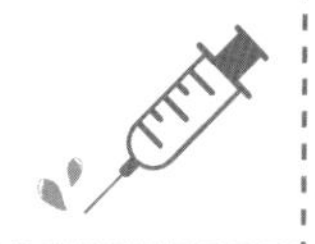

管制性抗微生物劑使用

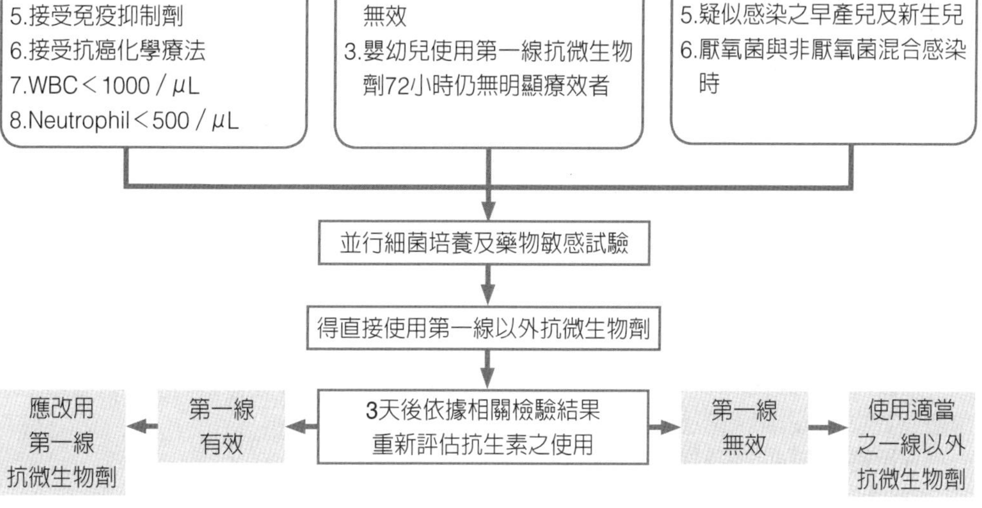

Unit 12-5 醫院感染的管理

民國92年臺灣發生SARS 重大疫情，嚴重衝擊我國醫療體系，突顯醫院感染管制措施的重要性。傳染病防治法修正條文，增列「醫療（事）機構應防範機構內感染發生，並不得拒絕提供醫療（事）服務，其經各級主管機關指示執行感染管制、預防接種等防治措施或指定收容傳染病病人者，不得拒絕、規避或妨礙」等規定。

要有效預防工作人員、病人或訪客在醫院內受到感染，無法僅靠感染管制人員的推動來達到控制機構內感染的目標，除了需要臨床工作人員遵循將醫療感染管制措施落實於臨床實務之外，還需要管理階層、總務單位、職業安全部門、人事單位、建築規劃等等的支持配合。

標準防護措施是針對所有醫療（事）機構制定的基本防護措施，其建構的原則在於所有血液、體液、分泌物、排泄物（不含汗水）、不完整的皮膚和黏膜組織等都可能帶有可被傳播的感染源。標準防護措施中包含了多項預防感染措施，適用於所有醫療（事）機構內所有的病人，不論是否為被懷疑或已被確認感染的病人。這些措施包括：手部衛生、依可能的暴露情形選用手套、隔離衣、口罩、眼睛或臉部防護具等個人防護裝備、及執行安全注射。

在醫療環境中的儀器及設備可能被具感染性的體液所汙染，因此需要正確的管理以預防這些儀器及設備成為疾病傳染的媒介（如：直接接觸時應穿戴手套、對嚴重髒汙及可重複使用的儀器設備，在下一位病人使用前必須進行正確的清潔及消毒）。

在照護病人期間應該採用何種標準防護措施，取決於醫護人員和病人之間的互動行為，以及可能暴觸到的血液、體液和病原體。某些互動的行為可能只需要穿戴手套（如靜脈穿刺）；但其他的醫療行為（如放置氣管內插管時）可能就必須穿戴手套、隔離衣、臉部防護具或口罩和護目鏡。

手部衛生

1.在健康照護期間，非必要情況下應避免碰觸病人周圍的環境表面，以預防乾淨的手因此而被汙染，或受汙染的手藉此將病原菌傳播至病人周圍環境表面。

2.在下列情況下，進行手部衛生：①接觸病人之前；②執行無菌操作技術之前；③有暴觸病人體液風險之後；④接觸病人之後；⑤接觸病人周遭環境之後。

需注意的是：穿戴手套不能取代手部衛生。因此若在符合上述時機且需穿戴手套的情況下，則在穿戴手套前或在脫下手套後，仍需執行手部衛生。

病人安置

1.安置病人時應考量是否可能造成感染源傳播。在可行的情況下，將有引發傳染他人風險的病人（如非自制性的分泌物、排泄物或傷口引流；被懷疑有呼吸道或腸道感染的嬰兒），安置於單人病房。

2.病人安置應基於以下原則辦理：①病人已知或被懷疑感染的病原體的傳播途徑；②影響感染病人傳播情形的危險因子；③在擬安置感染病人的病房或區域中，可能造成其他病人發生機構內感染的危險因子；④是否有單人病房可用；⑤病人可選擇共用病房的條件。

監控院內感染的簡單定義

院內感染類型	定義
泌尿道感染	1.一般病患 發燒、體溫過低、呼吸中止、心跳徐緩、小便困難、倦怠或嘔吐等 2.一歲以下之嬰兒 發燒（體溫＞38℃）尿急、頻尿、小便困難或恥骨上壓痛
呼吸道感染	有至少二種下列發生在住院的呼吸症狀：咳嗽、濃痰與感染一致的胸部X光新浸潤
血液感染	1.當確認沒有其他部位感染時，若血液培養出微生物 2.沒有採集血液培養或血液培養陰性。但有化膿性靜脈炎並且導管尖端半定量培養為陽性者
外科感染	在外科單位手術後一個月內沒化膿、膿腫或擴散的蜂窩性組織炎

隔離區設置基準

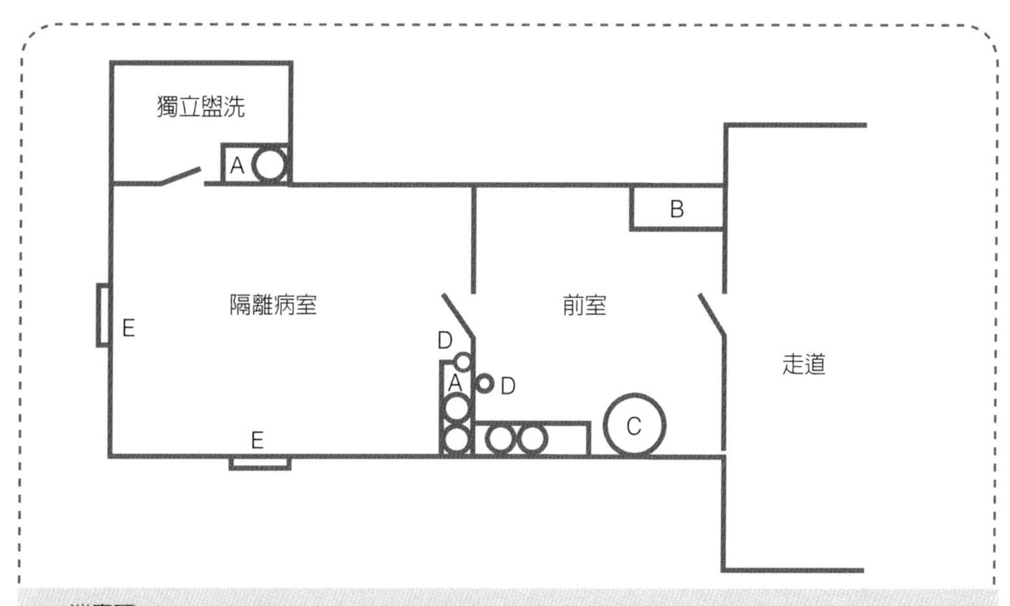

A：消毒區
B：一般病房衣物及新的個人防護裝備儲放區
C：感染性廢棄物垃圾桶及使用過個人防護裝備等汙物放置處
D：掛於病室入口處的壁式乾洗手液
E：窗戶：只可從外面開啓，禁止一般大衆接近

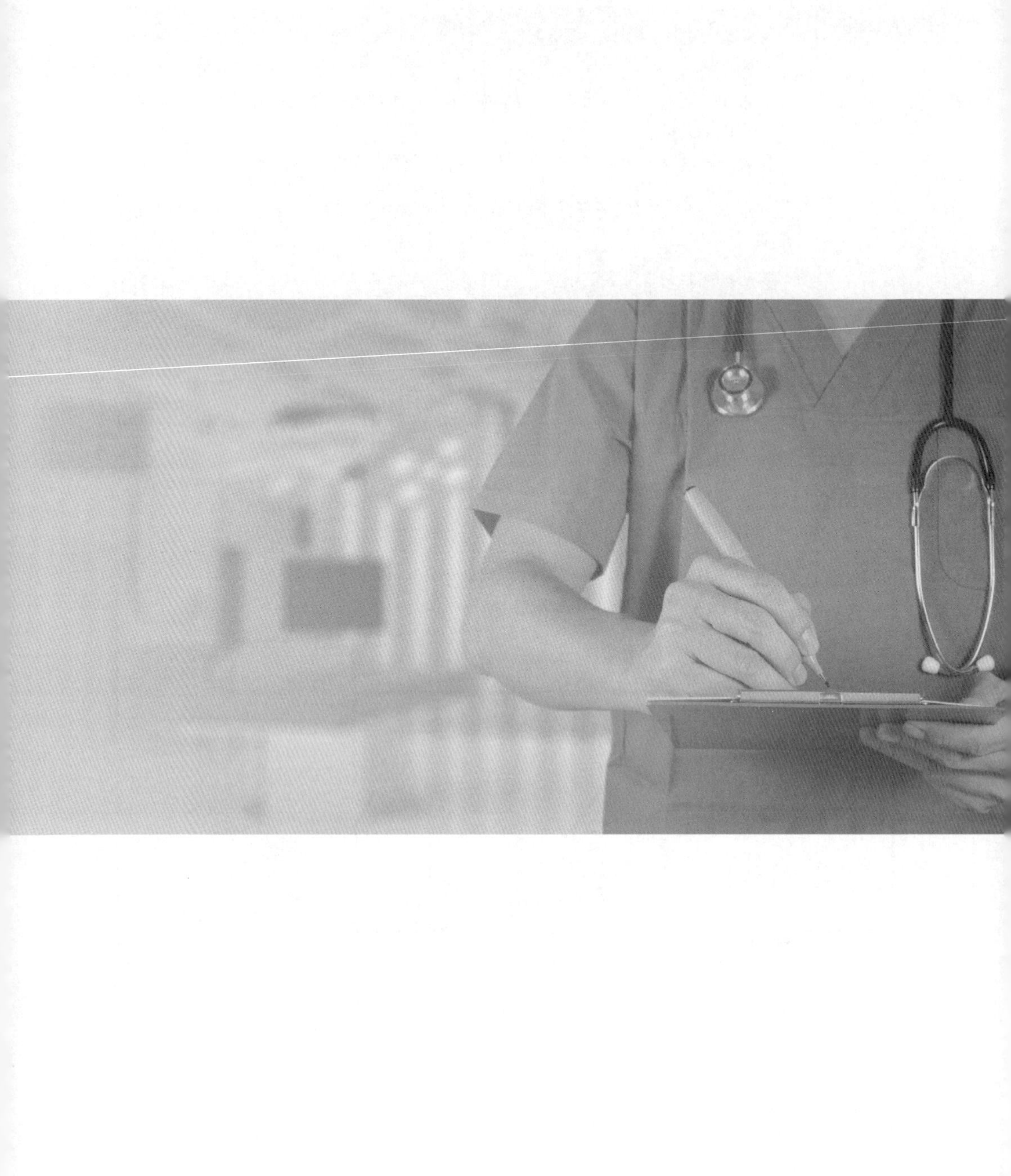

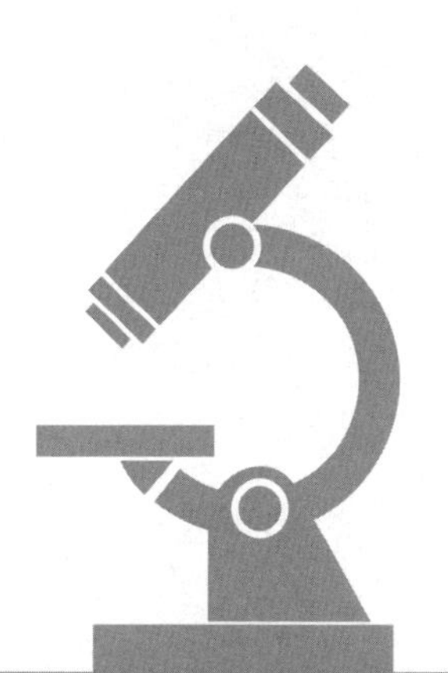

PART 5

偏差、干擾作用及交互作用的分析

13

率的標準化

13-1 直接標準化

13-2 標準化率的應用

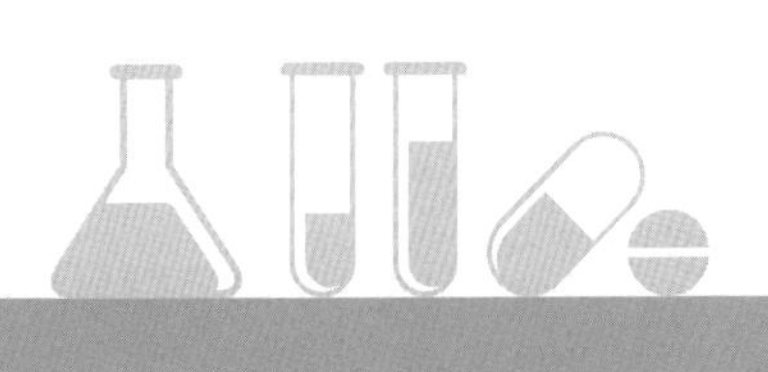

Unit 13-1 直接標準化

標準化是人口研究中常用的技術。在進行人口研究時，經常要比較兩地人口變數的現象或同一地方人口變數在不同時間的現象。在比較死亡情況時，單看粗死亡率並不足夠，原因是粗死亡率實際上是各年齡別死亡率的加權平均數，而所採用的權數則爲各年齡組別的人口比例。因此，人口年齡和性別結構的差異，會使粗死亡率有所不同。

標準化的作用，是消除粗死亡率因受人口年齡和性別結構的差異所造成的影響。標準死亡率也是反映死亡情況的一個有用的綜合指標，在比較人口情況時帶來不少方便。若沒有標準死亡率，當想要比較兩地的年齡別死亡率，而某些年齡組別間的相對死亡率又有參差，就很難得出比較死亡率的單一結論。

標準化的方法有直接標準化（direct standardization）和間接標準化（indirect standardization）兩種。

標準化死亡率屬於直接標準化，最常見的就是性別、年齡別的校正。以年齡的校正爲例，就是用各個年齡層之年齡別死亡率乘以標準人口該年齡層的人口數，再加總後，除以標準人口總數。

直接標準化是把各年齡別的死亡率 ，應用於「標準」人口結構上。由於不同的標準人口只會一般性地影響結果，故沒有獨一無二的標準人口。在計算標準死亡率後，最重要的結論是兩地人口（或同一地方人口在不同時間）在死亡情況上的差異。

運用直接標準化程序需先知道年齡別死亡率，然後應用於標準人口結構上。在大多數發展中的國家，只知死亡總人數而不知年齡別死亡率，就不能用直接標準化方法來比較死亡情況。間接標準化方法，是將一套「標準」年齡別死亡率應用於所需研究的人口結構上，這樣就可把實際死亡人數與假設標準死亡率可應用的情況下，預期的死亡人數作比較。

間接標準化使用的時機有三種

1.當標準人口的年齡層人口數未知時。
2.當兩地區年齡層的人口數太少會導致所估計的年齡層死亡率不穩定時。
3.當兩地區的整體死亡率與年齡層結構是已知，但它們的年齡層死亡率是未知時。

直接標準化所計算的期望數是研究地區之特定率乘以標準族群之人口結構；而間接標準化所計算的期望數是是研究地區之特定人口結構乘以標準族群之特定率。

各地區的疾病或死亡狀況都以同一個標準人口來計算直接標準化率時，因爲是同一個標準人口爲基準來換算過的，所以大家可以直接來比較；比如A、B、C地都是以全國族群當作標準人口來換算其標準化特定率，這時算出的A、B、C三地之直接標準化率，因爲是以全國族群當標準人口的同一基準下，所以可以一起進行比較。

用直接法計算原因——特定死亡率和年齡——調整死亡率

年齡	癌症死亡數 ①	危險人群 ②	年齡 — 特定死亡率 / 1,000人 ① / ②＝③	1980年美國標準人群 ④	期望 ③×④＝⑤
0－18	5	5,000		60,500,000	
19－64	10	25,000		140,300,000	
65＋	100	15,000		36,700,000	
總計	115	45,000	XXX	226,500,000	

年齡	癌症死亡數 ①	危險人群 ②	年齡 — 特定死亡率 / 1,000人 ① / ②＝③	1980年美國標準人群 ④	期望 ③×④＝⑤
0－18	5	5,000	**1.00**	60,500,000	**60,500,000**
19－64	10	25,000	**0.40**	140,300,000	**56,120,000**
65＋	100	15,000	**6.67**	36,700,000	**171,419,000**
總計	**115**	**45,000**	**XXX**	**226,500,000**	**288,039,000**

天然比率
（115 / 45,000）×1,000
2.56 / 1,000人

＞

年齡調整比率
（288,500 / 226,500,000）×1,000
1.27 / 1,000人

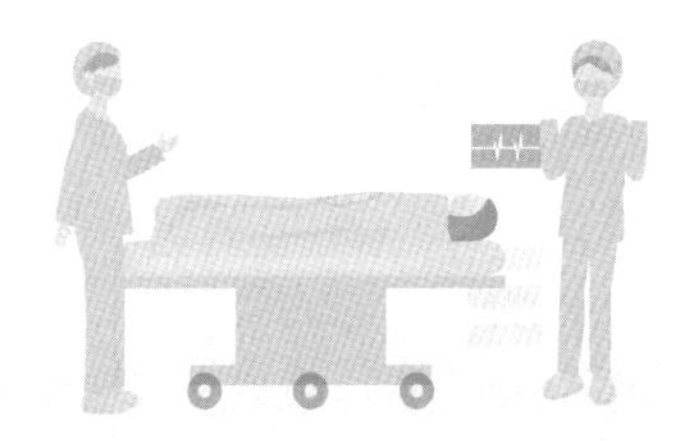

Unit 13-2 標準化率的應用

率的標準化法，就是在一個指定的標準構成條件下進行率的對比的方法。當我們對兩個頻率指標進行比較時，應該注意這兩組（或兩組以上）物件內部構成是否存在差別足以影響分析結果，如果存在的話，可應用標準化法加以校正。這種經標準化校正後的率，稱爲標準化率（standardized rate）。

標準的選擇

選擇一個標準構成的原則：

1. 可以另選一具有代表性、內部構成相對穩定的較大人群作爲構成標準。例如應用全國人口普查算得的人口構成爲標準（包括年齡構成或年齡別死亡率等）。
2. 可以將兩組資料內部構成的各相應小組人數相加，成爲兩組共同標準。
3. 可以任選要比較的兩組資料中任何一組的內部構成，作爲兩組的共同標準。

直接法

如果觀察人群中各組年齡別發病（或死亡）率已知，計算時就利用一組標準人口構成比來調整，求出標化率。以表一資料示範演算：

該表資料若按年齡分組比較，則A廠的兩組年齡別發病率均低於B廠，但是總發病率（合計）卻高於B廠，顯然這是兩廠接觸粉塵作業工人年齡構成差異很大的緣故，應該進行標準化後再比較。標準化步驟如下：

1. 將標準人口構成的各年齡組人數（以兩廠同年齡組人數相加作爲共同標準構成）乘上原來相應年齡組的發病率，得出兩廠各年齡組按標準人口計算的預期發病數（見表二第④欄和第⑥欄）。
2. 分別把各年齡組按標準人口計算的預期發病數相加，得出按標準人口計算的預期總發病人數，再除以標準總人口數，即得標準化發病率。

A廠標準化發病率

（36／2000）×1000 =18.0

B廠標準化發病率

（55／2000）×1000 =27.5

經過上述直接法標化後，消除了兩廠人口年齡構成差別的影響，得出A廠塵肺病標準化發病率比B廠低，這就和原來的年齡別發病率的比較一致了。

間接法

如果在觀察族群中，不知道各年齡組的發病（或死亡）率，而是利用標準人口的年齡別率與觀察人群中相對年齡組人數相乘，求出年齡組預期發病（或死亡）人數的總預期數，再與實際數相比，得出標準化發病（或死亡）比〔（standardized incidence ratio, SIR）或（standardized mortality ratio, SMR）〕；最後乘以標準人口總發病（或總死亡）率，得出該族群的標準化發病（或死亡）率，該計算法就稱間接法。其計算式爲：

標準化發病比（SIR）＝實際觀察發病人數／預期發病人數

或　標準化死亡比（SMR）＝實際觀察死亡人數／預期死亡人數

或　標準化發病率＝標準人口發病率×SIR

標準化死亡率＝標準人口發病率×SMR

某年AB兩廠作業員的塵肺病發病比較（表一）

年齡組（歲）	A廠			B廠		
	接觸人數	病人數	發病率（‰）	接觸人數	病人數	發病率（‰）
＜40	400	4	10.0	800	10	12.5
≥40	600	18	30.0	200	10	50.0
合計	1000	22	22.0	1000	20	20.0

AB兩廠塵肺病發病率標化演算和比較（表二）

年齡組（歲）①	標準人口數②	A廠		B廠	
		發病率（‰）③	預期發病數④	發病率（‰）⑤	預期發病數⑥
＜40	1200	10.0	12	12.5	15
≥40	800	30.0	24	50.0	40
合計	2000	18.0*	36	27.5*	55

直接校正法

單位：人；‰

	A地		B地	
標準人口	死亡率	期望死亡數	死亡率	期望死亡數
35000	8.00	280	10.00	350
30000	11.00	330	12.00	350
35000	15.00	525	16.00	560
100000	–	1135	–	1270

用標準人口對A、B兩地死亡率的直接校正

A地的標準化死亡率：1135 / 100000＝11.35‰

B地的標準化死亡率：1270 / 100000＝12.70‰

14

偏差

14-1 偏差

14-2 標準偏差

14-3 誤差

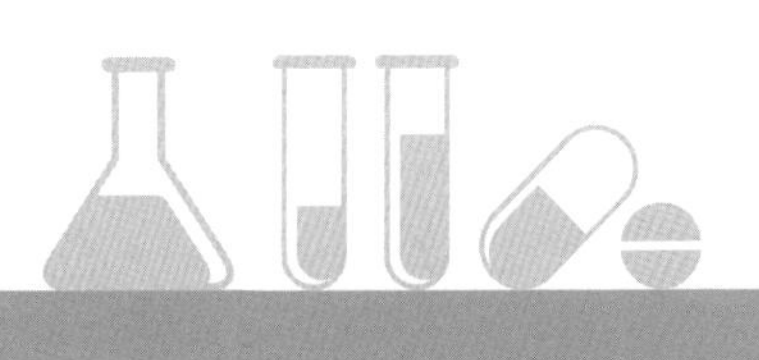

Unit 14-1 偏差

研究的眞實性（accuracy）可通過衡量研究中是否存在誤差及誤差的影響程度來反映，理論上要求在有限的資源條件下達到最小誤差。誤差（error）是指研究的測得值和眞實值之間的偏離。

偏差指的是研究設計、實施、分析和推斷過程中，存在的各種對暴露因素與疾病關係的錯誤估計，它系統地歪曲了暴露因素與疾病間的眞實聯繫。

當研究結果因偏差而被誇大時，稱爲正偏差；而當研究結果因偏差而被縮小時，稱爲負偏差。如果某一特徵的眞實值爲Q，而測量值爲Q'。當Q'>Q時，爲正偏差；Q'<Q時，爲負偏差。不同的偏差的方向會產生不同的結論，正偏差會誇大研究的結果，負偏差則會減小研究結果。

選擇偏差

是由被選入到研究中的研究對象與沒有被選入者，在暴露或疾病有關的特徵上的差異所造成的系統誤差。

流行病學研究中，當按一定的條件識別研究對象時，從所納入的研究對象中獲得的有關因素與疾病的關聯，系統地偏離了族群中該因素與疾病之間的眞實關聯，即認爲有選擇偏差（selection bias）存在。

資訊偏差

資訊偏差（information bias）又稱觀察偏差（observational bias），指在研究的實施階段，從研究對象獲取研究所需資訊時所產生的系統誤差。資訊偏差可發生於各種類型的流行病學研究，可來自研究對象，也可來自研究者本身，或來自用於測量的儀器、設備和方法。

資訊偏差的種類：錯誤分類偏差、均數回歸趨勢、生態學偏差。

錯誤分類偏差（misclassification bias）由於研究中的測量誤差如資料收集不準確或不完整等，造成對研究對象的暴露程度或疾病結果的錯誤歸類，影響了結果估計的有效性。包括回憶偏差、報告偏差、診斷懷疑偏差、暴露懷疑偏差和測量偏差等。

生態學偏差（ecologic bias）

生態學研究中個體水準的生物學資訊由於被結合於群體（組群）水準的暴露與疾病結果的推斷中而喪失。由於每個組群內部的暴露狀態並不一致，因此，由組群間暴露水準與疾病發生的差異得出的生態學關聯，可能與相應的個體暴露水準與疾病發生的關係迥然不同，從而導致生態學謬誤。

干擾偏差

流行病學研究中，由於一個或多個外來因素（第三因數）的存在，掩蓋或誇大了研究因素與疾病（或事件）的聯繫，從而部分或全部地歪曲了兩者之間的眞實聯繫，稱爲干擾偏差或干擾，引起干擾偏差的外來因素稱爲干擾因素（confounder）。

偏差的控制

研究者應充分理解整個研究中可能會出現的各種偏差，在具體設計過程中儘量加以避免。爲了減少和避免偏差的產生，應進行科學的研究設計和認眞的實施，具體作法如下：①嚴格掌握研究對象的入選與排除標準；②設立對照；③隨機化；④提高應答率，減少失訪；⑤使用客觀、統一的標準收集資料；⑥適當採用一些調查技巧；⑦採用盲法收集資料；⑧限制；⑨匹配；⑩分層；⑪多因素分析。

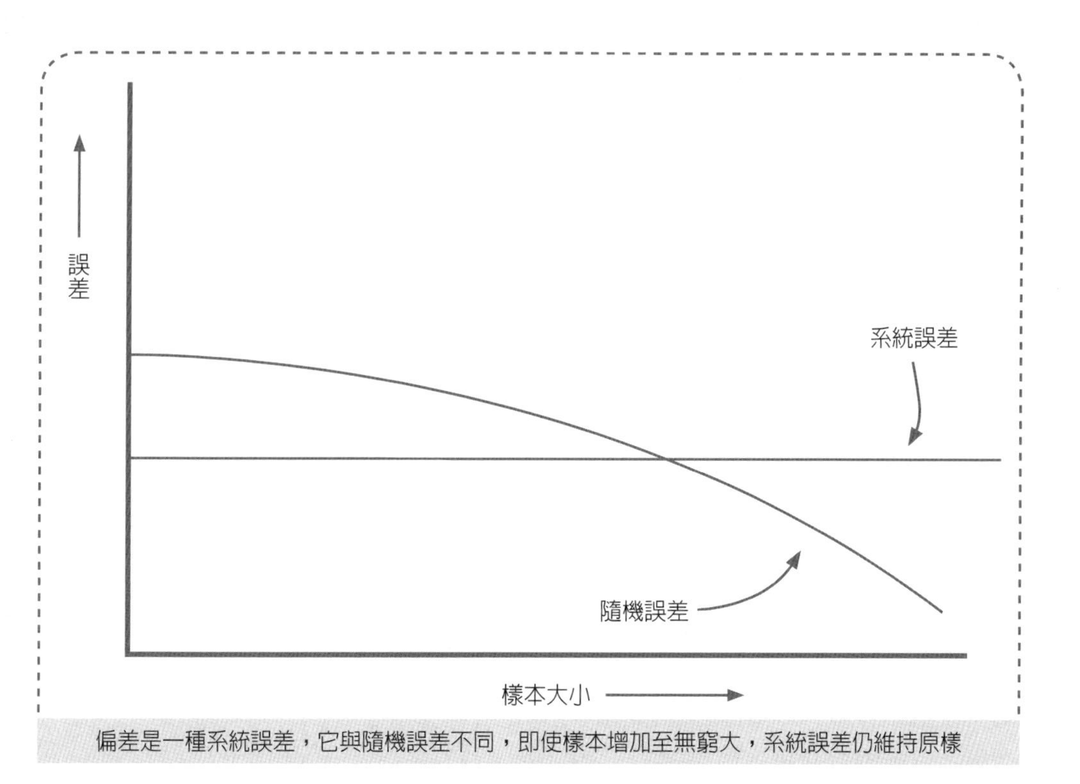

偏差是一種系統誤差，它與隨機誤差不同，即使樣本增加至無窮大，系統誤差仍維持原樣

選擇偏差的種類

項目	說明
入院率偏差	由於入院率或就診機會不同而導致的偏差
現患－新發病例偏差	因現患病例與新病例的構成不同，只調查典型病例或者現患病例的暴露情況，致使調查結果出現的系統誤差都屬於這類偏差
無應答偏差	因各種原因不回答或不能回答所提出問題的人稱為無應答者，任何一項流行病學調查研究都可能有一定比例的無應答者，無應答者可能在某些重要的特徵或暴露方面與應答者有區別
檢出徵候偏差	某因素與某疾病在病因學上雖無關聯，但由於該因素的存在而引起該疾病症狀或體徵的出現，從而使患者及早就醫，接受多種檢查，導致該人群較高的檢出率，以致得出該因素與該疾病相關聯的錯誤結論
易感性偏差	觀察對象可能因各種主客觀原因不同，暴露於危險因素的概率不同，使得各比較組對所研究疾病的易感性有差異，從而可能誇大或縮小了暴露因素與疾病的關聯強度，導致某因素與某疾病間的虛假關聯

Unit 14-2 標準偏差

變異性測量

雖然測量中心趨勢對總結頻數分布十分有用，但其並不表示值的分散情況，不同形狀的曲線可有相同的集中趨勢。因此，除了測量中心趨勢外，還有必要提供變異性的資訊，以給分布形狀一個更清楚的形象概念。

常用的變異或離散的測量指標爲全距、四分間距和標準差。全距表示最大和最小的值之間的距離。四分位元數間距是根據分位元數，將分布分成等級相同的亞組分區，十分位數爲1／10，四分位數爲1／4，五分位數爲1／5，三分位數爲1／3，百分位數爲1／100。四分位數間距是中間兩個四分位數之間的全距。因此，四分位數間距給出了分布中間一半的上、下限之間的距離。

標準差是方差的平方根。爲了計算方差，將個體觀察值與均數之差的平方加在一起，得到平方和再被觀察數減一去除。

常態分布

常態分布（normal distribution）又稱高斯分布（Gaussian distribution），其圖形呈鐘形，故又稱爲鐘形曲線，是一個非常重要的機率分布。常態分布是自然科學與行爲科學中的定量現象的一個方便模型。

常態曲線及分配是一種理論模式，但透過這理論模式，配合平均數及標準差，可以對實證研究所得之資料分配，作相當精確之描述及推論。能做到這一點是因常態曲線本身有些重要且已知的特性。

常態曲線最重要的特性是其形狀爲左右對稱之鐘形曲線，此曲線只有一個衆數，並與中位數及平均數是三合一的。其區線的兩尾是向兩端無限延伸，因此，雖然實際調查得到的資料，不可能是這種完美的理論模式，但許多實際得到之變項的資料分配是相當接近這種模式，因此可以假定它們的分配是常態的，進而使我們得以運用常態曲線的理論特性。

就常態分配而言，只有少數的樣本是在平均數加減三個標準差以外（也就是說只有極少數個案的分數是比平均數加三個標準差來的大，或比平均數減三個標準差來的小）。

中心極限定理

這是常態分布中一個非常重要的性質：在特定條件下，大量統計獨立的隨機變量的平均值的分布趨於常態分布。中心極限定理的重要意義在於，根據這一定理的結論，其他機率分布可以用常態分布作爲近似。

標準偏差

在常態分布中，一個標準差所占範圍比率爲全部數值之68.26%，兩個標準差之內的比率合起來爲95.44%，三個標準差之內的比率合起來爲99.72%。在實際應用上，常考慮一組數據具有近似於常態分布的機率分布，若其假設正確，則約68.3% 數值分布在距離平均值有1個標準差之內的範圍，約95.4%數值分布在距離平均值有2個標準差之內的範圍，以及約99.7%數值分布在距離平均值有3個標準差之內的範圍。

在常態曲線下之面積

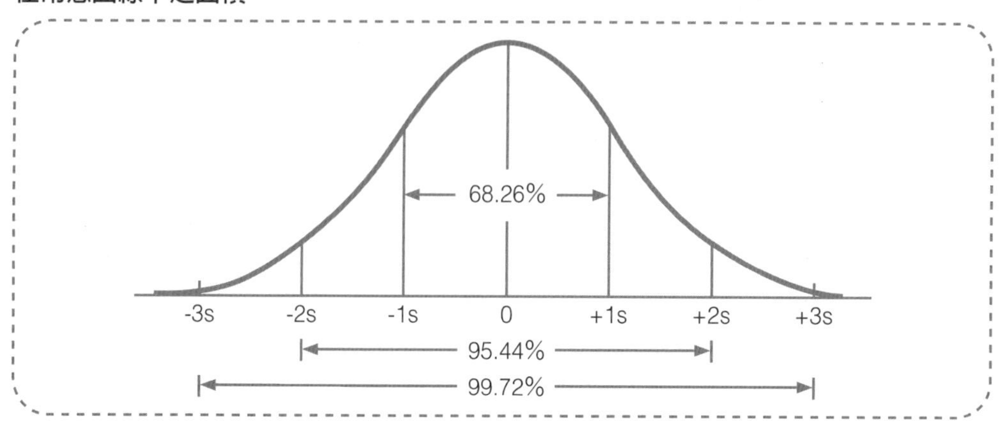

標準常態曲線下之面積

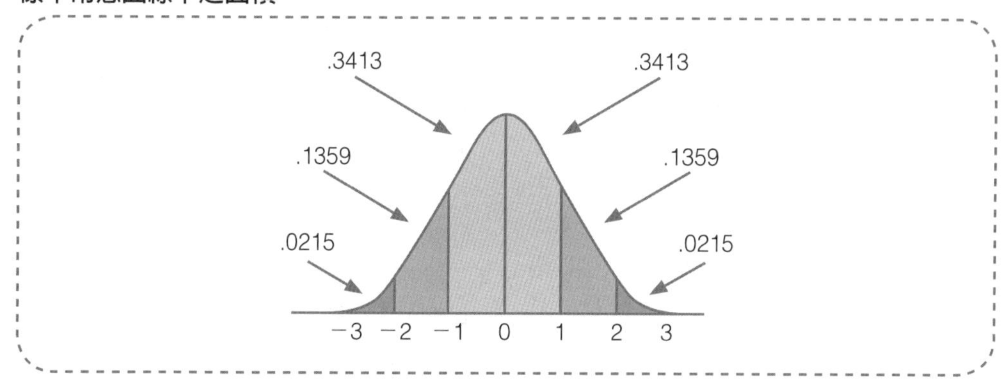

平均值相同，標準偏差不同之常態分布圖

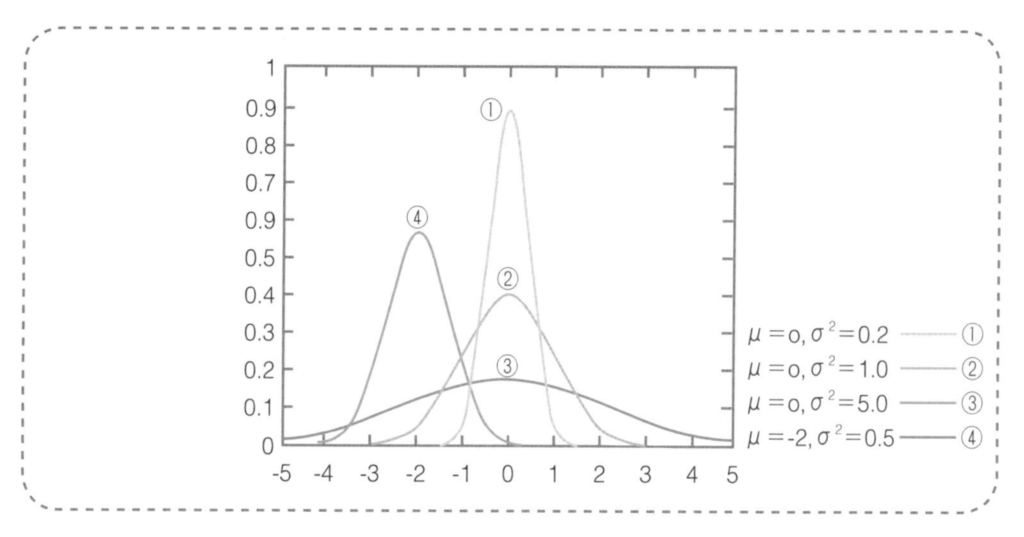

Unit 14-3 誤差

誤差是指對事物某一特徵的測量值偏離眞實值的部分，因此，必須有「金標準」或相對可靠的標準來測量眞實值，才能度量誤差。

誤差的種類

1.隨機誤差：是由隨機產生的，並無法事先預測。指隨機抽樣所得樣本統計量與總體參數的差異，也稱抽樣誤差。抽樣誤差有兩個特點：①樣本的觀察值都在平均值上下分布；②隨機誤差的範圍可以用可信區間估計。

2.系統誤差：當對群體的某一特徵作一次測量或對某一個體的某一特徵作多次測量時，所得均值與總體間的眞實性也會產生誤差。如果誤差向量的方向一致或基本一致時，這種誤差稱爲系統誤差，也稱偏差。在實驗研究中，樣本選擇的不同、測量儀器不精確、試劑不純、操作不符合要求以及分析錯誤等，都是產生系統誤差的常見原因。

測量誤差

差異的來源：變數及研究概念或構念間存有「眞正差異」，測量本身或測量環境對測量活動產生了影響。如實得分數（X）＝眞實分數（T）＋誤差分數（E）。

測量誤差指「眞正差異」以外任何引起測量分數的差異，測量誤差的來源是系統性誤差造成的，即會對測量結果產生一致性固定的影響。

系統性誤差（systemtic error）只要使用測量工具，它就會產生。系統性誤差對個案間及研究間的影響方式都是「固定」不變的；換言之，對相同情境受訪者或不同情境受訪者的同一位受訪者，均產生同樣的影響。

系統性誤差是屬「信度」的問題，隨機性誤差是屬「效度」的問題。

1.受測者誤差（respondent error）：受測者不願流露其眞正感受或想法；對議題不了解；回答問題時之身心狀況干擾其回答。

2.情境誤差（situational error）：外界因素如噪音或環境干擾、第三者干擾。

3.測量者誤差（measurer error）：最常發生在面對面訪談中；訪問員扭曲題意／誤導回答方向；資料不完整／輸入錯誤。

4.工具誤差（instrument error）：問項混淆模糊，題意艱澀難懂；混淆（區別效度不佳）、語意不清（信度不佳）、編排不良（建構效度不佳）；選項不足，未能涵蓋所欲測量的特性（即內容效度不佳）；問卷印刷不良；作答空間不足；有沒有引導作答。

測量工具評估準則

1.效度：測量工具能正確測出其所欲測量的性質。

2.信度：測量程序的正確性與精密性。

3.實用度：測量工具的經濟性、方便性與可解釋性。

偏倚和隨機誤差的關係

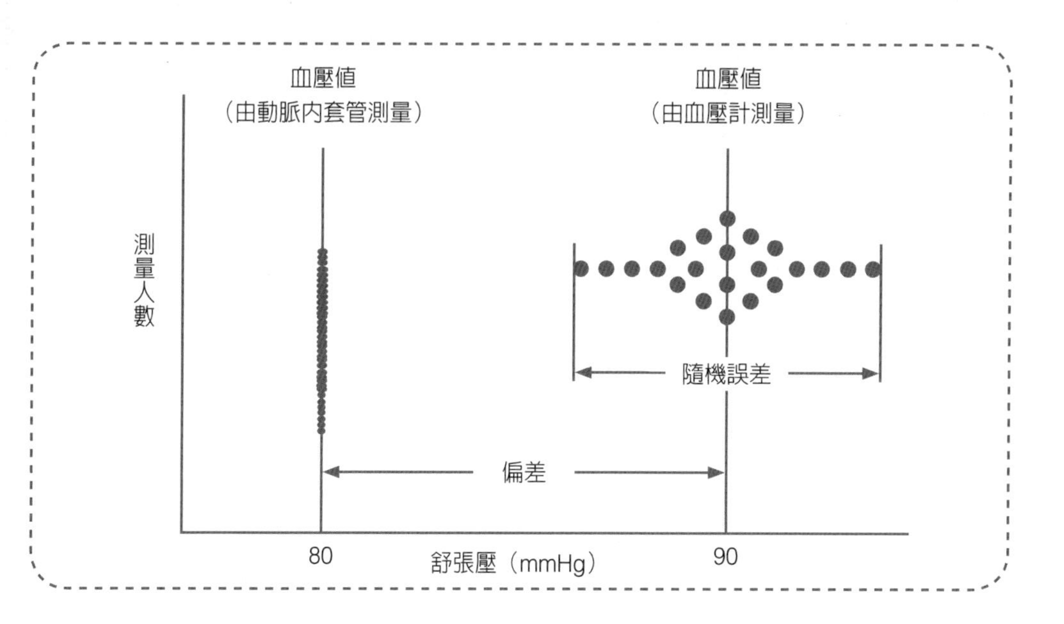

信度衡量的三種類型

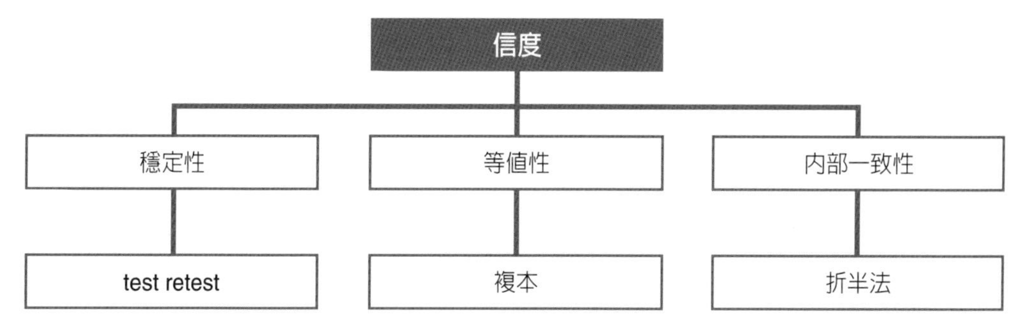

信度類型

信度類型	檢測方法	內容
穩定性	test-retest	同一測量工具、同一受測者，不同時間點，比較結果一致程度
等值性	複本測試法	兩個版本，同一受測者，比較結果一致程度
內部一致性	Cronbach alpha	相似測量項目是否反應出相同構念

15 干擾因子控制

15-1 干擾因子

15-2 干擾因子控制

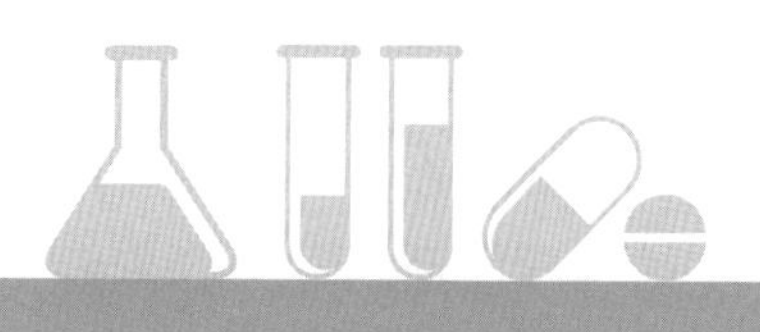

Unit 15-1 干擾因子

評估治療效果的研究中，最關鍵的因素在於，研究的各比較群組之間是否公平可比較，這個原則也普遍應用到其他探討致因與結果的研究中。但是，並不是所有的研究都能夠確保比較群組之間，影響治療效果的重要因子都能夠平衡的分配。

當某些對效果有影響的重要因子在研究的比較群組之間分配不平均的時候，研究就可能出現錯誤的結果。這種受到其他影響治療效果因子在比較群組之間分配不平均所造成的錯誤，就稱爲干擾（confounding）。

也就是說，主要關心的危險因子（如暴露）以外任何的第三個因子，若不均勻的分布在危險因子組別時，會造成扭曲危險因子與結果（如疾病）的相關性，此種現象就稱爲干擾。造成干擾的這些外在變數又稱爲干擾因子（confounder）。

構成干擾因子的條件有：

1. 干擾因子與結果間需有相關性；本身是危險因子。
2. 干擾因子與危險因子間需有相關性。
3. 干擾因子不能爲危險因子與結果間的中介因子。

中介因子是致因造成效果中間的一個步驟，一個中介因子一定會跟研究有興趣要探討的致因以及效果同時發生相關。因爲致因需要先造成中介的變化，然後中介的變化再進一步造成效果的改變。排除掉中介的變化之後，致因導致效果的改變也會跟著被除掉了。

研究人員想探索「原因」以及「結果」之間的關聯性，但干擾因子常常同時會與「原因」及「結果」都有相關性，像是抽菸習慣常伴隨著飲酒習慣發生；如此一來，干擾因子便可能掩蓋了「原因」及「結果」之間眞正的相關性，或是推導出並非事實的相關。

干擾是探討治療與效果之間因果關係的一個重要課題，干擾會造成研究結果判定時的偏差，因此研究時必須仔細的將其可能造成的影響排除掉。

觀察性研究通常難以完全避免干擾因子的影響，因爲現實生活裡許多與效果有關的影響因素彼此之間也經常隨伴出現，如病因與疾病發生的研究裡，許多不良的生活習慣可能傾向出現在同一群人裡面，因而彼此造成研究的干擾；臨床上選擇治療方式時可能受到某種共識或偏好的影響。

當醫生傾向開出某個特別的藥物（如治療高血壓）給具有某項症狀（如血脂肪偏高）的病人，而這個症狀又是研究效果的危險因子時（如心肌梗塞），這個症狀就可能干擾這類探討藥物治療效果的研究，這個現象稱爲治療適應症的干擾。

除了已知對效果有影響的因子可能造成研究結果的干擾之外，現實環境裡面還可能存在許多現今知識尙不了解的影響因子，這些都可能對探討因果關係的觀察性研究造成干擾。

對治療效果有重要影響的因素造成研究結果受干涉

		研究一		研究二	
	一年死亡率	新治療	標準治療	新治療	標準治療
病人數		10	10	10	10
輕度	15%	6	4	4	6
重度	50%	4	6	6	4
預期死亡率		29%	36%	36%	29%
		（較佳）			（較佳）

病情的嚴重度就是扮演了一個造成研究干擾的角色

研究結果沒有受到干擾

	研究一、病人分布平均			研究二、對效果沒有影響		
	一年死亡率	新治療	標準治療	治療滿意度	新治療	標準治療
成人數		10	10	（1～5）	10	10
輕度	15%	4	4	3	4	6
重度	50%	6	6	3	6	4
預期效果		36%	36%		3	3
		（相同）			（相同）	

特定危險因子、疾病及干擾因子互相關係示意圖

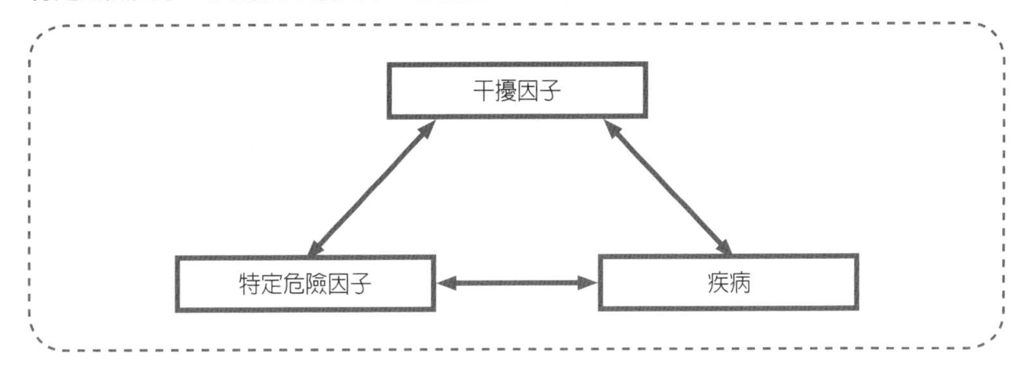

Unit 15-2 干擾因子控制

處理干擾的方法可以分兩階段來考慮，資料收集前研究設計的階段，以及資料收集之後分析的階段。研究設計時可考慮：限制、分層、配對，或是足夠樣本數的隨機分派。資料分析時可考慮：分層分析，或是統計模式調整。

研究設計階段

1.隨機分派

避免得出來的結果只落於某一特定族群而干擾結果，所以用亂數採樣，可使用亂數表或用電腦程式亂數排序。隨機分派有較高的機率可調整已知及未知的干擾因子，其中包含單盲及雙盲試驗。當受限於研究資源，包括經費、合乎研究條件的病人數，或是可執行研究的人力等因素，無法收納夠多樣本數以確保重要、可能影響效果的因子，在各個研究分組裡達成平衡的限制下，隨機分派也可以搭配分層收樣設計，以確保重要影響效果因子不會造成研究的干擾，稱爲分層隨機分派。

2.配對法

又稱爲成偶配對法。在個案對照研究中，已確定抽菸是干擾因子，則可依抽菸習慣來進行case與control配對。每個抽菸個案，其相對對照組也必須抽菸。

缺點：若同時處理數個可能的干擾因子，則招募測驗者的過程就會變得複雜麻煩，還有配對所造成的變數是無法測定的。例子：若覺得年齡爲干擾因子的話，在分組時，可將同年齡的case和control來配對，可以減少年齡對結果的干擾。

3.限制法

又稱爲排除法。例如若年齡會干擾，可以限制65歲以上的人才納入研究對象；或是若性別會干擾，那就只限男生來作研究。

資料分析階段

1.年齡標準化

將樣本的年齡層一致化，避免年齡成爲干擾因子。如要進行兩鄉鎮死亡率大小的比較，可用同一種年齡結構進行直接年齡標準化，可避免年齡的干擾。

2.分層分析

假設有很多的干擾因子，爲了能夠一一分析，將樣本的背景一致化，只留下一個干擾因子作爲變因。使用分層或配對研究設計時，兩個比較組的人數不一定要相同，只要干擾因子分配的比例在比較組內達成平衡就可以達到控制干擾的效果了。只要那些會影響效果的因子在比較群組裡的分配達到固定的比例，研究結果就不會受到干擾。

優點：可以調整干擾因子，使其在暴露組和非暴露組間平衡。

缺點：假如干擾因子很多，會產生分層太多（太細）的情況，而造成各組樣本數太低，如此計算出的結果會有不穩定的狀況。

3.迴歸分析

可以解決分層分析的問題，可以同時調整很多干擾因子（不會造成各組樣本數太少），更重要是可調整連續性（ratio scale或interval scale的資料）的干擾因子。可利用統計上顯著（p值 <0.05）直接檢定有沒有交互作用。可分爲線性迴歸（linear regression）和邏輯斯迴歸（logistic regression）。

暴露經驗與疾病的關係，被性別因子干擾

	病例組	對照組	總數
有暴露經驗	220	400	620
無暴露經驗	180	360	540
合計	400	760	1160

粗對比值（Crude OR）$= \dfrac{AD}{BC} = \dfrac{220 \times 360}{400 \times 180} = 1.1$

- 病例組中有暴露經驗的比例是對照組的1.1倍
- 暴露經驗與罹患疾病的關係不明顯

	男性		
	病例組	對照組	總數
有暴露經驗	120	370	490
無暴露經驗	40	260	300
合計	160	630	790

男性對比值（OR_m）$= \dfrac{120 \times 260}{370 \times 40} = 2.11$

	女性		
	病例組	對照組	總數
有暴露經驗	100	30	130
無暴露經驗	140	100	240
合計	240	130	370

女性對比值（OR_f）$= \dfrac{100 \times 100}{30 \times 140} = 2.38$

勝算比（odds ratio, OR）就是兩個研究組治療效果勝算的比值，勝算（odds）就是把治療有效的機會比上無效的機會。這個計算就是把資料表格中的對角線相乘後相比，也稱為交叉相乘比。

16 交互作用的分析

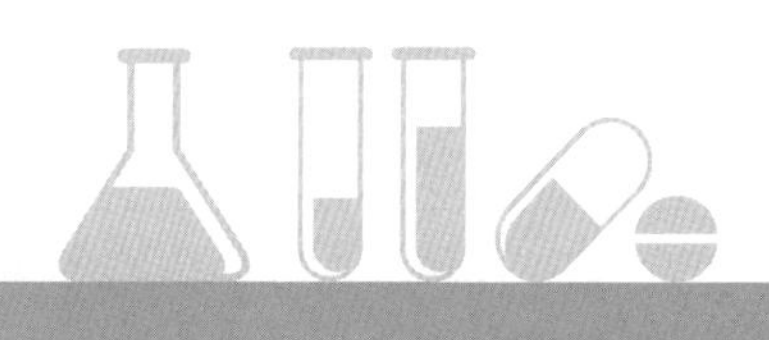

Unit 16-1 交互作用

在運用流行病學方法研究暴露因素與疾病或健康狀態之間的關係時，常常需要考慮外部變數的影響。外部變數對暴露與疾病的關聯可能產生兩種作用：一是干擾作用，二是效應修正作用。

干擾作用源於選擇的各比較組中，干擾因素分布不均而造成的，它會扭曲暴露因素與研究疾病之間的眞實關聯，是研究者極力希望防止的一種偏差，需要在研究中加以控制。

效應修正作用是外部變數對暴露與疾病關係的一種效應修正，這是在病因研究過程中需要積極探索並予以精確描述的一種效應，以便對研究因素與研究疾病或健康狀態之間的關係作出正確的估計。

交互作用是指兩個或多個因素相互依賴發生作用而產生的一種效應。若交互作用存在，當兩個或兩個以上的因數共同作用於某一事件時，其效應大於或小於兩因數或多因數單獨作用的效應。統計學交互作用與效應修正（effect modification）的概念是一致的，指某種效應的大小依據某些第三因數，此第三因數稱爲效應修飾因子（effect modifer），這是不需控制的偏差（bias），必須加以描述與報告。

效應修正作用

當暴露因素按第三變數分層後，估計暴露在每一層中與疾病的聯繫強度時，效應修正被定義爲暴露因素在各層中與疾病的聯繫強度（測量的效應）因第三變數的存在情況不一而大小不同，該第三變數稱爲效應修正因素（effect modification factor）。

第三變數在一項研究中是否成爲效應修正因素，取決於選用判斷暴露和疾病之間聯繫的指標是用率差（rate difference, RD）還是用率比（rate ratio, RR）。如果暴露效應的測量值（發病概率、率差、率比）在按第三變數分層後在不同層次表現不一致，則可將每一層的效應測量值發病概率、率差、率比分別描述，以顯示效應修正因素的效應修正作用。

研究時，若有二個自變數，則稱爲二因子變異數分析，若是有三個自變數，則稱爲三因子變異數分析，以二個自變數A和B影響一個依變數Y爲例，除了A和B分別會影響依變數Y外，也會有A×B交互作用影響著Y。

再以三個自變數A、B和C影響，一個依變數Y爲例，除了A、B和C分別影響依變數Y外，還有A×B、A×C、B×C和A×B×C等四個交互項影響依變數Y。

交互作用的評估

1.根據效應的同質性或異質性來評估。
2.比較危險因子觀察與預期合成效應的異同來評估。

交互作用的模型

交互作用的判定與其選用的模型有關，交互作用的模型有兩類，加法模型和乘法模型：

1.相加模型：假定若交互作用不存在時，兩個或兩個以上的因數共同作用於某一事件時，其效應等於這些因數單獨作用時的和，即具有可加性。
2.相乘模型：假定若交互作用不存在時，兩個或兩個以上因數共同作用於某一事件時，其效應等於這些因數單獨作用時的積。

二個和三個自變數產生的交互作用項

自變數	交互作用項	
	Two-Way（二項）	Three-Way（三項）
A、B	A×B	
A、B、C	A×B A×C B×C	A×B×C

交互作用的識別方法

方法	說明
分層分析	分層分析是識別交互作用比較經典的方法，可以通過比較按照可疑的交互因素分層後，層間的效應測量值一相對危險度或率差來判斷是否產生交互作用，如果各層之間的效應測量值不同，則可能存在交互作用。但是鑒於各層的效應測量值的差異可能是隨機誤差所致，因此必須進行統計學檢驗才能作出判斷，常用的方法有：Mental-Haenszel法、Woolf法、直接分層分析、最大似然比檢驗等
多因素分析模型	在多因素分析模型中，可以識別因素間的交互作用是否存在。但需要說明的是，在這些模型中，交互作用一般是以相乘模型為基礎估計因素間的交互作用，如logistic迴歸模型
採用交互作用指標進行估計	由於多因素分析模型中採用因數乘積項分析交互作用存在許多不足，有學者提出構造交互作用指標進行估計的方法
廣義相對危險度模型	在了解所研究資料的聯合作用時，通常可以藉由廣義相對危險度模型加以擬合，然後採用與研究資料最接近的模型來確定交互作用。由於這種模型分析方法無需像目前所用的多元分析方法那樣事先假定研究資料的模型（這些方法一般假定為相乘模型），所以能夠比較客觀的分析因素之間的關係

吸菸和石棉暴露與肺癌發病的關係

吸菸	石棉暴露	
	是	否
是	40	8
否	5	1

如果吸菸為X因素，石棉暴露為Z因素，則從上表資料可得$RR_{00}=1$；$RR_{11}=40$；$RR_{10}=8$；$RR_{01}=5$。

採用相加模型以危險差為指標時，$R_{11}-R_{00}=40-1=39$ $(R_{10}-R_{00})+(R_{01}-R_{00})=8-1+5-1=12$，則吸菸與石棉暴露之間存在交互作用。

採用相乘模型時，$R_{11}/R_{00}=42/3=14=(R_{10}/R_{00})(R_{01}/R_{00})=(8/1)(5/1)=40$，則吸菸與石棉暴露之間不存在交互作用。

Unit 16-2 中介效果

自變數與調節（干擾）變數透過中介變數來影響依變數。中介變數可以定義爲影響依變數的理論性因素，其對依變數的影響，必須從觀察現象之自變數中進行推論。中介（mediation）效果是指自變數透過中介變數來影響依變數的效果，有三種情形：無中介效果、部分中介效果和完全中介效果。

「完全中介模式」成立的條件需滿足：在單獨考量自變項以及依變項時，自變項能顯著影響依變項。再者，當模式中同時具有自變項、中介變項及依變項時，若自變項能顯著影響中介變項、中介變項能顯著影響依變項，然而自變項卻無法顯著影響依變項時，稱爲完全中介模式。此外，就「部分中介模式」而言，在同時考量自變項、中介變項與依變項的情形下，若自變項能顯著影響中介變項，而中介變項顯著影響依變項，且自變項亦能顯著影響依變項時，則該模式便可成立。

中介效果的檢驗方式主要分為四類

1.因果步驟法

因果步驟法中的B-K法是最普及的檢驗中介方式，目的在於建立中介效果之必要條件，詳細說明中介效果的完整概念體係與檢驗程序，係一般心理學常用的方法。主要利用普通最小平方法（ordinary least squares）進行迴歸係數估計。

2.係數差法

係藉由檢驗自變項和依變項受中介變項調節前後，其自變項與依變項間係數差異的比較檢驗。

3.係數乘法策略（product of coefficients）

此類方法將通過中介變項的二係數（自變項與中介變項間的路徑係數α，乘上中介變項與依變項間的路徑係數β）相乘之乘數進行中介效果檢驗。

4.拔靴法（bootstrapping）

爲無母數的重複抽樣程序，優點爲不需要假設母群體爲常態分配，是一個計算密集的方法。需從資料集中重複抽樣且估計每一個重複抽樣資料集的間接效果，藉由反覆進行這程序，建立$\alpha\beta$抽樣分配的近似値，用來建構間接效果的信賴區間。

影響中介效果檢驗之因素

統計檢定力主要受到三個因素的影響：顯著水準α、樣本數與效果量。顯著水準α由研究者給定，樣本數與效果量具有特定的曲線關係。樣本數一直是統計分析的重要議題，主要是因爲它與抽樣誤差和統計檢定力有關，而這兩者又與統計推論的正確性有關。

在中介效果分析中，樣本數的決定亦會受到模式適配度與參數的假設考驗影響。研究者可在研究進行之前，先行估計欲達到某一模式適配水準的最小樣本數。

無中介效果、部分中介效果和完全中介效果圖示

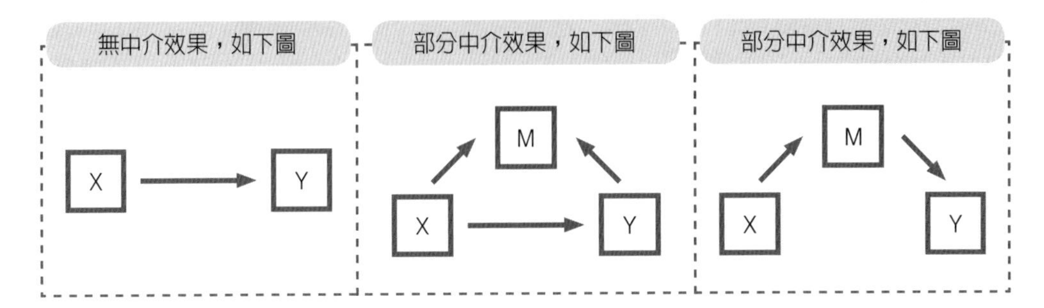

中介效果驗證流程

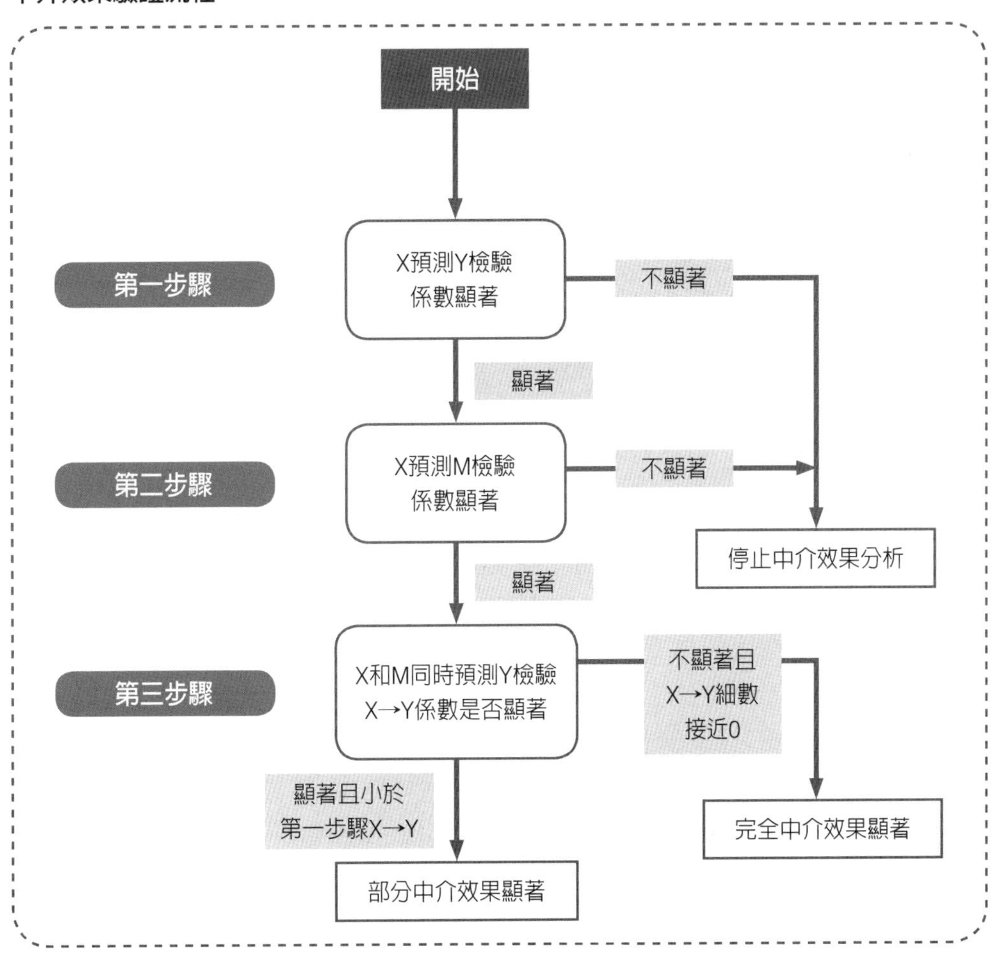

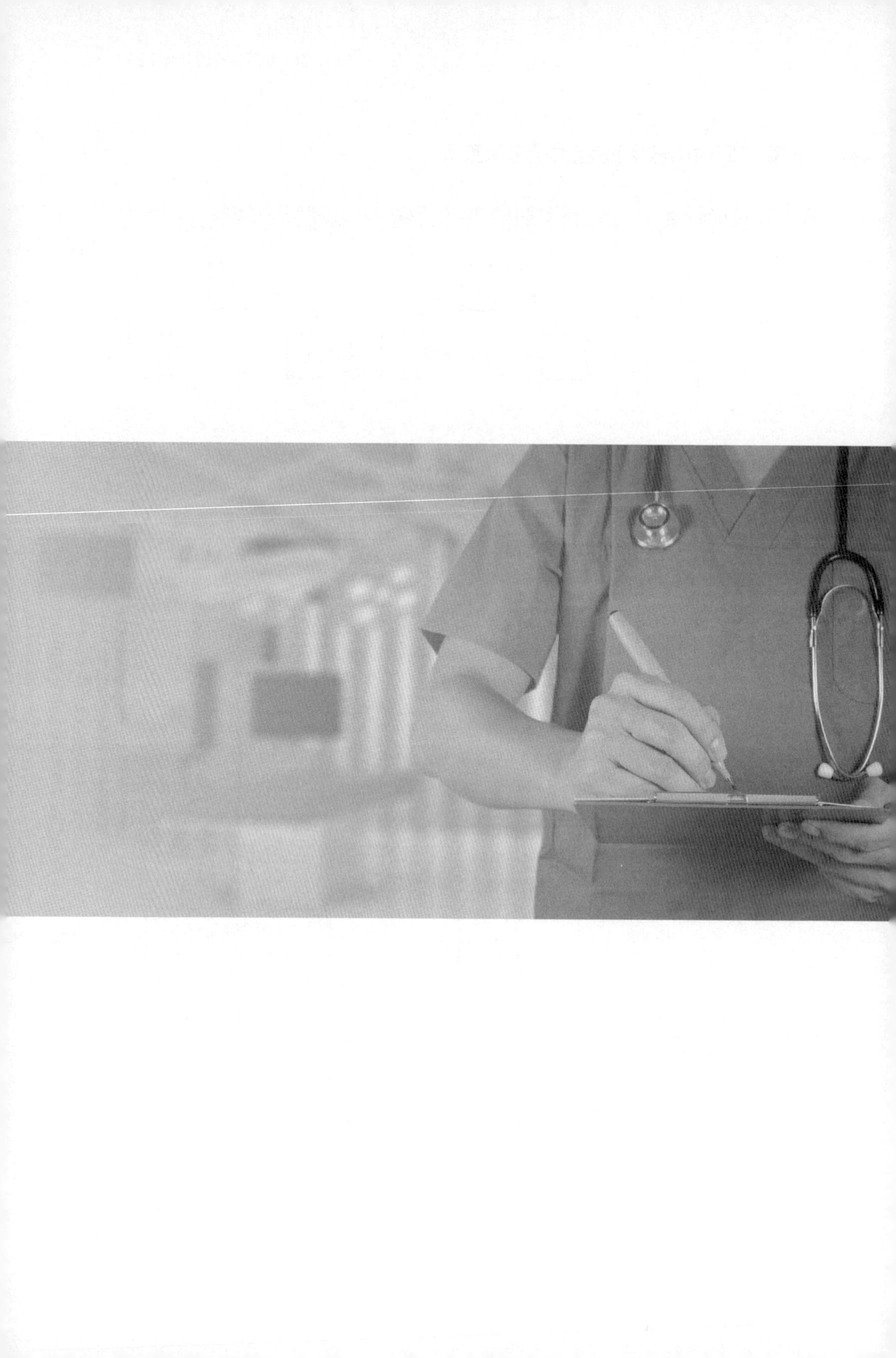

PART 6

流行病學研究

17

研究設計

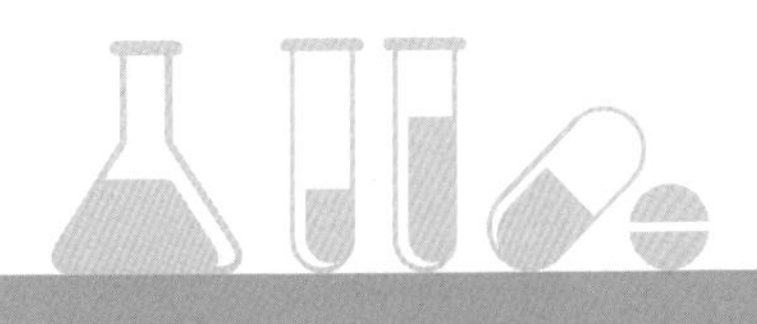

Unit 17-1 研究設計的原則與策略

研究設計是一項程序性的計畫，為研究者所採納以期能有效地、客觀地、正確地及經濟地獲致問題的答案。任何研究設計都會面臨兩件要事：必須儘可能清楚地指出想要發現的事物，及必須決定什麼是發現它最好的方法。

研究設計的類型

1.與研究母體群接觸的次數。
2.研究問題所涉及的時間範圍。
3.研究的本質。

與研究母體群接觸的次數

1.橫斷研究設計：與研究母群體接觸一次。設計用於某一個情境、時間點、問題、態度或議題上，透過母群體橫切面的觀察所做的現象研究。
2.事前、事後比較研究設計：與研究母群體接觸兩次。可視為針對同一母群體進行兩次的橫斷性觀察，以找出在這兩時間點中現象或變項的改變。
3.縱貫研究設計：與研究母群體接觸次數為三次或更多。為確定因時間所造成改變的型態，將對研究母體群進行多次訪問，方式為規律的間隔週期，且需長時間的訪問，以蒐集所需的資訊。

研究問題所涉及的時間範圍

1.回溯性研究設計：調查過去已發生之事。
2.預測性研究設計：預期未來可能情況。
3.回溯預測性研究設計：現象的過去趨勢及研究它未來的走向。

研究的本質 — 依研究性質分類

1.純理論性研究：發展及考驗理論與假設。
2.應用型研究：將研究結果運用於解決現況問題或解釋現象。

依研究主題與目的分類

1.質性研究（qualitative research）：針對有興趣的研究問題尋找研究對象訪談。在自然情境之下，根據研究對象的經驗與敘述，找出對此問題的觀點與想法之後，根據「歸納」原理形成理論架構。
2.量性研究（quantitative research）：根據文獻找出對問題的影響因素（自變項與因變項）。「歸納」形成研究架構與假說，驗證研究架構與假說的成立與否。

依實驗性質分類

1.實驗性研究設計（experimental research design）：在研究過程中提供處置、改變、治療或措施，且其研究目的在驗證自變項（介入措施或處置）與因變項間的因果關係，研究結果可預測或解釋某一個現象，或足以推翻或創新理論與通則的研究設計。可分為眞實驗性設計與類實驗性設計。
(1)眞實驗性研究設計的三大要素
- 操縱（manipulation）：也就是操縱介入措施。
- 控制（control）：控制其他與本次實驗無關的因素。
- 隨機（randomization）：確保每位參與者有均等機會被分配到實驗組或控制組。

(2)類實驗性研究設計：缺乏上述三大要素中之一或兩項者。
2.非實驗性研究設計。

因果性研究

因果性研究要驗證分析性假設，證實自變數X和依變數Y要有因果之前後發生順序，故它比描述性研究還要嚴謹，除了可操作變數外，尚有可清楚抽離／判定變數間因果關係，其主要的研究策略有實驗法及調查法。

研究設計的類型

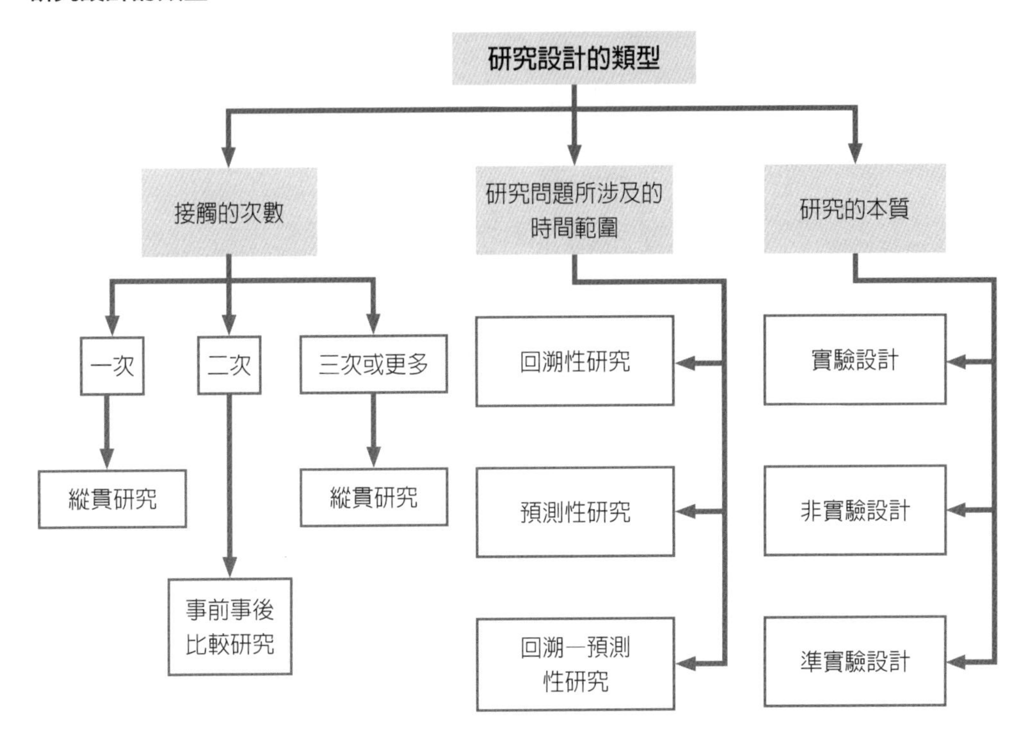

事前事後的比較（前測／後測）研究設計

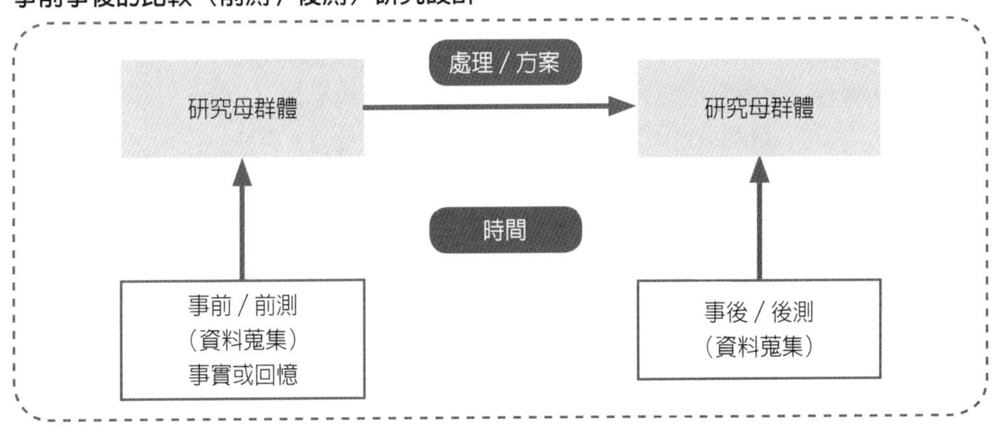

Unit 17-2 調查研究

調查研究法透過嚴格的抽樣設計來詢問並記錄受訪者，以探討社會現象諸變數之間的關係。是一種與研究對象實質接觸、溝通，以蒐集相關原始資料的研究方法。

主要特徵有：①調查研究是一種科學研究方法；②調查研究以母群體或樣本爲對象；③調查研究的範圍涵蓋人事物等方面；④調查研究的主要變項涵蓋心理與社會變項；⑤調查研究將變項予以操作性定義，是化繁爲簡的；⑥調查研究法是屬定量的分析、是可驗證的。

限制性

資料的品質受制於受訪者的合作意願與能力程度，通常受訪者除了會拒絕接受訪談或對郵寄問卷置之不理，也可能因爲個人的理由排斥訪談、或認爲訪問主題過於敏感。即使受訪者能回答問卷，但亦有可能他們本身沒有具備我們要探尋的知識、或是對於研究主題沒有自己的主見。

問卷調查的實施方式

1.郵寄問卷：優點爲省時、經濟、自由、容易大規模；缺點爲回收率低、答題者無法確定、易有拒答。

2.當面實施問卷：優點爲回收率高、可解說、省時、經濟；缺點爲僅限集合團體、實施者易影響調查。

調查研究步驟

⑴確定調查目的

調查研究的第一個步驟，應以清晰且明確的方式將調查之研究目的寫下，以作爲設計整個調查計畫的依據。此外，也要將研究變項予以操作性定義，以利設計測量的問卷。

⑵設計調查方法

資料的收集方法：如以親自訪問或是郵寄問卷方法。

抽樣的方法：隨機抽樣或非隨機抽樣。

研究工具：以個人自編或是現成問卷來進行調查。

資料的分析方法：要事先決定所要進行的分析方法。

⑶從事資料收集

如採用訪問法收集，就要進行訪問員的訓練，如果是使用郵寄問卷方法收集，則要注意問卷收回率。

⑷從事資料分析

主要包含三要素：

編碼（coding）：將塡答者的反應作分類，以利進一步研究。

列表（tabulation）：記錄每一類別中的反應項目。

分析（analysis）：使用適當的統計方法分析與考驗所收集資料。

⑸報告調查結果

最後依據資料的分析結果加以討論與解釋，並作成研究報告。

調查研究的種類

分類	種類
依蒐集資料方式分類	問卷調查 訪問調查
依蒐集資料時間分類	橫斷式調查 縱貫式調查
依研究變項的性質分類	狀況調查 調查研究
依調查的目標分類	描述性調查 解釋性調查

各種調查法的優缺點比較

方法	個別訪談	電話訪談	郵寄問卷	電腦網路
優點	有回饋反應、可反應複雜問題、面談者高度參與，故有機會作進一步探問（probing）	速度快、成本較低、無面對面的尷尬	成本低，受訪者可選最方便的時機地點回答、標準化問卷易獲得	回收速度快且資料回收量大，可跨國調查、所花費成本最低
缺點	成本高、沒有匿名性可言，有時受訪者會害怕而拒答、有時間壓力	樣本恐有偏差、少掉視覺觀察	回收率低	樣本選取恐有偏差（例如都是網路族）。無法事後進一步探問

訪問調查法與問卷調查法之比較

項目	問卷調查法	訪問調查法
受訪者	沒有直接接觸	受尊重的感覺
訪問員	不需專業訓練	專業訓練與主觀判斷
內容	不深入調查	深入調查（動機、態度）
資料處理	易統計量化	不易處理、難量化
時間	短	長
步驟	標準化程序	彈性、可重複訪問
樣本	大	小
推論	可推論	不宜推論

Unit 17-3 訪談

任何在兩者或兩者以上人與人之間的互動，而互動的人們心中皆有一特定的目的，此稱之爲訪談。

訪談優點：有彈性、回答率較高、可以收集「非語言行爲」、能適度控制情境、易得到自發性回答、可控制問題的順序、能確定受訪者親自回答、能得到完整性的回答、可以確定受訪時間、可探討較複雜的問題。訪談缺點：費用大、時間長、易有訪問偏差、受訪者缺乏考察資料的機會、帶給受訪者不便、缺乏隱密性、標準化程度較低、訪問範圍受限。

非結構性訪談

衆所周知的便是「深度訪談」；建構「訪談綱要」以指導訪談之進行，而訪談綱要並未詳列問題，訪問者在訪問過程中自由規劃其問題。

結構性訪談

事先決定一系列問題，對每個受訪者使用相同的詞彙及提問順序。

深度訪談

是指研究者希望透過訪談發現影響研究主題，或是以解釋研究對象的一些因素。這些因素，不是從表面的現象資料和普通的訪問可以獲得的。深度訪談屬於「非結構性訪談」，即事先不預定表格、問卷或定向標準程序，由訪者與受訪人自由交談。

深度訪談限制

1.樣本較小，代表性不夠。
2.深度訪問時間常在一小時以上，不容易讓受訪者在訪問過程中全神投入，接受訪問。
3.通常比焦點團體法花費多。
4.資料分析困難，不是每個人都能夠解釋受訪者的反應，通常需要熟練的心理學家才能勝任。
5.訪問員對訪問的進行方式有相當大的自由，所以訪問員詢問的口氣、用詞和時間都會影響到受訪者的反應，而影響所得結果。

深度訪談問題的設計原則與內容

1.問題設計的原則：詢問確實的開放式問題、詢問單一的問題、中立的問題。
2.問題設計的內容。
3.訪問題目設計——問題的序列：不具爭議性的經驗問題擺在前，其餘的擺在後。受訪者的主觀感受可以優先處理。訪者與受訪者建立信任關係後，再問「事實」的問題。先問現在的問題，因爲記憶比較深刻；再問過去與未來的問題，如此受訪者才較容易回答。背景問題則最後處理。
4.問題的設計：單一問題：每次只問具體的一個問題，而不是幾個問題糾纏在一起，語言清楚，受訪者也才能了解問題而後回答。

開放式問題：不給予受訪者「是」與「否」的回答，而給予自由的沒標準答案的回答。

共融與中立：共融是訪者站在受訪者的立場，尊重受訪者的知識、態度、經驗與感受。中立則是訪者對受訪者的反應內容要保持中立，不可附和，也不可生氣、尷尬、悲傷、反對。只能順勢引導受訪者回到訪問的設計問題。

投射技巧

是將參與者置於模擬活動的情境中，希望可以透露出某些直接問問不出來的東西。可以防止受訪者從問卷的題目去推敲研究者的目的，或去揣測研究者希望與不希望的回答。

訪談問題內容設計表

問題＼時間	過去	現在	未來
行為／經驗			
意見／價值			
感受			
知識			
感官			
人口統計學／背景			

投射技巧的種類

項目	說明
字詞聯想測試	了解受訪者對文字第一個想到的感覺，受訪者對這些字眼的感覺、反應時間快慢、或對字眼的正負面評定，都可作為參考指標
圖片測試	提供受訪者一張圖片，請其寫下關於該圖的一段小故事。研究者分析這些故事的內容，以確認所產生的感覺、反應和內容
語句完成測試	研究人員先提一段文字，然後讓受訪人員來完成整句話的意思，此法可以更直接知道消費者對某一觀念的感受，不會偏離研究者所要探討的主題太遠
漫畫或氣球型圓框測試	請受測者於對話框中寫下讓角色所說或所想的話
角色扮演活動	參與者會被要求假裝自己為第三人，描述在某些情境或特定的聲明中，會如何回應

訪談調查流程

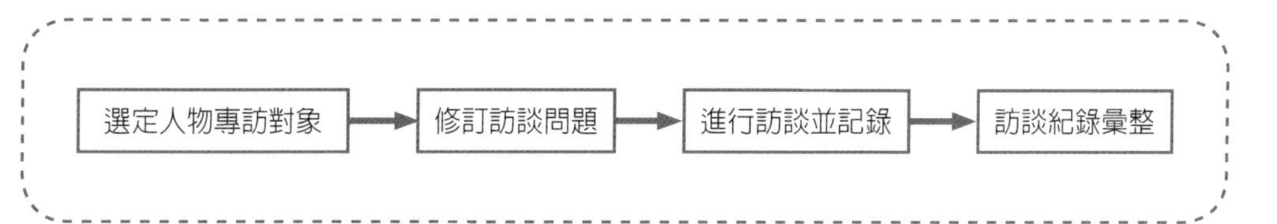

Unit 17-4 田野研究

田野研究（field study）是研究方法中的一種，爲「直接觀察法」的實踐應用。實地進行「現場的調查、蒐集、採訪、記錄」，取得第一手的原始資料，以做爲所研究主題的理論或論證基礎。

田野研究的過程及其成果，可以提供更進一步了解人、空間、地方與環境的關係。田野（field）就是研究人員所參與以及試圖探究的現場，它可以是社區、學校或醫院等。

田野觀察即自然情境的觀察，研究者對於實地發生的行爲或活動內容不加任何控制，完全順其自然，並加以觀察記錄。

觀察設計

1.選擇觀察的目標，必須是外顯可見、範圍有限的對象。
2.選擇觀察的情境，必須是自然、實地或可接近的情境。
3.觀察對象的時間選樣，連續性觀察或間歇性觀察。
4.選擇記錄觀察的方式，包括拍攝、錄音、田野筆記等。
5.觀察員必須經過排練與訓練，包括講解觀察重點、設備試用以及排演觀察過程。
6.分析資料的方法，如量化分析或質化分析。
7.詮釋資料的方法，如客觀觀察或主觀詮釋。

田野調查蒐集的資料

1.採訪記錄：藉由受訪者的口述、操作或表演者示範的錄製，所蒐集到最直接的影音記錄，若再摘錄寫成文字稿，並且再經過嚴謹的內、外考證之後定稿，此份文稿即是最忠實的田野採訪紀實。
2.拍攝記錄：針對現場實地的古建聚落、造型藝術或重要人物的拍攝紀錄，其蒐集到第一手的影像圖照資料，是田野紀實專文中不可缺少的佐證圖像來源。
3.翻製紀錄：田野過程中若徵得原收藏者同意，翻印或翻拍祖譜、古籍、圖稿、劇本、譜例、秘笈或老照片等珍貴資料，更是日後進一步研究的基本材料。
4.測繪紀錄：有關空間現場的實地測量，或是造型藝術品的大小尺寸，以及模擬方式的簡圖或描圖等，有實際的數據與簡圖，方便日後資料整理和現場復原的模擬。

田野研究的步驟

1.觀察、傾聽、訪談、蒐集資料。
2.開始分析資料、推論、驗證。
3.著重在情境中的特殊面向，運用理論取樣。
4.離開田野。
5.完成分析，並撰寫研究報告。

田野筆記

1.田野日誌：是指田野工作期間的一般紀實，以較爲客觀和理性的態度，鉅細靡遺地記下所有的見聞，透過實地臨場的經驗和紀實，來補強學術研究探討上的佐證。
2.田野雜記：在此則是記錄工作期間當下的感受和心得，以記錄者當時的角度、看法、立場或心情來闡述，在不過度極端、偏執的衝動下，內容上可以較爲主觀和感性的傳述，日後可以轉化成遊記或文學性的撰文基礎。

田野研究倫理

1.欺騙：以假身分、姓名、認同等出現，或誤導研究。
2.保密性：研究者有義務維持資料的保密性。
3.與偏差者交涉：研究對象是參與非法行爲的偏差者，會面對兩難。
4.有權力者：研究者可能因忽略有權力者而遭受批評。
5.出版田野研究的成果：在隱私與知的權利間造成兩難。

田野工作流程圖

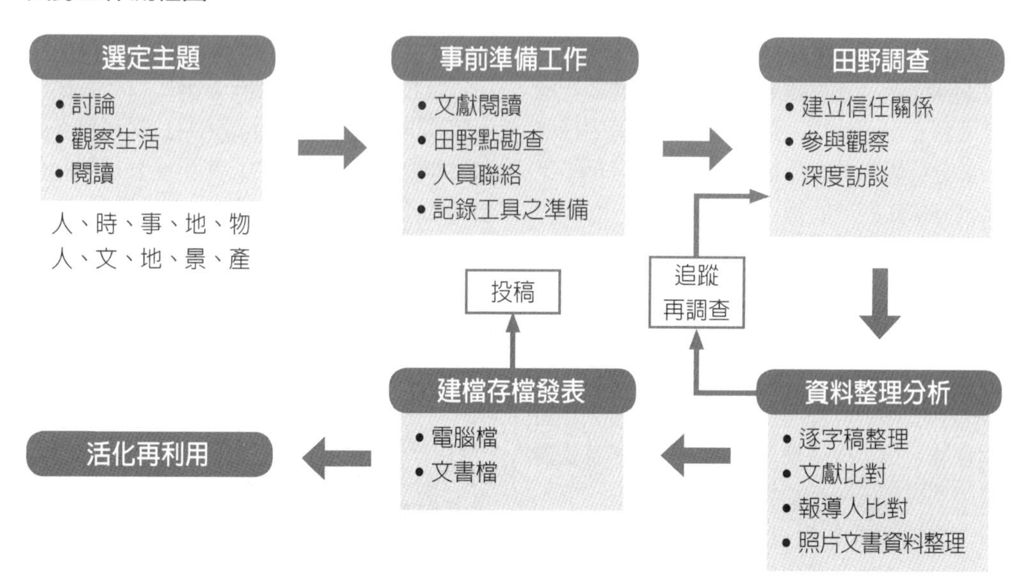

進入田野的程序

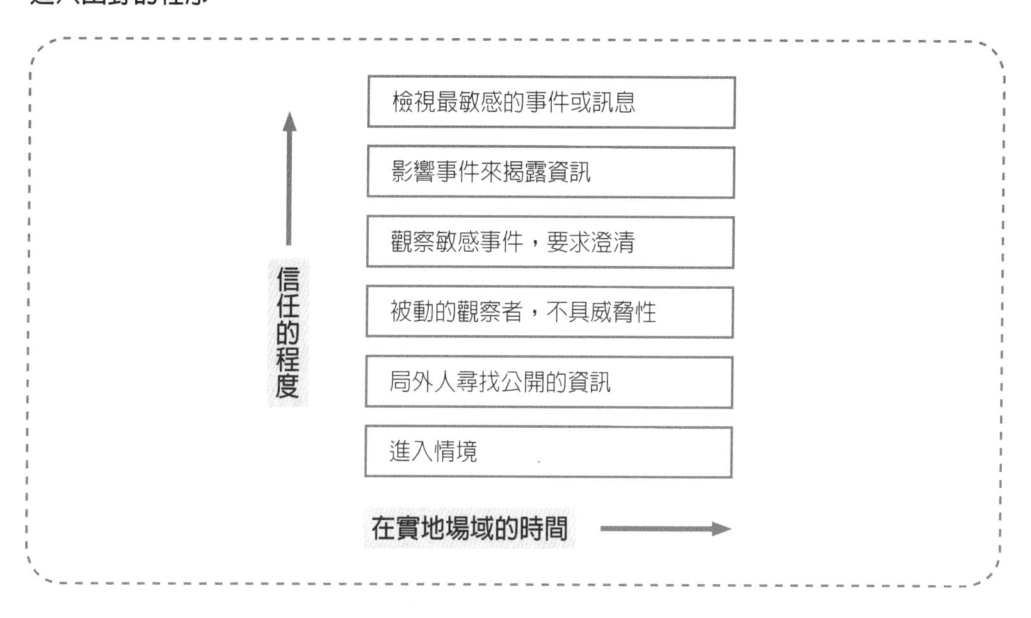

Unit 17-5 普查

普查（census）是對母體的所有個體（或稱元素）進行調查，也就是普遍調查或全面調查。而抽樣（抽查）是由母體中抽取一部分個體來調查分析，以便依據分析結果來推測未知的母體特性之方法。

普查是爲了某種特定的目的而專門組織的一次性的全面調查。普查一般是調查屬於一定時點上的總量，但也可以調查某些時期現象的總量，乃至調查一些並非總量的指標。

普查涉及面廣、指標多、工作量大，時間性強。爲了取得準確的統計資料，普查對集中領導和統一行動的要求最高。

由於普查是對母體所有個體（或稱元素）進行調查，所以取得的資料較齊全，同時分析出來的統計結果也較接近事實眞相。但是，普查實施前必須有周密的事前計畫，在實施過程中也需要動員大量的人力及物力，因此必須要有充足的經費和健全的組織才能順利進行。普查若無適當的管理、追蹤、考核，再加上訪員素質不齊，容易產生資料品質不均、失眞等問題。

普查之優點

1.接受普查的對象及資料完整。
2.由於全部調查，故可取得較完整及正確的資料。
3.因爲全部調查，故沒有抽樣誤差。

普查之缺點

因爲全部調查，所要耗費時間較久，因此不具時效性。

人口普查是近代統計國家人口的重要工具，具體全面抽樣方式調查全國人口、住房以及相關的重要事項。臺灣人口普查從日治時期開始實行，至今爲止共13次。首次於1905年實行，之後於1915年再度實行，此後至1940年止，每五年實行一次，於日治時期共計7次。前兩次稱爲臨時臺灣戶口調查，後五次則稱國勢調查。戰後中華民國時期原則上十年一次，分別於1956、1966、1980、1990、2000、2010年實行，至目前共計6次。

99年人口及住宅普查「健康醫療補充報告」摘要顯示（部分）

本國籍常住人口罹患疾病分布

1.罹患疾病別：民國99年底臺閩地區本國籍常住人口中，以罹患呼吸系統疾病者最多，每十萬人就診率爲 69,171 人；醫療費用最大宗者爲消化系統疾病，占全體醫療費用之 13.2%。
2.主要死因相關疾病之分布：與五大死因相關疾病，以及其每十萬人就診率最高之縣市，分別爲惡性腫瘤（宜蘭縣2,535人）、心臟疾病（宜蘭縣9,149人）、腦血管疾病（雲林縣3,907人）、肺炎（宜蘭縣5,059人）與糖尿病（澎湖 縣 9,501 人），大多分布於農業縣，此與慢性病老年人口罹患比率較高， 而農業縣人口相對老化有關，唯是否尙因其他縣市人口因病而遷居本縣市療養，或係當地居民之生活習慣、環境與其他原因所致，則待深入研究。

2010年世界各國人口普查方法

洲別	亞洲	歐洲	美洲	大洋洲、非洲
傳統式問卷普查	中華人民共和國、香港、日本、韓國等國家	英國、愛爾蘭、捷克、匈牙利和所有東歐與南歐國家	加拿大、中南美洲各國	全部
登記式普查	無	所有北歐國家、荷蘭、斯洛維尼亞	無	無
登記式普查結合抽樣調查	臺灣、新加坡、土耳其、以色列、印度	比利時、德國、波蘭、奧地利、瑞士	無	無
滾動式普查	無	法國	美國	無

本國及常住人口之就診率——按縣市分（民國99年）

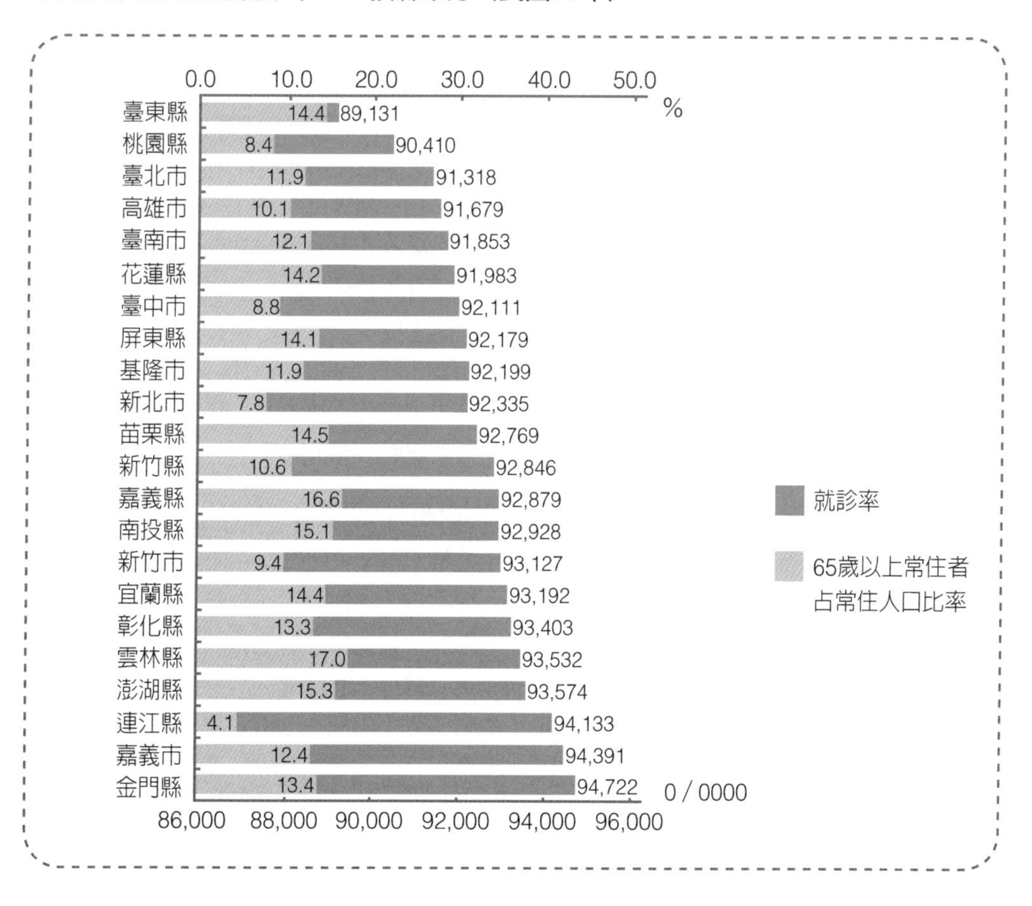

Unit 17-6 抽樣

抽樣（sampling）是自母群體中選取部分元素或基本單位爲樣本，並且認爲從選取的樣本可得知母群體的特徵。由全體中抽出的部分個體，相對於全體而言，稱之爲全體的樣本；被抽的全體相對於樣本而言，稱之爲樣本的母全體。

全體（或稱母體）爲研究對象的全部。全體的大小視研究者的需要而定。由現實存在事物所構成的全體，稱爲實在全體；由假想事物所構成的全體，稱爲假想全體。

抽樣誤差：不同樣本對母體的推論會有不同的分析結果，其間的差異是抽樣所造成的。因素有二：樣本數大小，代表性不夠；抽樣方法，樣本與母體特性差異太大。

非抽樣誤差：訪問員本身人爲的疏忽、回答者故意誤導造成的偏差、或登錄時的錯誤所造成的誤差。

抽樣的種類

1.隨機抽樣：以隨機作爲樣本選取的控制。換言之，隨機抽樣中每個樣本被抽中的機率均相等且是獨立的。

⑴簡單隨機抽樣：完全依機遇的方式抽取樣本，如摸彩法（歸還抽樣、不歸還抽樣）、亂數表。適用於母體中個體的同質性高的調查。

⑵系統（間隔）抽樣：從抽樣名單中，有系統地每間隔若干個抽樣單位，就抽取一個樣本，如此一直等間隔抽樣。如從（某年／某地區）出生名單或電話簿中，每間隔20名就抽一位。優點：步驟循序漸進，不致在母群中前後跳躍，減輕工作負擔。

⑶分層抽樣：取樣前，根據與研究目的有關且已有的某種標準，將群體中之個體分爲若干類，每類稱之爲一層，在各層隨機取出若干個體作爲樣本；層與層間主要變數均數差異最大，層內變異數最小。

2.非隨機抽樣：以研究的判斷作爲樣本選取的控制，無法說明每一抽樣單位被抽取的機率。

⑴便利抽樣：如街頭訪問、商場訪問。

⑵判斷抽樣：又稱「立意（purposive）抽樣」，它是依據研究者的主觀認定，選取最能適合其研究目的之樣本。

⑶配額抽樣：如按各地區人口比例分配。

⑷滾雪球抽樣：當研究對象的母體很小，而且分布又很稀疏時，隨機抽樣的方式常不易得到足夠研究需要的樣本，這時研究者可先找一位或多位受訪者，再由這些受訪者提供資訊來取得其他受訪者，研究者再請取得的受訪者提供資訊，如此重複多次，樣本越滾越大，直至達到所要求的樣本大小。

抽樣應注意事項

1.抽樣本框架：即爲樣本抽樣的來源。

2.樣本代表性的問題：如果樣本的代表性有問題，則此研究的概化或所謂的外部效度會受到很大的質疑。

3.樣本大小問題：一般來說，樣本數越多越好，樣本數增至100至200間，精準性將大爲提高，大於200後邊際量下降。

抽樣方案設計

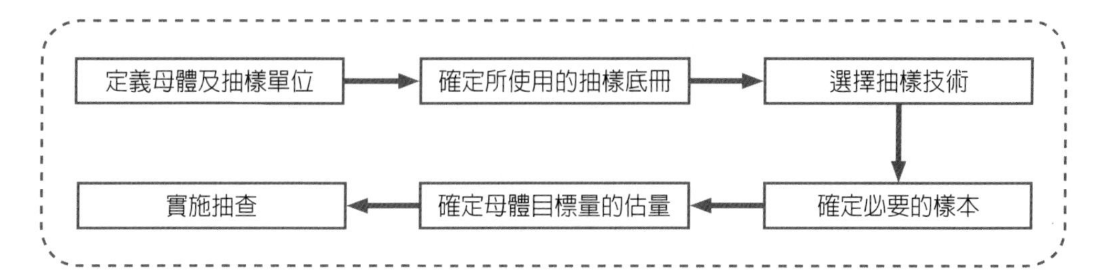

優良抽樣方法必備條件

研究	條件
量化研究	1.能代表母體 2.由樣本資料估計母體特徵數（母數），不僅精確且能說明其可靠性 3.抽樣費用少
質性研究	1.切合研究內容與精神 2.抽樣費用少

某區抽樣的分類

項目	說明
簡單一階段地區抽樣	從一城市所有N街道區，隨機抽選n街道為樣本區後，進行普查
簡單二階段地區抽樣	從一城市所有N街道區，隨機抽選n街道為樣本街道後，從樣本街道中抽取具有某一特性之樣本（如門牌號碼為雙號）

Unit 17-7 抽樣分布

抽樣分布（sampling distribution）指在一母體中重複抽取固定大小的隨機樣本，由該隨機樣本所計算出之統計量的所有可能結果之機率分布，稱爲該統計量的抽樣分布。抽樣分布就是一種與從所有可能之固定大小的樣本中得到某一統計值（statistic）之理論的機率分布。抽樣分布是依據機率的定律（不是實證研究結果）所得到的一種理論性的分布。

母數（parameter）：由母體中計算出用來描述母體的數值測量結果。統計量（statistic）：由樣本中計算出用來描述樣本的數值測量結果。

確保樣本有代表性的的原則，也就是機率抽樣的基本原則是，如果抽樣的方式是以「均等機率之選取方式」（equal probability of selection method, EPSEM），則如此得到之樣本極可能有代表性。

需注意的是根據EPSEM的抽樣法和樣本是否有代表性是兩回事。換言之，即使是透過EPSEM方法所得之樣本，也不一定有代表性，但透過此法得到有代表性之樣本的可能性很高，而且研究者可以推估得到無代表性樣本的機率有多大。

三種分布

1. 樣本分布：這是實際由樣本得到的某一變項的分布形狀（shapes of distribution）、集中量數、離散量數等，主要都是在描述樣本之特性。而我們往往只有這類的樣本資訊。
2. 母體分布（the population distribution）：母體的資料雖可由實證研究得知，但經常限於人力、物力，我們不可能搜集到完整之母體資料，因此對於母體特性如其分布之形狀、平均數、標準差等，都是一無所知，因而需要透過推論統計來估計。
3. 抽樣分布：一種依機率法則得到之理論性分布，這種分布之特性可依一些定理推導出來，因此是已知的，透過抽樣分布的特性，我們可從樣本推到母體。抽樣分布的用途可從其定義中看出來，因爲它是由所有可能之樣本所得到的結果來組成的，因此透過此分布，我們就可以得知某一特定之樣本結果出現的機率爲何。

點估計

1. 樣本平均值（$\bar{x}$）是母體平均數（μ）的點估計量。
2. 樣本標準差（s）是母體平均數（σ）的點估計量。
3. 樣本比例（$\bar{p}$）是母體比例p的點估計量。

樣本平均數$\bar{x}$是隨機變數，$\bar{x}$的機率分布稱爲$\bar{x}$的抽樣分布，它是樣本平均數$\bar{x}$的所有可能值的機率分布。$\bar{x}$的期望值：$E(\bar{x})=\mu$。

在簡單隨機抽樣下，$\bar{x}$的抽樣分布的期望值或平均數等於母體平均數。

$\bar{x}$抽樣分布的形狀

- 母體爲常態分布：如果母體是常態分布，無論樣本大小，$\bar{x}$的抽樣分布也是常態分布。
- 母體不是常態分布：如果不是常態分布，中央極限定理可以幫助我們決定$\bar{x}$抽樣分布的形狀。

抽樣分布之計算

	算術平均數	標準差	比例
1.樣本（sample）	$\bar{x}$	S	P_S
2.母群（population）	μ	σ	P_u
3.抽樣分布（sampling distribution） (1) 樣本平均數之抽樣分布 (2) 樣本比例之抽樣分布	 $\mu_{\bar{x}}$ μ_p	 $\sigma_{\bar{x}}$ σ_p	

$\mu_{\bar{x}}=\mu$ ，$\sigma_{\bar{x}}=\dfrac{\sigma}{\sqrt{N}}$　　　$\mu_p=P_\mu$，$\sigma_p=\sqrt{\dfrac{P_\mu\ (1-P_\mu)}{N}}$

當「樣本平均數抽樣分布」抽樣之樣本數n趨近於無限大時，依據「中央極限定理」，其分布具有以下特性：

1.樣本平均數抽樣分布會趨近常態分布。
2.樣本平均數抽樣分布之平均數會等於母群體平均數。
3.樣本平均數抽樣分布的標準差，又稱「平均數之標準誤」，會等於母體標準差除以樣本數 n 的平方根。

以三種母體說明中央極限定理的應用

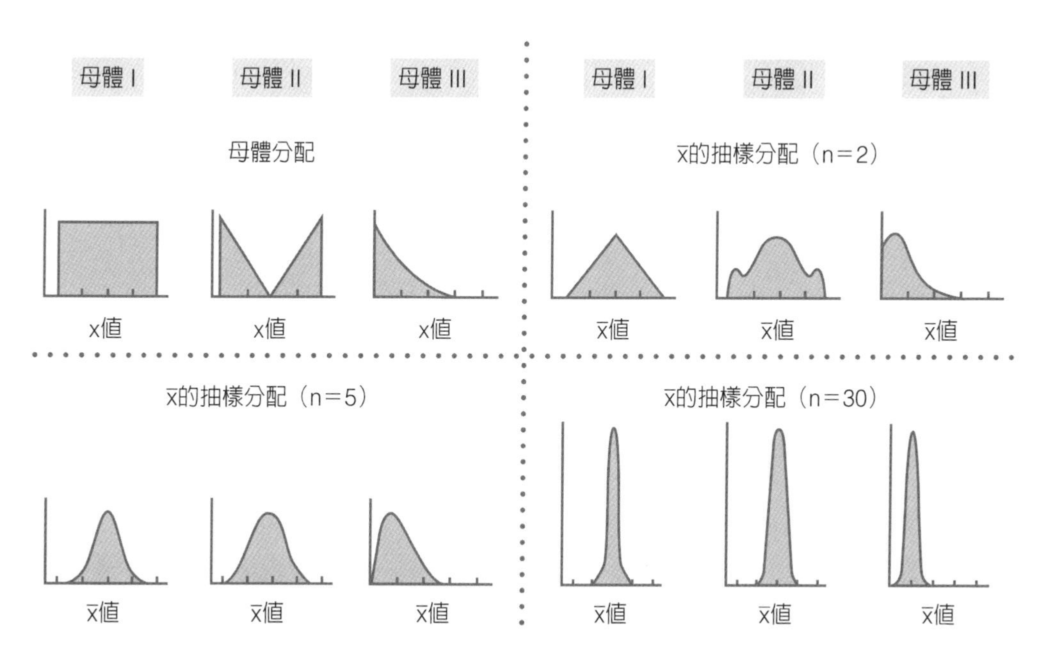

實證醫學

18

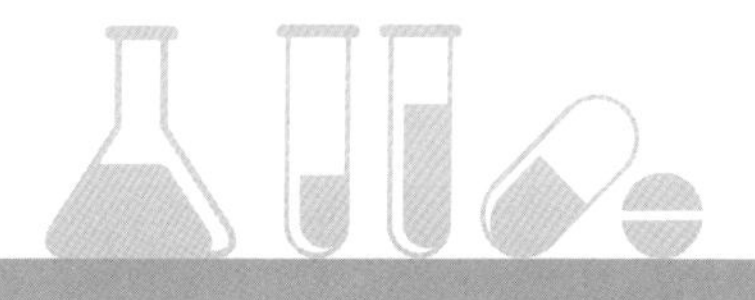

Unit 18-1 實證醫學概述

實證醫學（evidence based medicine, EBM）以流行病學和統計學的方法，從龐大的醫學資料庫中嚴格評讀、綜合分析並找出值得信賴的部分，並將所能獲得的最佳文獻證據應用於臨床工作中，使病人得到最佳的照顧。

實證醫學是國際臨床醫學領域迅速發展起來的一門學科，其核心思想是：在臨床診療實踐中，醫療人員應該以最新的客觀科學研究證據爲基礎來確定醫療決策。臨床醫師的專業技能應該與現代系統研究所獲得的最佳成果（證據）結合，以進行臨床診療。

實證醫學的證據等級，最廣爲使用的是英國牛津實證醫學中心（Oxford Centre for Evidence Based Medicine），其將文獻依其研究設計架構，分成Level 1到Level 5的證據等級。文獻的證據等級與研究設計相關，證據的等級係指研究設計可以減少偏差的程度。

研究設計方法會影響文獻證據的可靠性。最高的證據等級是隨機對照研究（RCT）的系統性文獻回顧。

Level 1：隨機對照研究（randomized controlled trials, RCT）。

Level 2：世代研究（cohort study）。

Level 3：病例及對照組研究（case-control study）。

Level 4：病例報告（case series）。

Level 5：專家意見（expert opinion）。

實證醫學可根據文獻的證據等級，評估研究的嚴謹度，提供臨床醫療人員作爲臨床應用的參考，並將其分成四個建議等級。

Group A：根據Level 1證據所作的建議。

Group B：根據Level 2證據所作的建議。

Group C：根據Level 3證據所作的建議。

Group D：根據Level 4以下等級證據所作的建議。

實證醫學的四大臨床問題

1.治療／預防的問題：研究治療或預防方法的有效性。

2.診斷問題：研究檢查方法或臨床表徵對疾病診斷的有效性。

3.危害／病因問題：研究暴露的危害或疾病的原因。

4.預後：建立疾病預後的預測模式。

實證醫學的步驟

1.形成一個可回答的臨床問題：將個案的臨床資料形成一個可回答的臨床問題，需完整描述PICO四項目

P：病患（patient）：病患的臨床問題。

I：介入（intervention）：治療處置、診斷工具或暴露因子。

C：對照比較（comparison）：與介入因素的差異比。

O：結果（outcomes）：與病人最相關之（可測量）結果。

2.尋找最佳的實證文獻證據。

3.嚴格評讀文獻：應用實證理論前，必須評估文獻證據的可信度、重要性及治療效果。

4.臨床應用：將獲得的最佳文獻證據，配合醫護人員的臨床工作經驗，並與患者的病況相互整合，作出最佳臨床決策 。

5.對過程進行稽核。

Oxford證據等級與建議等級

建議等級	證據等級	證據型態
[A]	1a	同質性隨機對照試驗的系統性回顧
	1b	單獨的隨機對照試驗
	1c	如果沒有給藥全部病人會死，給藥後會有一些病人存活；或是如果沒有給藥會有一些病人死亡，而給藥後就不會有病人死亡
[B]	2a	同質性世代研究的系統性文獻回顧
	2b	單獨的世代研究
	2c	結果研究或生態研究
	3a	同質性個案研究的系統性文獻回顧
	3b	單獨的個案對照研究
[C]	4	個案發現報告或是品質較差的世代研究和個案對照研究
[D]	5	未經清楚且謹慎的專家意見

實證醫學三大要素

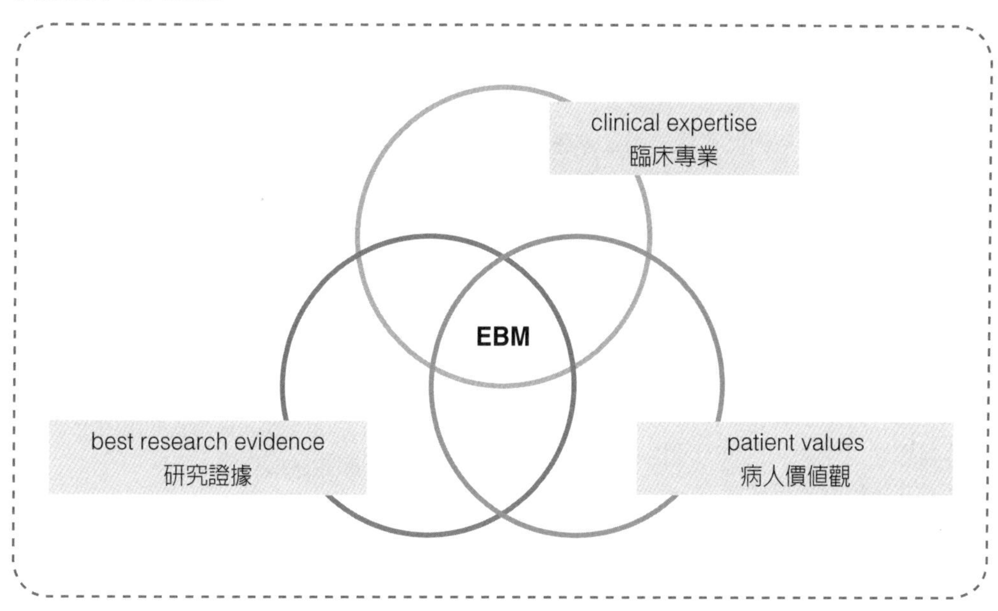

Unit 18-2 實證醫學三大要素

實證醫學以流行病學和統計學的方法，企圖從龐大的醫學資料庫中嚴格評讀、綜合分析找出值得信賴的部分，並把所獲得的最佳文獻證據，應用於臨床工作中，使病人獲得最佳的照顧。

實證醫學的最初目標為通過基礎醫學研究和以病人為中心的隨機化雙盲臨床試驗，找到更敏感、更準確的疾病診斷方法，更有效、更安全的治療手段，以及更方便、更價廉的疾病防治辦法。

實證概念的最早發展是四〇到五〇年代興起的流行病學中的隨機對照試驗（RCT）。

1972年英國臨床流行病學者Archie Cochrane提出實證醫學的概念。強調隨機控制臨床試驗的重要性，並認為所有醫療行為都應有嚴謹研究及證實為有效的根據，才能將醫療資源做最有效的運用。

在近代，實證醫學這個名詞於1992年由加拿大McMaster大學的Gordon Guyatt博士正式提出，隨後引起國際醫學界廣泛關注。結合網路並強調以隨機對照實驗結果改進各種醫療計畫，David L. Sackettm於1993年成立Cochrane Collaboration 和 Cochrane Library。

1996年臺灣開始推展實證醫學。

Cochrane Collaboration為一國際非營利組織，成員包括來自於世界各國的醫療衛生工作者、醫療消費者、研究者及政策制定者等自願性工作者。它致力於提供全世界最新穎且正確的醫療保健訊息，除了針對醫療衛生各種介入的效果作系統化的評論外，亦促進搜尋有關臨床試驗及其他研究形式的介入式醫療的證據，為實證醫學研究的重要組織。

Cochrane Collaboration目前共有51個主題評論小組，每個小組成員所進行的系統化評論，均建立在合乎嚴格方法學要求的研究流程上，當評論完成之後，所有的內容及採用方法也必須經過再審核的機制後才能公布。所有已公布的實證醫學相關內容，均可在Cochrane Library資料庫中查詢。

實證醫學於九〇年代迅速的發展，是因為平時日常醫療作用中，需要大量有關疾病診斷、治療、預後判斷和預防方面的可靠訊息；舊的醫學理論知識的不斷更新；臨床工作繁忙，醫護人員沒有更多的時間漫無邊際地去搜尋和歸納所需的訊息。除此之外，部分專家提出了有效查尋和評價科學依據的原則；出版實證醫學期刊，發表大量有效且具有可供臨床立即使用價值的研究報告；逐步架構可供快速檢索的網路訊息系統；找到和運用行之有效的方法。由於上述種種因素的研究進展，更加推動了實證醫學在醫療行為模式上的重要地位。

討論實證醫學的文章由1992年的第一篇增加到1998年的1000篇，醫學院的教育課程裡正式導入實證醫學，專科醫學會的繼續教育課程、甚至醫院裡的醫療部門也都開始推廣實證醫學的觀念與作法。

The Cochrane Collaboration

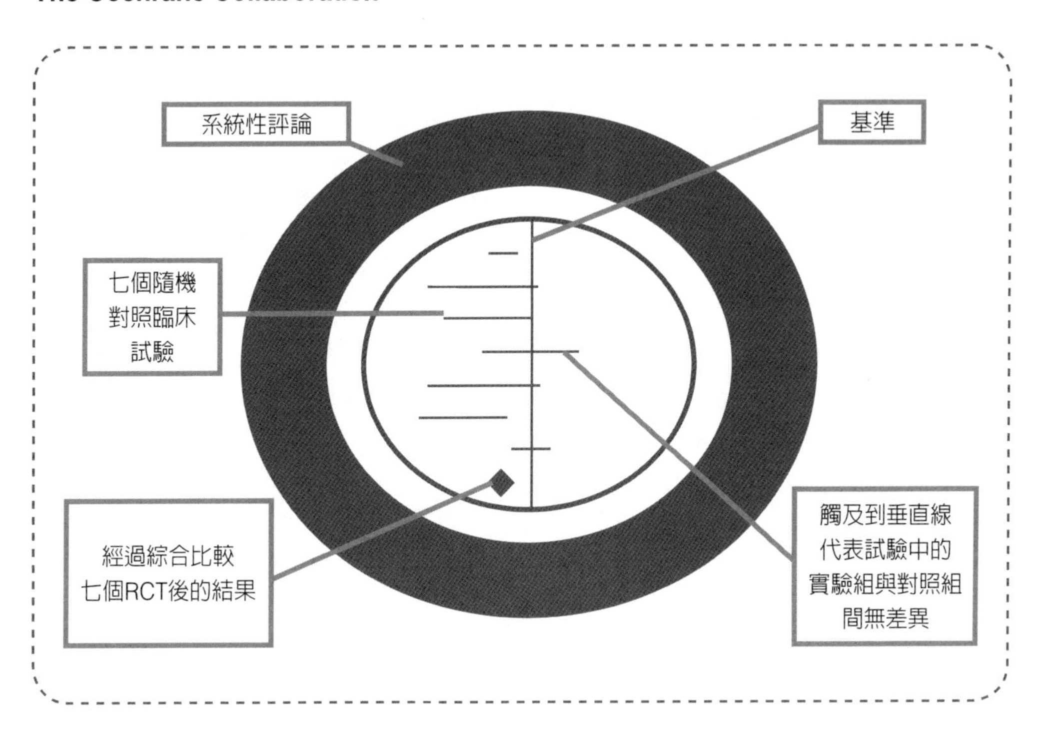

研究設計

study design			研究開始		問題（用途）
研究種類	時間性	過去	現在	未來	
cross-sectional（prevalence）	橫斷性觀察		收集資料 case & non-case		盛行率、診斷
cohort（longitudinal）	縱向性（前瞻）		定義世代並評估危險因子 →	觀察結果 Y *N	發生率、病程預後、病因
clinical trial（experimental）	縱向性（前瞻）		作治療（治療組與對照組）→	觀察結果 Y *N	藥物療效評估
case control（retrospective）	縱向性（回溯）	評估危險因子 exposure： Y *N ←	界定病例組與非病例組		病因（尤其罕病）
repeated cross-sectional	橫斷性觀察		收集資料	重複收集	隨時間改變

Unit 18-3 實證醫學的實踐

實證醫學之最終目的乃在於推動以病患為中心的醫療，把最好的證據應用到病患療護上，減少醫療行為的個別差異性，也能讓醫療工作者繼續充實醫療知識，增加醫療判斷的信心。

實證醫學面臨的限制

理念上的限制：①缺乏連續與一致性的證據；②要將證據應用於患者的個別照護有困難；③實踐高品質醫療照護的門檻很高。

實踐上的限制：①發展搜尋與評讀文獻的新技術需求仍舊很大，且複雜的使用技巧會使醫護人員望之卻步，使得文獻搜尋的過程備感挫折；②忙碌的醫療人員沒有太多時間使用實證醫學的新技巧，在臨床單位也沒有適當方式支援醫療人員迅速取得實證醫學相關資源；③實證醫學的推廣與應用速度太慢，許多醫療人員尚未熟悉。

收集研究證據的流程

1.評估資料庫的收錄範圍及選擇檢索工具的適用性。國際間有許多專業的醫護期刊、雜誌、網路期刊及醫學網際網路資料庫，多數以英文為主，少數則以當地的語言發行。
2.選擇合適的檢索詞彙。檢索詞彙的選擇依檢索工具的索引方式不同而有不同的選擇。在搜尋研究資料的步驟中，我們可利用第一步驟所列出的PICO四個問題組成要素來作為資料庫搜尋的關鍵詞，以找出較精準且合適的研究資料。
3.決定檢索策略並執行查詢。在確認好合適的醫療網路資料庫後，即可進入該資料庫執行搜尋，可鍵入個別檢索詞彙來搜尋資料，也可利用檢索功能（如布林邏輯、切截、相近運算元、限制檢索、引文索引法等）來找出合適的文獻資料。
4.依據查詢結果修正重複搜尋步驟。依據查詢結果資料多寡，分析詞彙、選擇檢索工具、設定檢索策略或修正縮放主題。

實證醫學主要的資料庫

1.MEDLINE：涵蓋了健康照護研究各領域，著重於基礎科學和臨床醫學。
2.EMBASE / Excerpta Medica：特別注重藥理學文獻，健康團隊領域，尤其是歐洲的文獻。
3.PsyINFO：包括心理學、精神醫學、照顧醫學和其他有關心理衛生的學科。
4.CINAHL（Cumulative Index to Nursing and Allied Health Literature）：強調護理、物理治療、職能治療、另類療法與其他相關領域。
5.ACP Journal Club：搜尋最佳的原始與評論性文章，結構化整理摘要評論及摘要出其中重要實證所得。
6.CDSR（Cochrane Database of Systematic Reviews）有系統的研究上百種期刊文獻，專門從事有系統的評論儲備、維護和傳遞影響醫療保健相關之業務主題性評論。
7.DARE（ Database of Abstracts of Reviews of Effectiveness）：收錄評論性文章的全文型資料庫。
8.CCTR（Cochrane Central Register of Controlled Trials）：內容包括RCT及 CCT（Clinical Controlled Trials）。

實證醫學於臨床應用中的考量

4E

現有最佳證據 Evidences	臨床經驗 Experirnces
• 相關臨床研究資料	• 本身的臨床技巧、經驗與判斷
病患價值 Expectation	**臨床情況 Environments**
• 病患的偏好、顧慮、期待	• 病患的病情、醫院的醫療環境

提出問題（ASK: PICO）

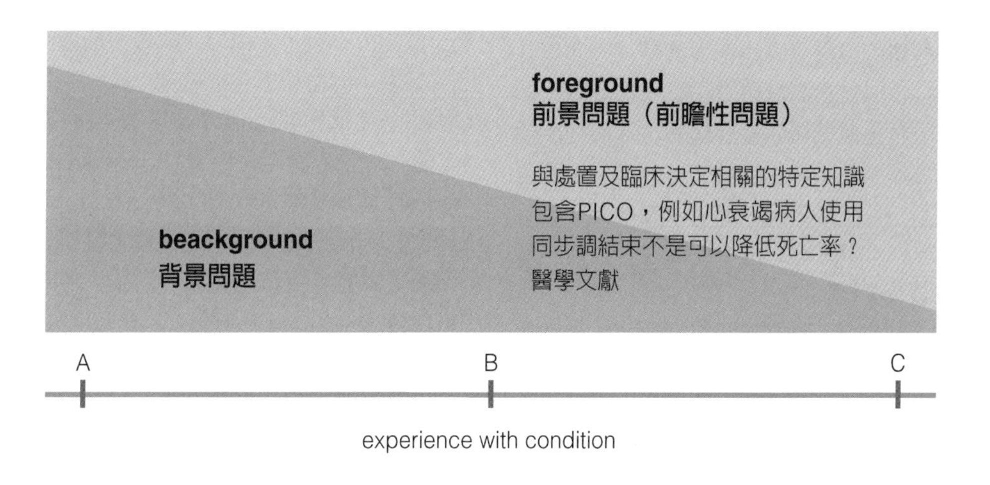

詢問某情況、檢查或治療的一般知識

① 加上動詞的問題根源（5W1H）　② 一個特別的狀況或值得注意的事。

Unit 18-4 系統性文獻回顧

系統性文獻回顧（systematic review）針對一個臨床問題，回顧並分析有無偏差的文獻。最大的優點就是可以降低許多影響結論的潛在偏差因子（bias）以及作者自身的先入爲主、刻板印象所造成的主觀偏見。此外，系統性文獻回顧所討論的議題比較專一性，作者必須針對PICO提出核心問題。

系統性文獻回顧是一個操作過程；統合分析（meta-analysis）則是這個過程可以利用的統計工具。

敘述性綜論（narrative review）就是作者針對比較廣泛的一般性議題，選取他認爲比較重要的文獻作統整及分析。撰寫敘述性綜論的作者通常是該領域的專家，他們對該領域的發展現況很熟悉，研究的最新近況及有哪些新的論文發表也都很清楚，因此作者會選擇性的針對高品質重點文章作評讀，爲讀者分析這個領域的發展趨勢，進而提出個人的專家意見。這類文章的作者不見得都會作系統性的文獻搜尋（systematic literature search），即便如此也不見得會對每篇文章作選讀及評析。

系統性文獻回顧屬於二次研究，是在複習、分析、整理和綜合原始文獻的基礎上進行。一個系統性文獻回顧研究可能只包括一種類型的研究，也可以是不同研究方法的綜合。

臨床對照試驗爲單一的臨床試驗報告，是原始文獻（original articles）中較少偏差的報告，而統合分析和系統性文獻回顧是綜合整理原始文獻。

一個好的系統性文獻回顧應該具備如下特徵：清楚地表明題目和目的；採用綜合檢索策略；明確的研究入選和排除標準；列出所有入選的研究；清楚地表達每個入選研究的特點，並對它們的方法學品質進行分析；闡明所有排除的研究的原因；如果可能，使用統合分析合併合格的研究結果；如果可能，對合成的結果進行敏感性分析；採用統一的格式報告研究結果。

CASP（critical appraisal skills programme）的系統性文獻回顧評讀工具主要從三個問題來審視系統性文獻回顧的優劣：

1.這個研究的效度如何？
2.這個研究的結果如何？
3.這個研究的結果可以應用在本地嗎？

系統性回顧文章的架構

系統性文獻回顧與原創研究文章的架構是一樣的，一般包含題目、摘要、前言、方法、結果、討論和參考文獻。

1.題目：文章題目必須準確表達出回顧的主題，一般來說題目中會有「a systematic review」來清楚傳達研究的本質。

2.摘要：系統性文獻回顧通常會有結構化的摘要，背景、方法、結果、討論都各有一個段落。

3.前言：前言會有文獻回顧的主題，解釋爲何進行這項系統性文獻回顧。可能跟現有的知識有所落差，或是目前的文獻有所爭議，因此有必要評價。前言還需要描述文獻回顧的用意和目標。

4.方法：這個章節是系統性文獻回顧最重要的部分，必須清楚有邏輯地說明採用的方法。必須仔細討論的要點：包含和排除的條件、研究鑑定、研究選擇、數據提取、品質評估、數據分析。

文獻回顧、敘述性綜論、系統性文獻回顧及統合分析四者之間的關係

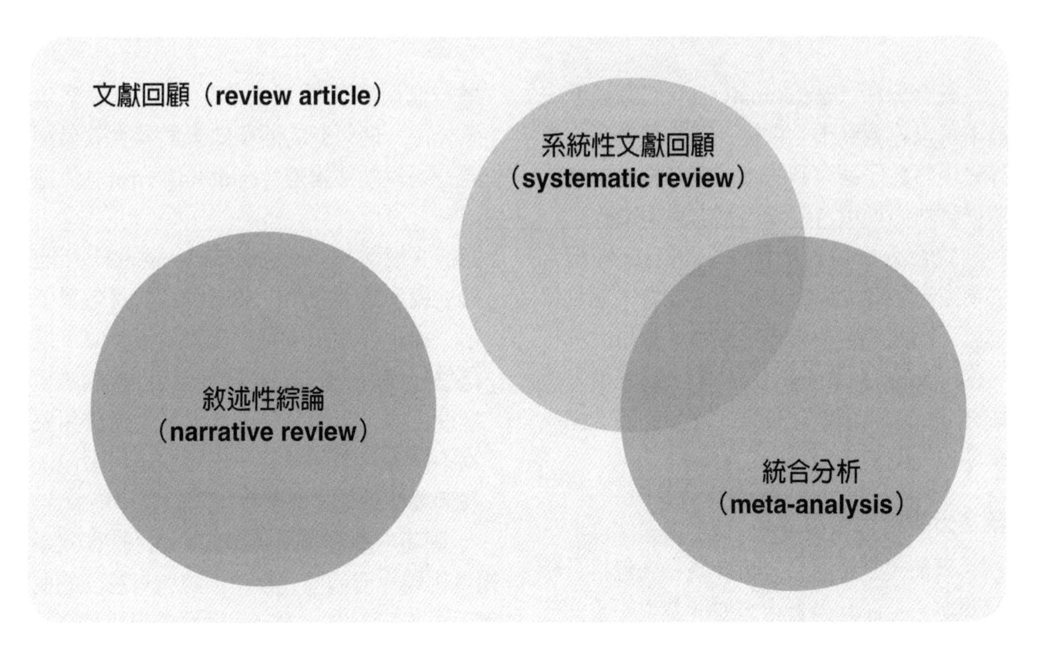

系統性回顧與統合分析

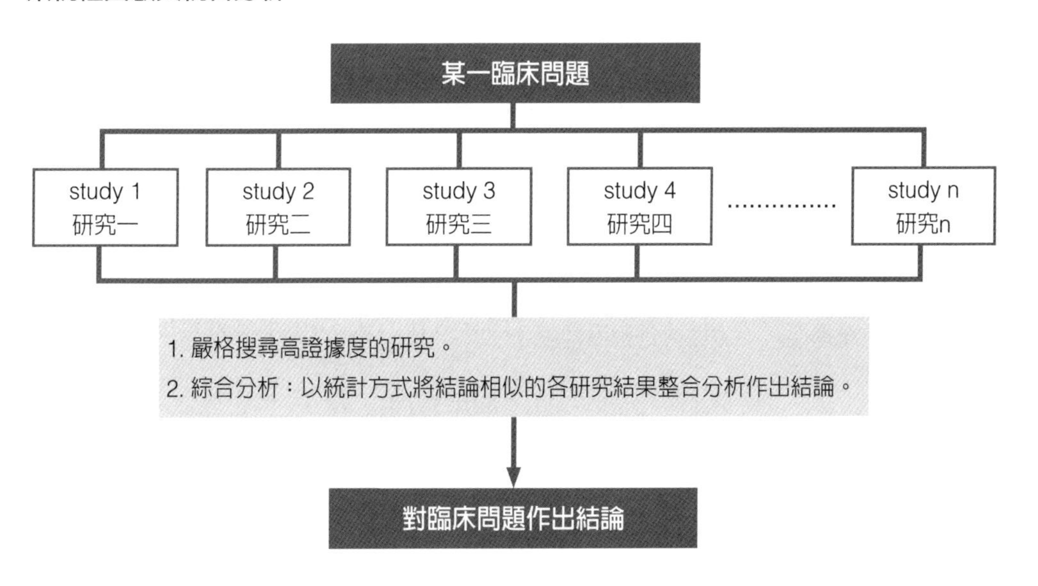

Unit 18-5 統合分析

統合分析（meta-analysis）的發展歷史最早可以追溯到十七世紀，在當時的天文學界發現將數個觀察到的小型資料整合後會比單從資料中挑選合適資料要來得更準確。

統合分析是對於相同主題系統性結合先前所有相關文獻結果給予研究者一個量化結論，因此統合分析也定義爲「分析的分析（the analysis of analyses）」，意思就是說統合分析做的事情就是將「許多的研究結果彙整出一個總結論」。

統合分析審查考量要點

事前規劃好統合分析計畫書（包括分析時間點），而計畫書中需要清楚說明整個統合分析流程。

1.步驟一：研究目的。在執行統合分析前，一定要先清楚定義所要研究的主題。

2.步驟二：試驗選取及排除。透過電子資料庫搜尋或透過相關字搜尋相關研究，選取研究可以依其試驗設計型態作爲選取標準（如隨機、雙盲與控制組試驗應爲首選）；不同研究之病人納入與排除條件、劑量與試驗長短。

3.步驟三：分析指標及假說。統合分析的指標必須要在統合分析計畫書中定義清楚（療效指標還是安全性指標）；另外，此分析假說是優越性、不劣性或是相等性都要清楚載明。

4.步驟四：統計分析方法。

統合分析的統計方法

1.固定式模型（fixed-effects model）：假設所有的研究都有一個共同的眞實效果，而每一個研究所觀察到的效果稱爲觀察效果，每一個研究的觀察效果與眞實效果不同是因爲抽樣誤差（sampling error）所造成。

2.隨機式模型（random-effects model）：隨機式模型是假設每一個研究的眞實效果都不一樣，而每一個研究眞實效果不同可能是每一個研究的劑量不同、病人疾病嚴重程度不同、年齡分布不同、或是所併用藥物不同等原因所導致。在隨機式模型中，我們要估計的是眞實效果的整體平均值。

固定式模型是將所有論文的眞實效果視爲相同，而隨機式模型則將所有論文的眞實效果視爲不同。固定式模型會根據每篇論文的病人數目給予不同的權值，隨機式模型中，由於每篇研究都有其獨特性，因此不能單以病人數目多寡大小來衡量權重。

統合分析的優缺點

1.統合分析的研究結果絕非完全值得信賴：有很多的統合分析忽略了偏差（bias）的存在。

2.統合分析結果有可能和隨機對照研究（RCT）的結果相牴觸。

3.統合分析可以提供較有證據性的次群組分析（subgroup analysis）。

4.系統性文獻回顧和統合分析可以點出具有爭議性的醫學題目。

5.統合分析了許多小型的研究：小型研究爲人所詬病的就是病人數目不足，沒有足夠的檢定力（power）來檢測兩種治療方法的眞實差異。

綜合分析中呈現不同研究結果的明顯差異性

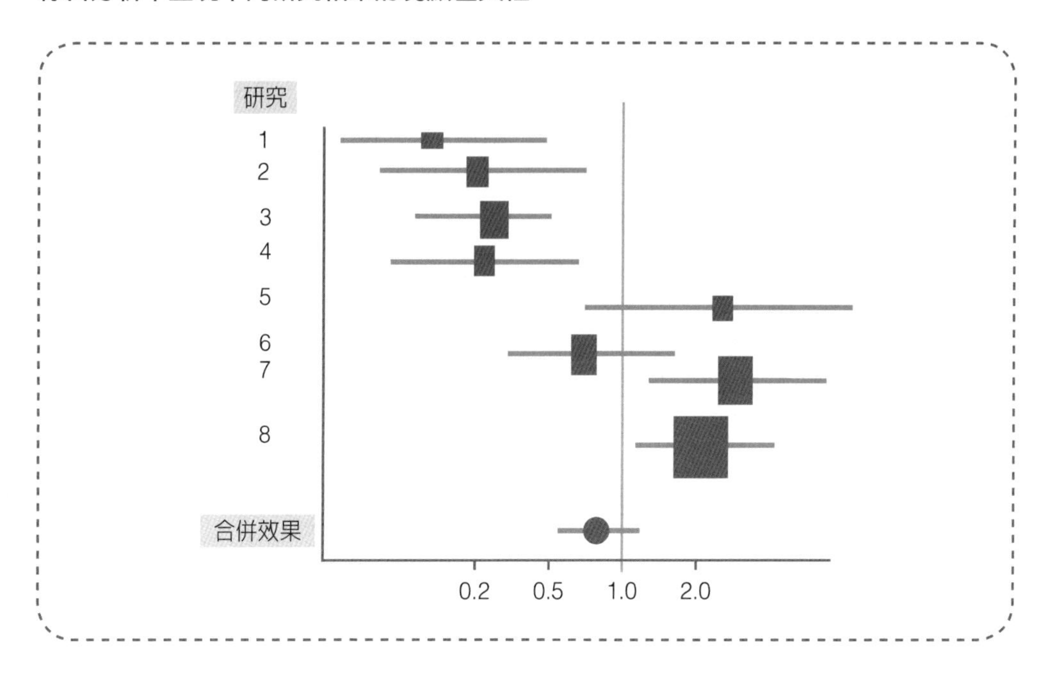

漏斗圖（X軸：risk difference；Y軸：standard error）

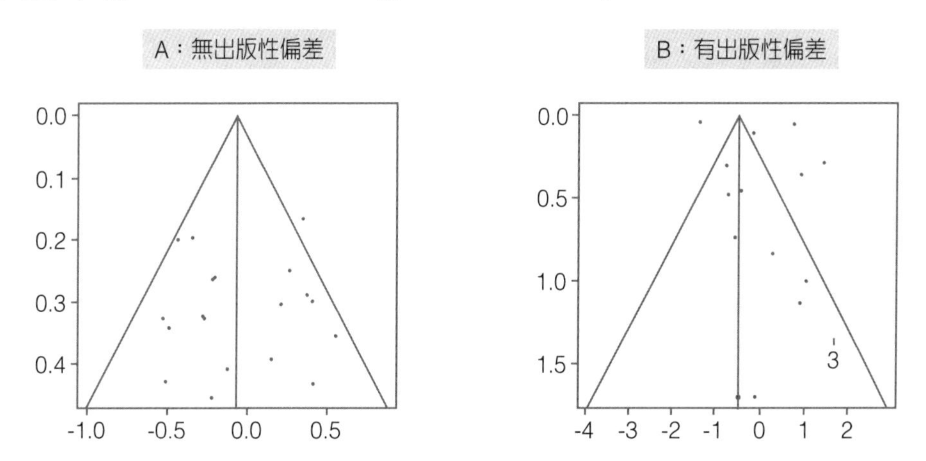

如果有出版性誤差問題存在時，將造成分析上不客觀且會有偏差存在，因此要評估統合分析所選取的論文有無出版性偏差的問題，可以透過漏斗圖（funnel）來檢視各試驗效應的差異性。舉例來說，A圖所選取研究結果較對稱，故較無出版性偏差疑慮；而B圖所選取研究結果較不對稱，可能有出版性偏差問題存在。

Unit 18-6 臨床診療指引

臨床診療指引（clinical practice guideline, CPG）是指以系統性文獻回顧方式整理目前經證實最佳的照護建議，用以協助醫師及病人決定最適當的健康照護。臨床指引可降低醫療上無法接受或不需要的變異，並且提供醫療專業人員與病人之間討論的焦點。其目的在於促進有效果及有效率的照護，也就是引導醫師以更有效益（cost-effective）的方式來提供高品質的照護。

美國醫學研究院（IOM）1990年將CPG定義爲「以系統性方法發展的醫療建議或陳述，用以協助醫師與病人決定在特定的臨床情況下適當的醫療照護」。對臨床指引的規範包括指引內容清楚、有效、可信、具臨床應用性及彈性、提供證據強度、結果可預期、多專業參與指引發展、定期檢討及適當的文件形式等。

隨著時間的改變，以往對CPG的界定觀念亦有所轉變，IOM在2011年重新定義 CPG爲「可提供最佳的病人照顧，並具系統性文獻回顧及評估各種可能治療益害的證據、附帶有建議的陳述」，此一定義將CPG採用的實證依據作了更明確的界定，也揭示CPG應該提出具體供臨床執行的建議，報告中更提出CPG發展的八大標準，包括①建立透明化機制；②利益衝突聲明；③CPG發展小組的組成；④系統性文獻回顧；⑤CPG建議的證據依據及強度；⑥清楚地呈現CPG建議；⑦外部評估；⑧CPG更新等，每一面向下再細分出共二十條標準。

近年來，越來越多的研究指出即使有可信的實證研究，由研究端到實務應用端仍存在著相當大的落差。如何將實證有效的研究結果進一步應用至臨床作業流程中，臨床診療指引（CPG）的發展與運用，扮演著由實證到應用的重要推手。

臨床診療指引應能

1. 指引發展及評估的過程應以照護結果的成效爲中心：照護的成效可由存活率、生活品質等面向加以測量。
2. 指引應依據最佳可用的證據並應說明各項建議的強度：證據可依據其等級、品質、相關性及強度等分級。
3. 指引應儘可能地將現有的證據加以整合。
4. 發展的過程中應透明且能廣納各相關專業領域及包括消費者在內。
5. 應能滿足在不同地域運用時所需的彈性及適用性。
6. 應考量指引發展及日後執行所需的資源。
7. 應考量未來宣導及執行運用的對象。
8. 指引的執行及成效應加以評估。
9. 指引應配合新的研究發表、新的技術提出或執行成效評估的結果，作定期的檢討與更新。

AGREE（appraisal of guidelines research and evaluation）是目前全球公認的評估診療指引之量化工具，藉著了解AGREE，可以知道如何評估及選擇臨床診療指引。AGREE提供評估臨床指引品質的準則，特別著重於發展指引所用的方法，以及報告的品質。爲了對指引的使用作出整體的判斷，施行指引建議的配套措施，和實踐CPG對病患臨床結果的影響，都應列入考量。

大腸直腸癌診療指引舉例（部分）

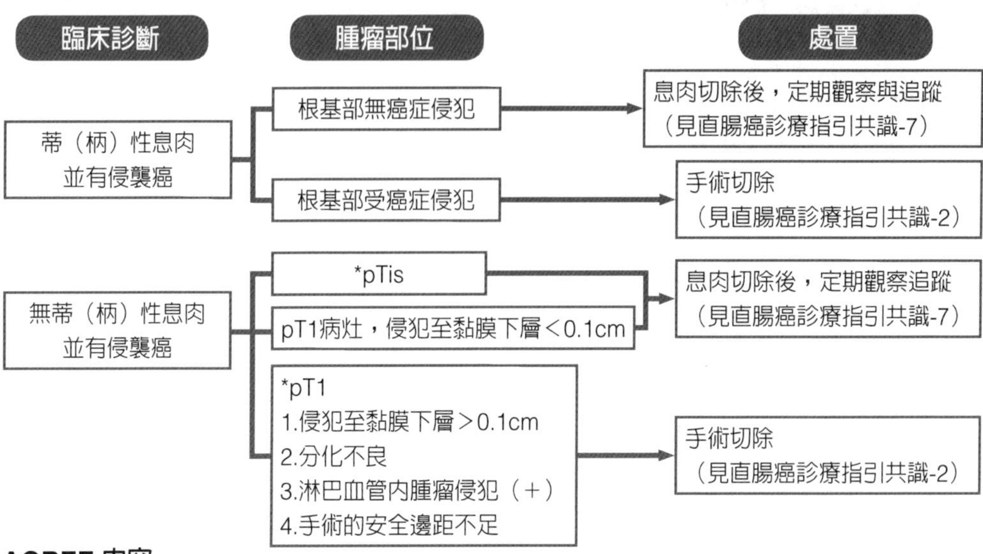

AGREE 內容

領域	內容
一、適用範圍與目的（scope and purpose）	1. 清楚描述指引的目的 2. 清楚描述指引所涵蓋的臨床問題 3. 清楚定義適用的病患族群
二、權益相關人的參與情形（stakeholder involvement）	4. 指引發展團隊成員來自所有相關專業領域 5. 納入病患的意見及喜好 6. 清楚界定指引使用者 7. 指引公告前已有使用者完成試作
三、指引發展的嚴謹度（rigour of development）	8. 運用系統性的方法搜尋證據 9. 清楚描述選擇證據的標準 10. 清楚描述形成指引建議的方法 11. 指引的建議內容有考慮到健康效益、副作用及風險 12. 指引建議與其支持證據間有明確的關聯性 13. 指引公告前已經由其他外部專家審閱 14. 提供指引定期更新的步驟與準則
四、指引的明確性和代表性（clarity and presentation）	15. 指引的建議明確不含混 16. 清楚呈現不同的治療選擇 17. 主要建議清楚易辨 18. 指引在實際應用上有完整的配套工具
五、應用性（applicability）	19. 有討論到在推行指引時所遭遇到的組織障礙 20. 有考慮到推行指引對成本費用的衝擊 21. 說明該指引的主要評估監測標準
六、編製的公正客觀及獨立性（editorial independence）	22. 指引的編製不受贊助者的影響 23. 指引中有記錄發展團隊成員的利益衝突

Unit 18-7 實證醫學的應用

實證醫學是結合醫師個人的臨床經驗及最新的臨床研究結果，來對任一病人作出最合理的診斷和治療的一種模式，是以病人爲中心、以其醫療問題爲導向的。

在臨床治療的應用

1.某種治療的現有證據是否合理的判斷依據：

⑴這些證據是否來自隨機取樣控制良好的隨機對照臨床試驗（RCT）。最好的臨床試驗應爲雙盲（試驗者及被試驗者皆不知情）且精確控制者，將人爲因素減至最低。

⑵臨床試驗分析是採用治療意向（intention-to-treat）或遵從醫囑（adherence-to-protocol）方式。

治療意向方式是分析原先列入研究的所有對象的後果，不論其最後是否背離原始的分組治療模式。這些病人可能會影響各組的結果，但此種方式保留了隨機取樣的精神，且其結果較可能代表在原始設計情況下，病人接受某種治療的有效程度。

遵從醫囑方式則只分析那些遵照醫囑完成治療的合作病人，代表該治療可能的最佳效果，但因流失病人有可能是預後不佳者，因此會有高估治療效果的情況。因此，最好能將兩種分析方式的結果皆呈現出來。

⑶這些數據是來自單一臨床試驗的成果報告或得自系統性分析（如系統性文獻回顧、統合分析）的文章。若爲系統性分析所得的數據，則尚需注意其研究方法的段落中是否有說明如何收集其文內所含的各臨床試驗並評估其合理性，亦應注意各臨床試驗所得結果是否差異很大。

2.臨床試驗所得數據的重要性如何。合理的臨床試驗所提供的數據，不一定表示其必然適合應用於治療病人的考量。

3.應用此一重要且合理的治療方式於病人。

你必須先比較你的病人與臨床試驗中的病人有無差別。若完全符合，則可考慮應用此臨床試驗的結果；若否，則你要仔細分析病人間的異同，再判斷是否能應用之。

在臨床診斷的應用

考慮採用某種診斷方法的決策過程爲：

1.使用某種診斷方法的時機。

⑴完成病史詢問及理學檢查後，是否需仰賴某種或某些診斷方法。

採用某種診斷方法前，所下診斷的把握度稱爲前測機率（pretest probability）。當前測機率介於不高不低的情況時，臨床醫師通常會面臨決定應採用何種有效的診斷方法以確立診斷的難題。

⑵前測機率的評估。考量該診斷的已知盛行率（prevalence）則其前測機率的評估將更精確。

2.相關文獻中評估某種診斷方法的效果的研究設計是否合理。

⑴評估過程中是否有採用至今公認最佳的診斷方法（gold standard test）當作對照比較的對象。

⑵將同一診斷的各種不同病況的病人列入成爲其研究對象。

3.適當判讀文獻的研究結果。

4.將研究某一診斷方法所得的結果應用於日常醫療中的任一病人。

5S EBM resources（非關證據強弱！）

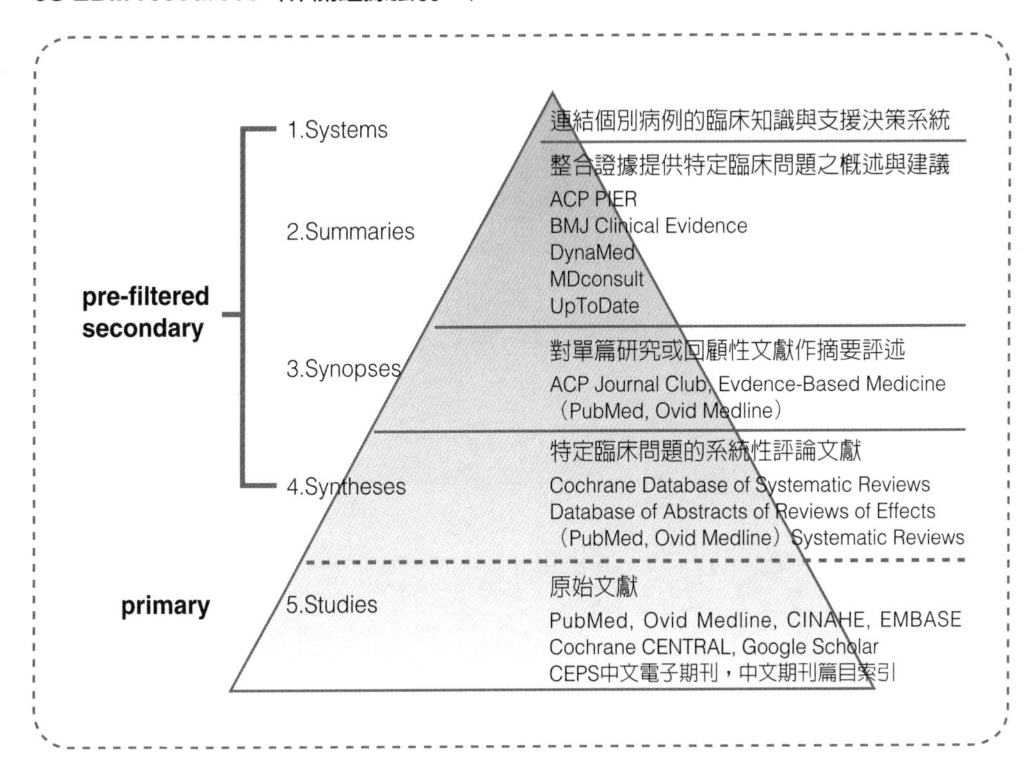

常用的治療效果評估參數與公式

治療效果評估	簡寫	公式
Absolute risk reduction 絕對風險差	ARR	ARR＝（CER－EER）
Relative risk reduction 相對風險差	RRR	RRR＝（CER－EER）／CER
Number needed to treat 需要被治療的病人數	NNT	NNT＝1／ARR

控制組事件發生率（control event rate, CER）：在研究中未施予介入因子（即實驗的療法），發生研究結果的比率。
實驗組事件發生率（experimental event rate, EER）：在施予介入因子後，發生研究結果的比率。

資料收集及表達

19

19-1 資料蒐集

19-2 資料表達

19-3 資料分析

19-4 問卷設計

19-5 資訊素養

19-6 資料探勘

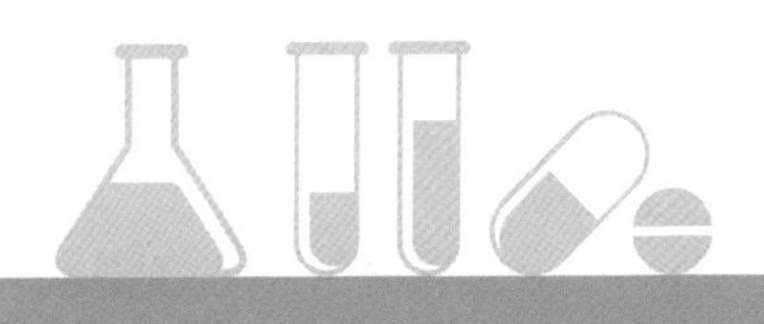

Unit 19-1 資料蒐集

資料的品質取決於資料的來源類型，品質與成本則需有所取捨。資料品質的要求會因疾病類型及蒐集目的而有不同，如傳染病相對於其他慢性病即相當要求資料的時效性。運用現有資料雖然省時省力，但易有不夠周全、資料不夠詳盡、僅有粗略概況、無法呈現地方特色或僅有大區域的資料、無法提供細部小區域的資料之限制。

資料的品質應力求完整性、代表性、正確性、周全性和時效性。若所蒐集的資料，不能有效達成解釋的目的，其效度便有問題。因此在研究設計中，必須對資料與事實間的效度加以衡量，才能提高解釋效力。

一份量表能眞正衡量到該量表想要衡量的能力或功能的程度，需注意內容效度（表面效度）、效標關聯效度、預測效度、同時效度、建構效度、收斂效度及區別效度。

資料蒐集方法包括：觀察法、訪談法、問卷調查法、焦點團體法、文獻及相關資料查閱法、研究（評估）日誌、照片、三角檢核法。

觀察是針對一互動或現象發生之時，進行一項具有目的性、系統性與選擇性的察看或聆聽。使用觀察法所引發的問題，如霍桑效應（Hawthorne effect），即被觀察者因察覺被觀察而改變其行爲、觀察者本身的偏見、不同的觀察者對所觀察到的情形各有不同的詮釋、記錄方法的不同，產生觀察或記錄不完整。

觀察紀錄的方式

1.敘述、說故事。優點：對互動過程有較深度的洞察。缺點：研究者將偏見帶入觀察中；易產生不完整的紀錄與觀察；不同觀察者對敘述性紀錄的差異。

2.量表（scales）。可能遭遇的問題：「趨中傾向的謬誤」、「仰角效應」、「月暈效應」。

焦點團體法

焦點團體法是由一小群人組成、主持人指引，透過非結構化、自發性的討論，以獲得研究問題的相關資訊。最大的特色是它能夠針對研究主題，在短時間內觀察到大量的語言互動及對話之資料。

優點：此技術是一種社交取向之研究法，它眞實地捕捉當代社會環境的現實生活資料；具有彈性；具有高表面效度；可快速獲得結果共識；成本低。

缺點：對焦點團體的控制較個人訪談難；焦點團體訪談資料難以分析；主持人需具備特殊技巧；團體之間的差異變得棘手；召集困難；討論需天時地利人和配合。

文獻調查法是有系統地查閱、組織和解釋各種文獻資料，在各自獨立事件或活動中，尋找出因果關係，並發展出規律，以便了解現在和預測未來的一種間接調查方法。

三角檢核法係指在研究過程中，可運用不同研究方法，在不同情境和時間，對不同的研究對象進行資料蒐集及驗證，以提升研究結論的眞實度。常用在質性研究，以降低研究者的個人偏見。

資料蒐集的方法

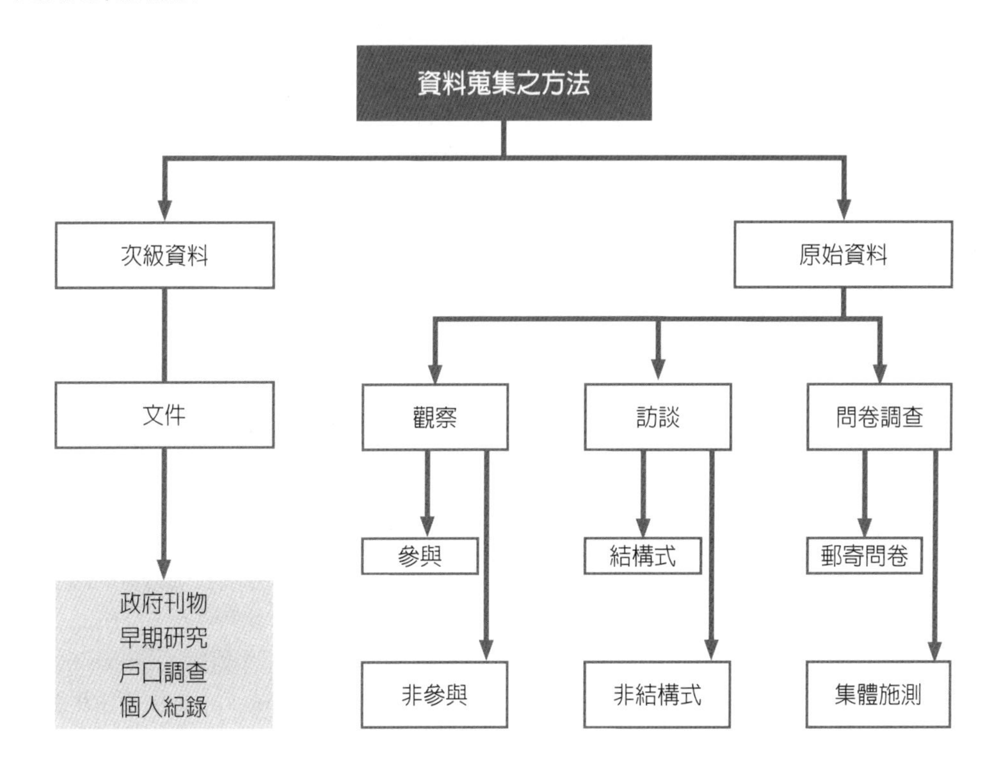

焦點團體法與深入訪談的比較

比較基礎	焦點團體法	深入訪談
互動性	參與者之間的互動能夠激發新想法	主要是訪問者與受訪者間的互動
對主題敏感度	研究的主題不可過於敏感，使參與者不願真實的在團體中討論	主題可以較敏感
受訪者的談話深度	假設每個受訪者能夠在8～12分鐘內說出他們想說的	允許每位受訪者有足夠深入的談話，常用在當主題涉入較複雜且受訪者具備知識的時候
物流	當足夠人數的受訪者能夠被集中到同一地方	當受訪者是分散的，而且交通費用太高時
成本和時間	時間緊急，預算有限	時間不那麼緊急，預算較高

Unit 19-2 資料表達

資料分析完後，最重要也是最後一項工作，就是表達給使用這份資料的人了解裡面的內容所要表達的，好讓參考的人可以作出有用的決策。

資訊圖表（information graphics），是指數據、資訊或知識的可視化表現形式。資訊圖表是以概念化、符號化、系統化的程序與方法，傳達繁雜且多量的資料，或是文字口語難以解釋的事物，其透過視覺設計的手法，以線條、色彩、塊面、圖形、箭頭、符號等加以傳達，使訊息接收者在短時間接收到多樣資訊

或易於理解。

資訊圖表大致分爲示意圖、圖表、表格、統計圖表、地圖、象形圖等六大類型。

數據型資訊圖表提供了三個價值，第一爲查找的價值，如圖表格式的表示方法；第二爲便於比較的價值；而三爲能發掘趨勢和分布關係。在製作資訊圖表時應強調其中的「訊息」，而不是以「圖形」爲主。

閱讀者在線性曲線及徑向的統計圖表上的認知處理過程與閱讀效率，無論是對曲線及徑向的圖表，在認知處理上都有三個步驟：一爲，找到期望數值的標題（x軸或y軸所代表的標題意義）；二爲，找到數據點；三則是找到數據點對應的數值，也發現徑向比線性圖表找到數據點對應的數值。其解釋爲可能是因爲眼睛要沿著圓圈尋找數值，相較於線性較困難。數據資訊圖表可使用線性曲線、區塊曲線、條狀圖或是散布圖的方式來呈現對應數值，其中使用條狀圖與散布圖對於觀看者要尋找對應數值，比起線性曲線與區塊曲線效率高。

資料視覺化

資料視覺化是指運用視覺的方式呈現數據，有效的圖表可以將繁雜的數據簡化成爲易於吸收的內容。 透過圖像化的方式，我們更容易辨別數據的規律、趨勢及關聯。視覺化的圖表通常可以用來解釋預測結果，就是可以利用圖形來解釋資料

資料視覺化的步驟

1. 了解目的，選擇有效圖表：常見的圖表可歸納出四種目的：比較（comparison）、分布（distribution）、組成（composition）及關係（relationship）。依照使用用途及目的，選擇正確的圖表，可以清楚傳達訊息。
2. 編排數據：編排數據的目的即是讓閱讀者能夠更易吸收資訊。如在條形圖（bar chart）常見的排版有兩種：按照字母及數據大小。圓餅圖則是運用順時鐘或是逆時鐘，由比例大到小的編排。
3. 移除不必要元素：在設計時，儘可能用最少的元素，呈現完整的訊息。遞交最終版本前，可再三確認是否需要這些元素：背景格線、標籤、顏色、漸層色、陰影。

資料視覺化的目標分類

圖表目標	常見圖表	說明
表達關聯關係	網絡關係圖、泡泡圖、類神經圖	表達兩者或是多個項目之間的關聯性
表達順序性	流程圖、操作順序書、甘特圖、決策樹	強調項目之間的順序，此處不一定是時間的順序，也可能是步驟的順序，或是位置的順序
表達時間序列	時間軸圖表、折線圖、散布圖、月曆圖	時間序列的順序
表達類別關係	長條圖、重複類比圖	區分類別的表達資訊，能夠強調不同單位的對比關係
表達比較關係	長條圖、雷達圖	將同類型的個體擺放在相同衡量的維度單位上，能夠清楚看出其對應的大小關係
表達上下階層關係	階層圖、樹狀圖	把資訊階層化，不論是從上到下或是從左到右，能夠看出項目之間的歸類關係

資料視覺化的三個關鍵要素

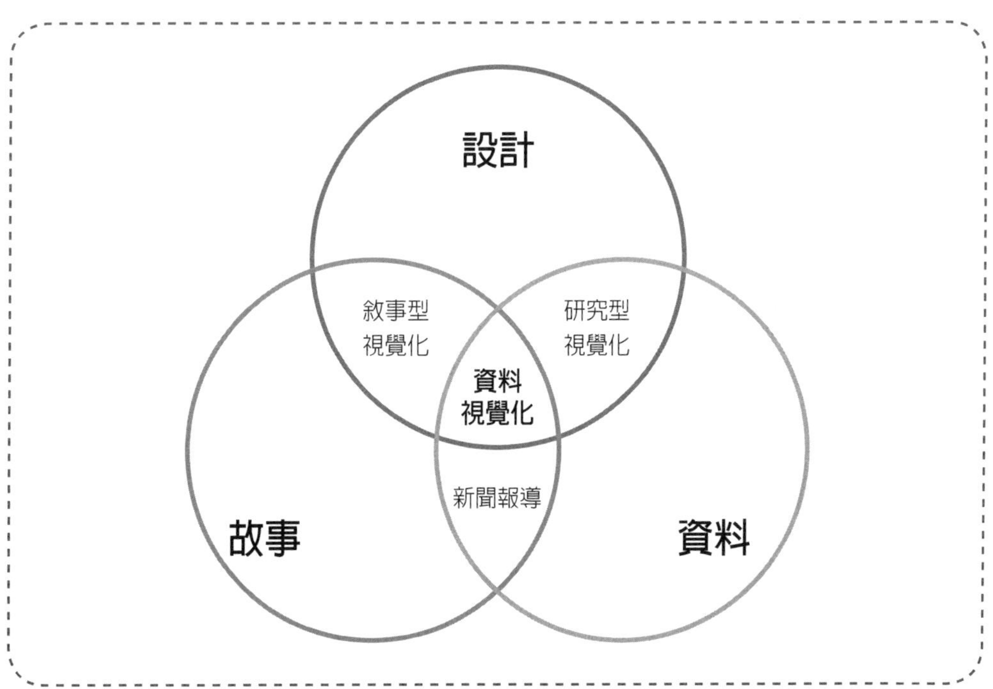

Unit 19-3 資料分析

資料回收後，必須整理資料並進行分析，而資料可能是質化資料，也可能是量化資料。以下以「量化資料」的資料分析與整理過程為主。基本資料分析的首要目的在於資料偵錯、獲得資料的大略資訊、驗證已知結果。

資料分析的步驟

1.資料編碼與整理：將所蒐集的變項整理成一份編碼簿（codebook），以方便自己或其他人能清楚掌握整體資料。若回收的資料為文字或類別項目，而非連續變項（如性別、宗教或學校），可根據研究目的進行編碼。

2.資料分布情形：當資料整理完畢，於正式分析資料前，作初步檢驗與了解資料的分布情形，可用散布圖挑出離群值，再以集中趨散指標（如平均數與標準差）以及偏態和峰度，檢驗資料是否符合常態分配，或是否有反應過於極端的傾向。

3.背景資料的差異分析與重要變項間的相關分析：若回收樣本夠大，可用背景資料區分受測者，比較組別間在重要概念上是否有所差異，可使用獨立樣本t 檢定（t-test）或變異數分析（ANOVA）檢驗組間差異。

分析方法

1.敘述統計分析

運用統計量描述群體的特徵。常用方法有：平均數、標準差、次數、百分比推理統計：運用樣本的統計量（樣本統計量），來推論母體的統計量。

2.信度與效度的檢定

信度是衡量沒有誤差的程度，也是測驗結果的一致性程度。

3.因素分析

主要目的為減少變數和歸納變數，以達到探索與確認的目的。選擇因素的標準：①因素的特徵值（eigenvalue）需大於一；②最大變異數轉軸法旋轉後，取因素負荷量（factor loading）絕對值大於0.6者；③兩因素負荷量差大於0.3者；④分項對總項（item to total）相關係數大於0.5，且顯著者。

4.平均數檢定與變異數分析

檢定一個母體平均數或比較二個樣本平均數時，通常是使用Z檢定或t檢定。變異數分析（ANOVA分析）係將一組data所產生的總變異，依可能發生變異之來源分割成幾部分，再利用統計分析的概念來測度各種變異是否有差異。

5.迴歸分析與複迴歸分析

尋求兩個或兩個以上變數間的關係。基本上迴歸分析需以相關分析作為基礎，任何預測的可靠性是依變數間關係的強度而有所不同。若模式裡至少有二個自變數，且在其他自變數固定之下，每個自變數與應變數的關係是直線相關，則此迴歸模式稱為複迴歸模式。

6.卡方檢定

適用於分析兩組類別變數的關聯性。同一樣本中，兩個變項的關聯性檢定，也就是探討兩個類別變項之間，是否為相互獨立，或者是有相依的關係存在。

7.集群分析

將樣本觀察值進行分析，若具有某些共同特性者則予以整合在一起，然後分配到特定的群體，最後形成許多不同集合集群的一種分析方法。

迴歸分析的類型

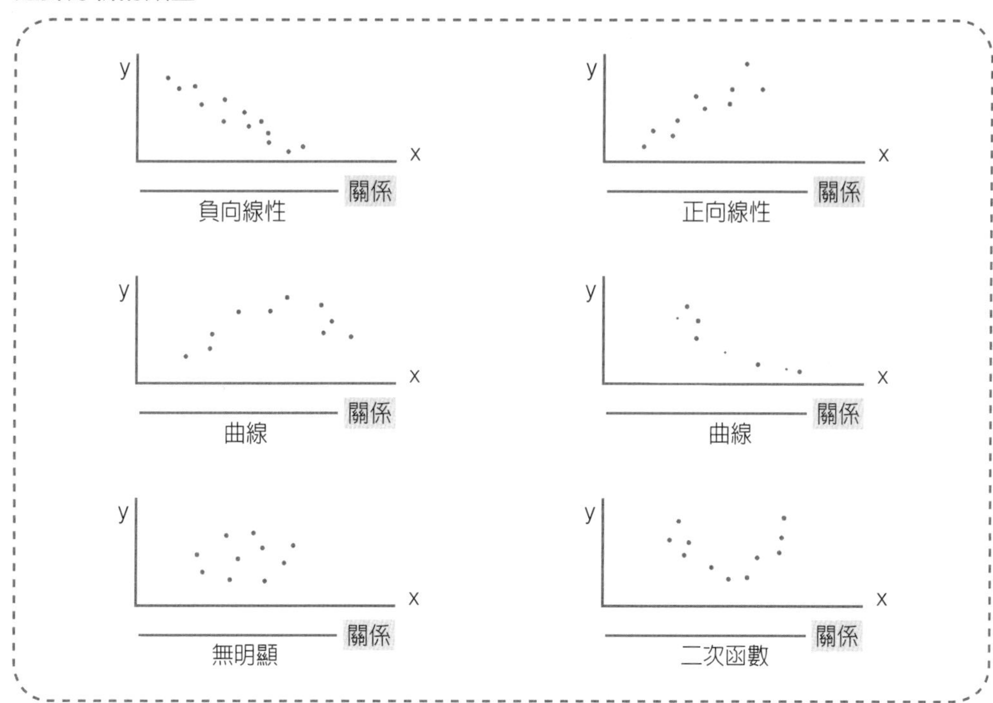

因素距陣圖

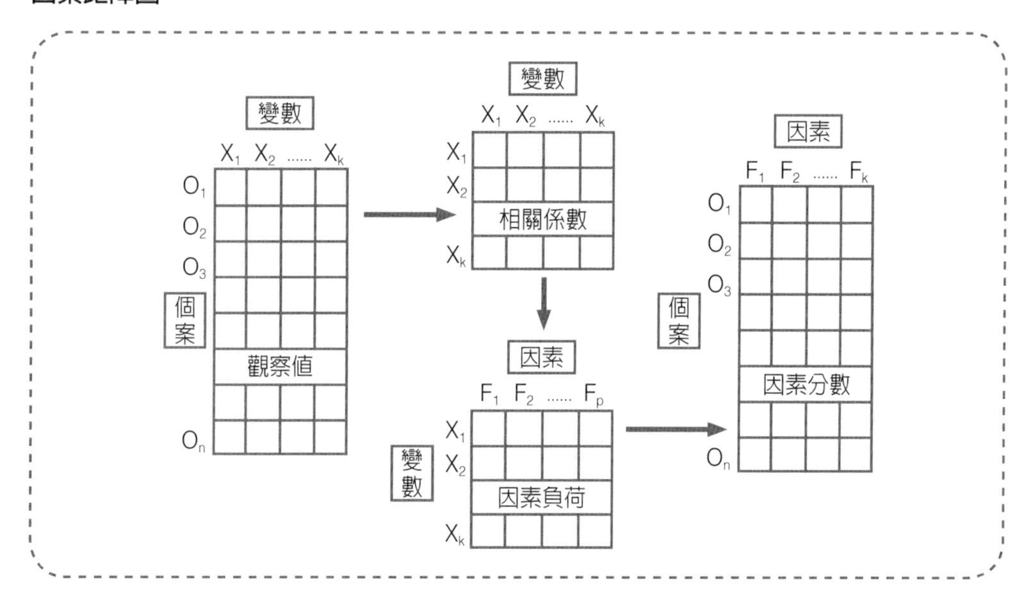

Unit 19-4 問卷設計

調查問卷，又稱調查表，是調查者根據一定的調查目的精心設計的一份調查表格，是收集資料的一種最爲普遍的工具。問卷設計是調查研究法中，將抽象的概念轉化成具體可測量指標的過程。

問卷中的量表，就是通過一套事先擬定的用語、記號和數目，來測定受訪者心理活動的度量工具，它可將我們所要調查的質化資料量化。

問卷的作用

實施方便，提高精確度：可將所有問題都列於問卷中，也提供現有的答案讓訪者選擇。完善的問卷能提高精確度，減少回答誤差。

易於對資料進行統計處理和量化分析：問卷列出被選答案，便於用手工或電腦統整資料，能將人們的質化認識轉爲量化資料。

節省調查時間，提高調查效率：問卷中調查目的和內容有完整的說明與編排，無需再向受訪者詳細說明。

信度（reliability）是指問卷調查結果的穩定性和一致性。許多因素，如受訪者的年齡、職業、教育程度，以及問卷的內容、措詞、問題形式等都會影響答案的一致性。

效度（validity）是指問卷正確衡量研究者所要了解屬性的程度。效度有兩個基本要求：一是測量方式確實是在測量所要測量物件的屬性，而非其他屬性；二是測量方式能準確測量該屬性。

問卷設計的步驟

①依研究目的提出分析架構；②決定調查方式與問卷型態；③編擬問卷初稿；④認知訪談與修訂初稿；⑤預試；⑥修正問卷、問卷定稿、編寫問項說明。

問卷的基本結構一般包括四個部分，即說明、調查內容、編碼和結束語。其中調查內容是問卷的核心部分，是每一份問卷必不可少的內容，而其他部分則根據設計者需要可取可捨。

決定調查方式與問卷型態

1.調查方式：可運用的調查方式優缺點如前章節所述，依照此次的調查目的及限制選擇調查方法。
2.問卷型態：問卷答案的形式有兩種，分別爲結構性問卷（封閉式）及非結構性問卷（開放式）。所謂封閉式回答的問題，即是指受訪者可能的答案都已經規劃在內的問題，最簡單的題型就是回答「是」或「否」就可以的是非題。開放式回答的問題讓受訪者可以自由地提出他心中的答案，而由市場調查人員或受訪者本身將答案記錄下來。

問卷設計常犯的錯誤

部分調查者將問卷設計與測驗編製混爲一談；問卷調查名稱未能明確；遣詞用字過於籠統含混；問卷題目的設計，未能秉持客觀公正的原則；問卷設計中，內容包含備受爭議的部分；問卷印刷編排的錯誤；文獻探討應先於問卷設計之前，並且注意題目編排順序；問卷題目儘量避免問一些與主題無關或很難回答的問題；題目之回答選項不夠互斥性及周延性；問卷設計要考量未來變數如何量化；問卷設計要儘量避開敏感性問題。

問卷中的常用量表

項目	說明
類別量表	又稱名義量表，是根據受訪者的性質作出的分類
順序量表	又稱次序量表，它能表示各類別之間不同程度的順序關係
等距量表	又稱差距量表，它比順序量表更為精細，不僅能表示順序關係，還能測量各順序位置之間的距離
等比量表	表示各個類別之間的順序關係成比率的量表

問卷中的常用量表

項目	說明
重複檢驗法	對同一測量手段的重複應用來檢驗其信度。如採用同一份問卷對同一受訪者進行多次調查，可以觀察其差異大小。但可信度並不表明一種測量在每個時期都顯示出前後一致性，因為有些時候，測量結果不一致是由於屬性的值實際上已經發生了變化
交錯法	指研究者設計兩份問卷，每份使用不同的問題，但測量的是同一個屬性，讓同一群受訪者回答。如果兩份問卷的測量結果相同，那麼該測量就是可信的
折半法	將上述兩份問卷合成一份問卷（通常要求這兩份問卷的問題數目相等），每一份作為一部分，然後考察這兩個部分的測量結果

問卷設計的原則

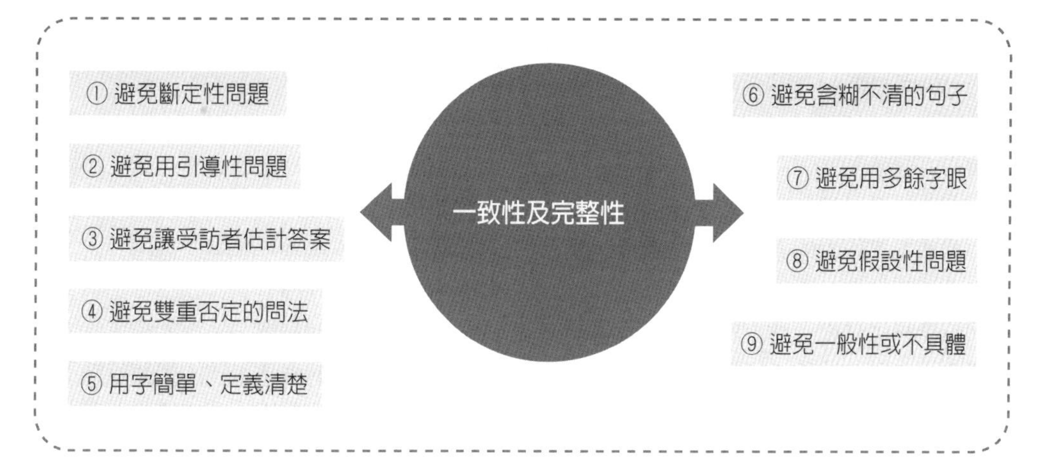

Unit 19-5 資訊素養

資訊素養指的是個人能夠蒐集、評鑑及利用各種資訊的能力。Association of College and Research Libraries（ACRL）將資訊素養定義爲：一個人能夠知道何時需要資訊，且能找到、評估及有效使用所需資訊的能力。

「素養」指的是對一個事物除了有使用的能力之外，還能加以解讀、省思、應用，乃至於批判的能力。素養不僅僅只是一種單純的能力，而是一套對生活認知有幫助的價值觀。

具備資訊素養能：①界定及釐清資訊需求之範圍；②有效取得所需資訊；③批判性地評論資訊及其來源；④將所篩選的資訊融入其知識庫中；⑤有效地利用資訊，以達成特定目標；⑥了解資訊使用之經濟、法律與社會相關議題，合理合法的使用與獲取資訊。

資訊素養是利用資訊解決問題的能力，可分爲以下四種能力：

1.傳統素養：具備讀、寫、算的能力。就圖書館的利用而言，要能夠認識圖書館功能、圖書資料類型、排架目錄與運用文獻撰寫研究報告。
2.媒體素養：具備了解非文字印刷形式媒體，以解讀、評估、分析、製作的能力。
3.電腦素養：具備使用電腦軟體硬體來完成一些基本工作的能力，如文書處理、試算表等工具來處理檔案資料。
4.網路素養：具備了解網路資源、應用網路資源、檢索、處理、利用和評估的能力。

資訊問題解決技能

1.問題界定：此乃資訊問題解決過程中的第一個步驟，亦即個人能夠覺察到資訊需求的存在，以決定資訊問題並界定資訊查詢的目的。
2.資訊尋求策略：係針對先前已確定的資訊問題，決定搜尋資訊資源的類別與策略，並從各別不同的資訊管道中選擇最合適的資源。
3.找尋與存取資訊：進行資源的搜尋，並從事檢索特定的資訊。
4.資訊的使用：依據先前已搜索的資訊進行運用，並擷取相關資訊。
5.綜合資訊：從許多的媒體中，將資訊收集並組織整合後，以呈現資訊。
6.評鑑：判斷資訊來源的眞確性以及所取得的資訊是否滿足資訊需求，而達到解決問題的效果。

資訊素養標準

1.資訊素養

①能有效與快速的取得資訊；②能批判的與適當的評估資訊；③能有創意的與正確的利用資訊。

2.獨立學習

④能依個人興趣追求資訊；⑤能欣賞文學作品與其他資訊方面有創意表現；⑥能盡力找尋正確資訊與更新知識。

3.社會責任（學習社群）

⑦能辨識資訊對民主社會的重要性；⑧能實踐有關資訊與資訊科技的道德行爲；⑨以團隊合作的方式積極的參與蒐集資訊並產生新的資訊。

資訊素養的層次

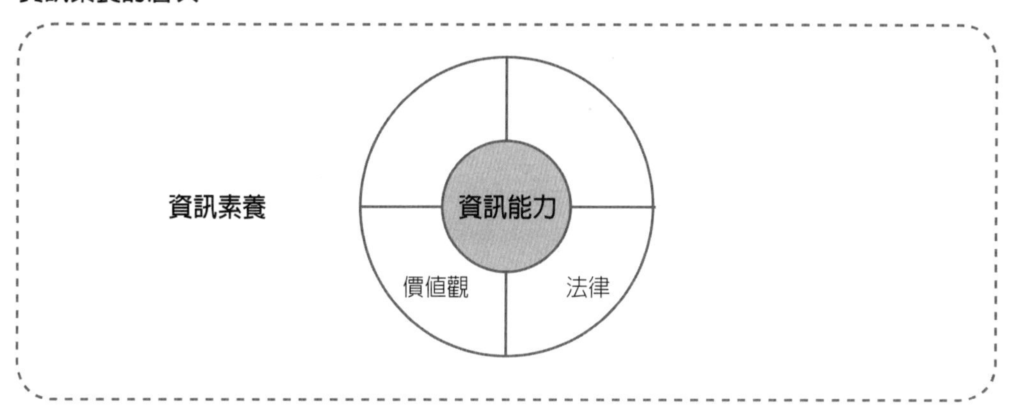

資訊素養示意圖

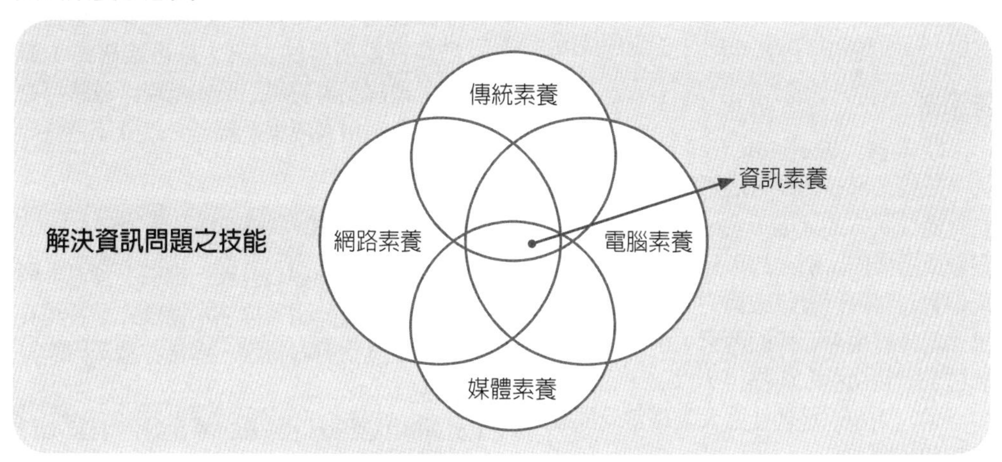

運用資訊解決問題的六個步驟

步驟	重點	重點標示
定義問題	問題的焦點	我的問題是什麼？
資訊尋求策略	搜尋計畫	我如何找到？
找到並取得資訊	資訊的種類	我得到什麼？
使用資訊	選擇資訊	什麼是最重要的？
整合資訊	整合及創作	如何將這些整合在一起？
評鑑	評鑑及回想	我已經學到什麼？

Unit 19-6 資料探勘

資料探勘（data mining）是在大量的資料中挖掘出隱藏的、先前尚未發現的知識，並萃取出可能有用之資訊的過程，藉由此過程中能夠發現令人感興趣或存在規則的資訊。運用大量的資料調查與分析，來發現有意義的模式與規則的程序，是一種結合資料視覺化、機器學習、統計與資料庫等多種技術，以從大量資料中獲取規則或模式的過程。

資料探勘的方法

資料探勘系統爲了達成解釋或預測資料等目標，使用了多種機器學習、人工智慧、統計學、結構性查詢語言（SQL）的處理技術。

決策樹

決策樹（decision tree）是將變數輸入，依據某種規則或方法對資料進行分類，並以樹枝狀方式呈現，表示類別之間由輸入變數所造成的區別。故可藉由決策樹的分析規則對資料進行層級架構的分類，進而挖掘出對結果有顯著影響的因素；決策樹通常用於監督式特徵萃取與描述，以解決資料探勘中分類的問題，是功能強大且相當受歡迎的分類和預測工具。

類神經網路

類神經網路（neural networks）又被稱作「人工類神經網路」，類神經網路與傳統的統計模型相比，類神經網路更能接近人類思考模式，且具有學習能力，它藉由學習訓練範例的過程，來找出輸入變數與輸出變數之間的關係，並且建構預測模型。

資料探勘的程序

1. 資料選取：了解應用的領域，包含相關且具有價值的知識以及應用目標由資料庫中抽取相關的資料。
2. 資料整合：由各種不同的平臺或報表，獲取並串聯資料，建立目標資料集。
3. 資料清理：進行資料選擇、刪除、過濾不適合或不移置的資料。
4. 資料轉換：轉換成適用於目標分析的格式。
5. 資料探勘：選擇合適的資料探勘工具，推導資料演算法及分析模式
6. 模式評估：評估模型的精確性。
7. 知識展現：與相關領域專家合作，透過闡釋將探勘所得的資訊，以可被確認、觀察、理解和再使用的形式呈現，並將探勘的資訊應用到現實系統上，以確認這些知識的價值性。

資料探勘的模式

資料探勘能建立分類、推估、預測、關聯分組、同質分組與描述六種模式。各種資料探勘工具都有其特性，適合各種不同的分析任務。

1. 分類：按照分析對象的屬性分門別類加以定義，建立類組。
2. 推估：根據既有連續性數值的相關屬性資料，以獲致某一屬性未知之値。
3. 預測：根據對象屬性的過去觀察値來推估該屬性未來之値。
4. 關聯分組：從所有物件決定哪些相關物件應該放在一起。
5. 同質分組：將組與組之間的差異區隔出來，並對個別組內的相似樣本進行挑選。
6. 描述：簡單的描述在這複雜的資料庫中，到底發生了什麼。

知識挖掘的流程

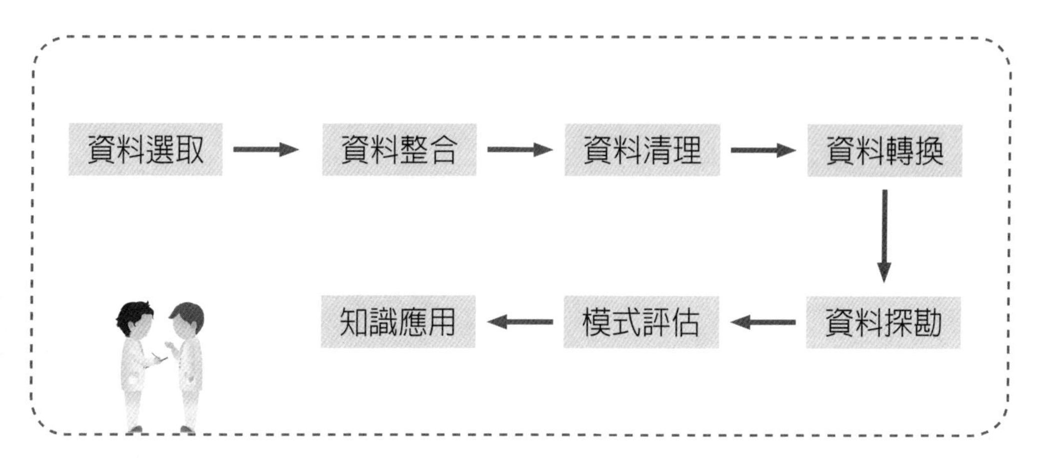

決策樹的結構

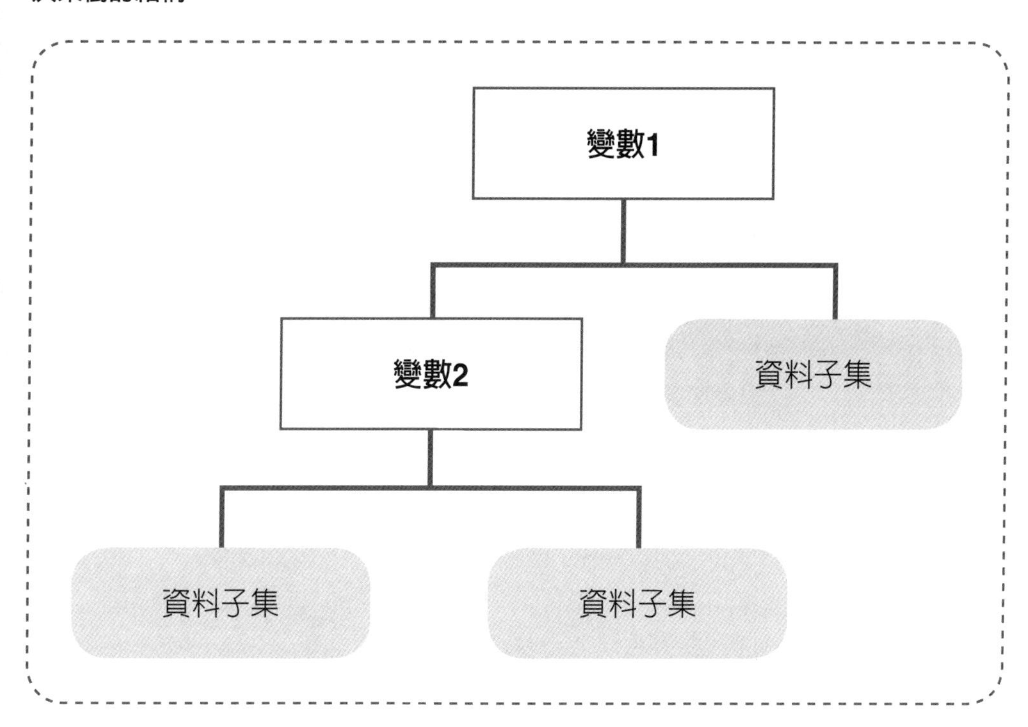

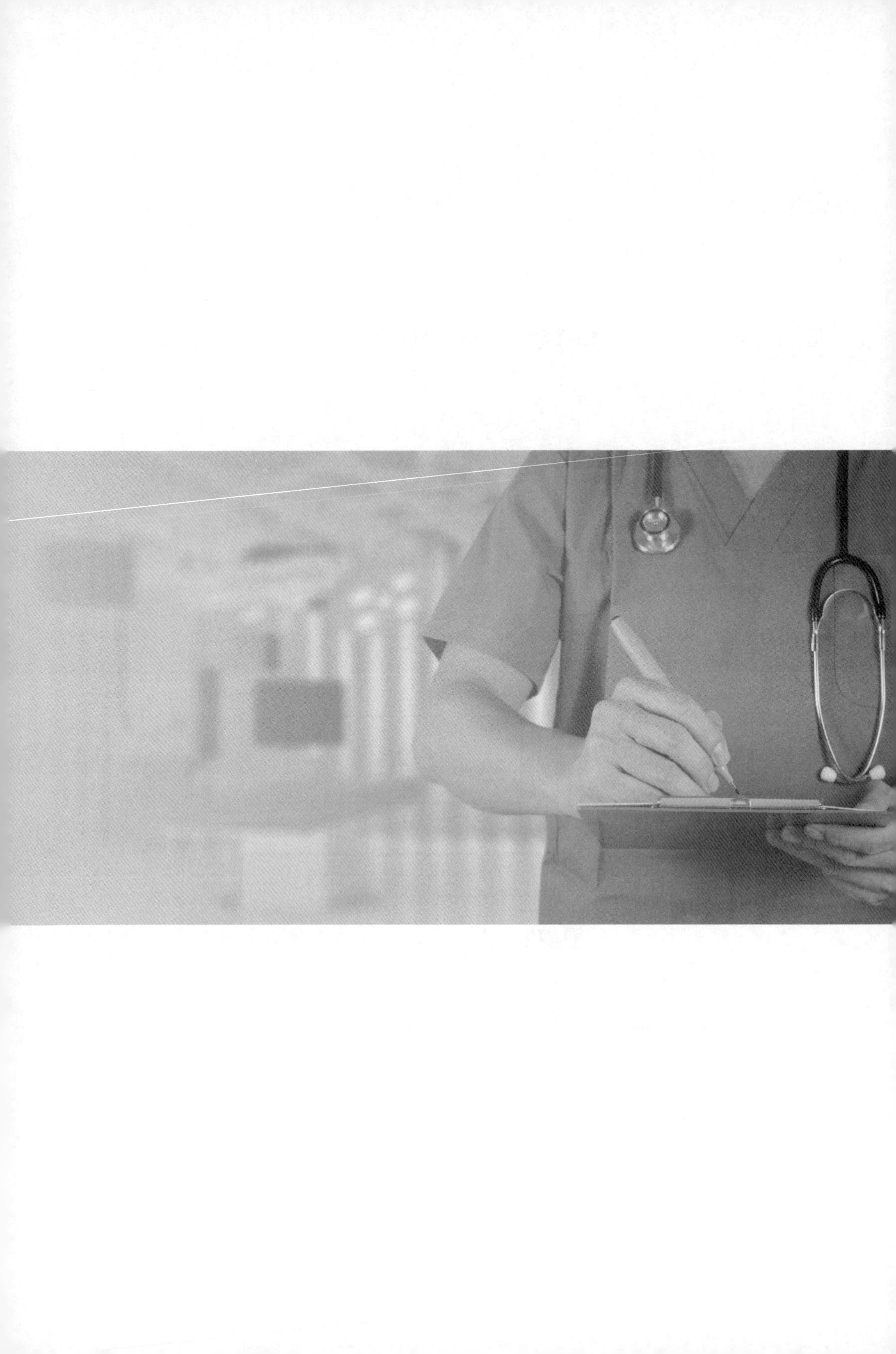

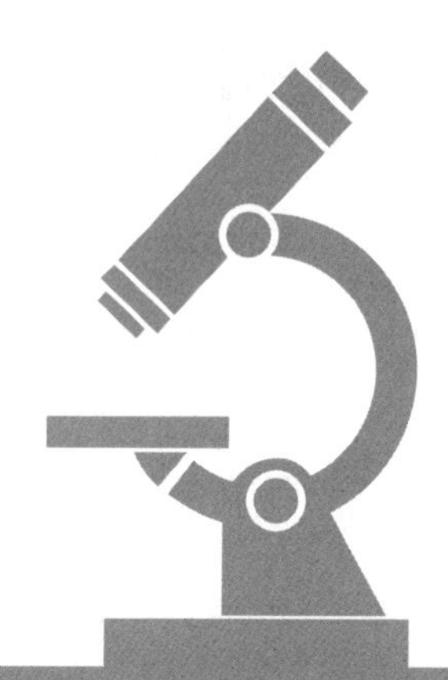

參考資料

參考資料

1. 流行病學，王建華等，人民衛生出版社，2011。
2. 現代流行病學，周碧瑟，合記圖書出版社，1994。
3. 流行病學，黃彬芳等，新文京開發出版公司，2014。
4. 流行病學概論，陳品玲，華杏出版公司，2004。
5. 流行病學原理，史麗珠，雙葉書廊有限公司，2014。
6. 預防醫學，傅華等，人民衛生出版社，2011。
7. 醫學信息檢索與利用，陳燕等，科學出版社，2016。
8. 基礎流行病學，世界衛生組織，人民衛生出版社，1996。
9. 從實證醫學角度看自費健康檢查，曾屏輝等，內科學誌，2009。
10. 臨床診療指引發展手冊，中央健康保險局等，2004。
11. 評估及選擇臨床指引，陳杰峰等，醫療爭議審議報導，2008。
12. 2015年臺灣高血壓治療指引摘要，戴佛安，家庭醫學與基層醫療，2015。
13. 憂鬱症照護知能與自殺防治，中華民國醫師公會全國聯合會等，台灣醫界，2011。
14. 實用實證醫學－臨床研究中的干擾以及其控制方法，邵文逸，實證醫學，2008。
15. 實證醫學入門，朱姮音，藥學雜誌，2009。
16. 系統性回顧與實證醫學應用，陳杰峰，實證醫學，2010。
17. 臨床醫師如何閱讀統合分析（Meta-analysis）的論文，莊其穆，台灣醫界，2011。
18. 統合分析（Meta-analysis）簡介，林資荃，當代醫藥法規，2014。
19. 全球流感的流行病學，林智暉等，疫情報導，2004。
20. 2000年臺灣腦中風發生率與盛行率的城鄉差異，廖建彰等，台灣衛誌，2006。
21. 肺結核的分子流行病學現代觀，林智偉等，感染控制雜誌，2008。
22. 實證醫學臨床實踐與教學指引，Sharon E. Straus，合記圖書出版社，2007。
23. 食品衛生管理人員食媒性疾病流行病學調查參考手冊，林金富等，衛生福利部食品藥物管理署，2015。
24. 問卷設計與調查方法，楊淑惠，臺北醫學大學保健營養學系。
25. 現代流行病學特點和進展，黃平等，中國熱帶醫學，2006。
26. 流行病學學科的發展與困惑，李筠，中華流行病學雜誌，2007。

27. 臺灣藥物經濟評估方法學相關指南，財團法人醫藥品查驗中心，2008。
28. 藥物經濟學簡介，王繼娟，臺大藥刊，2014。
29. 醫護人員腦中風教育手冊，臺北榮民總醫院腦中風防治中心，2004。
30. 赴英研究「傳染病之疾病負擔」報告，黃子玫，行政院衛生署疾病管制局，2001。
31. Meta分析實作，張紹勳，五南圖書出版公司，2014。
32. 2015年臺灣登革熱疫情：疫情現況、臨床診治及防治政策，疾病管制署，2015。
33. 老齡化世界的發展，聯合國，2008。
34. 老齡化時代老年醫學發展的展望，陸惠華，上海交通大學學報（醫學版），2008。
35. 我國二十一世紀老年流行病學的發展戰略，于普林，中華流行病學雜誌，1998。
36. 淺談調查研究法，陳啓榮，教育趨勢導報，2011。
37. 成本效用分析中的效用測量，朱素貞，財團法人醫藥品查驗中心當代醫藥法規月刊，2017。
38. 實證醫學：臨床流行病學方法之應用，邱文達等，臺北市立萬芳醫院，2004。
39. 簡明臨床流行病學，陳國東等，九州圖書公司，2015。
40. 研究方法概論，Janet M. Ruane，五南圖書出版公司，2014。

國家圖書館出版品預行編目（CIP）資料

圖解流行病學 / 顧祐瑞著. -- 初版. -- 臺北市 : 五南, 2018.10
面 ; 公分
ISBN 978-957-11-9935-1(平裝)

1.流行病學

412.4 107015315

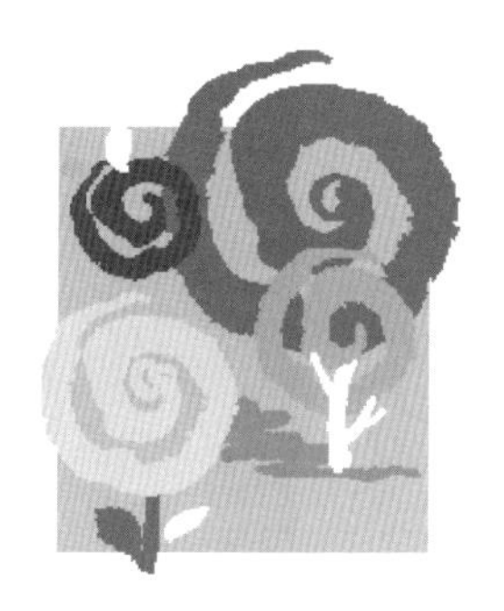

5J84

圖解流行病學

作　　者－顧祐瑞（423.2）
發 行 人－楊榮川
總 經 理－楊士清
副總編輯－王俐文
責任編輯－金明芬
封面設計－王麗娟
出 版 者－五南圖書出版股份有限公司
地　　址：106台北市大安區和平東路二段339號4樓
電　　話：(02) 2705-5066　傳　　真：(02) 2706-6100
網　　址：http://www.wunan.com.tw
電子郵件：wunan@wunan.com.tw
劃撥帳號：01068953
戶　　名：五南圖書出版股份有限公司
法律顧問　林勝安律師事務所　林勝安律師
出版日期：2018年10月初版一刷
定　　價　新臺幣450元整

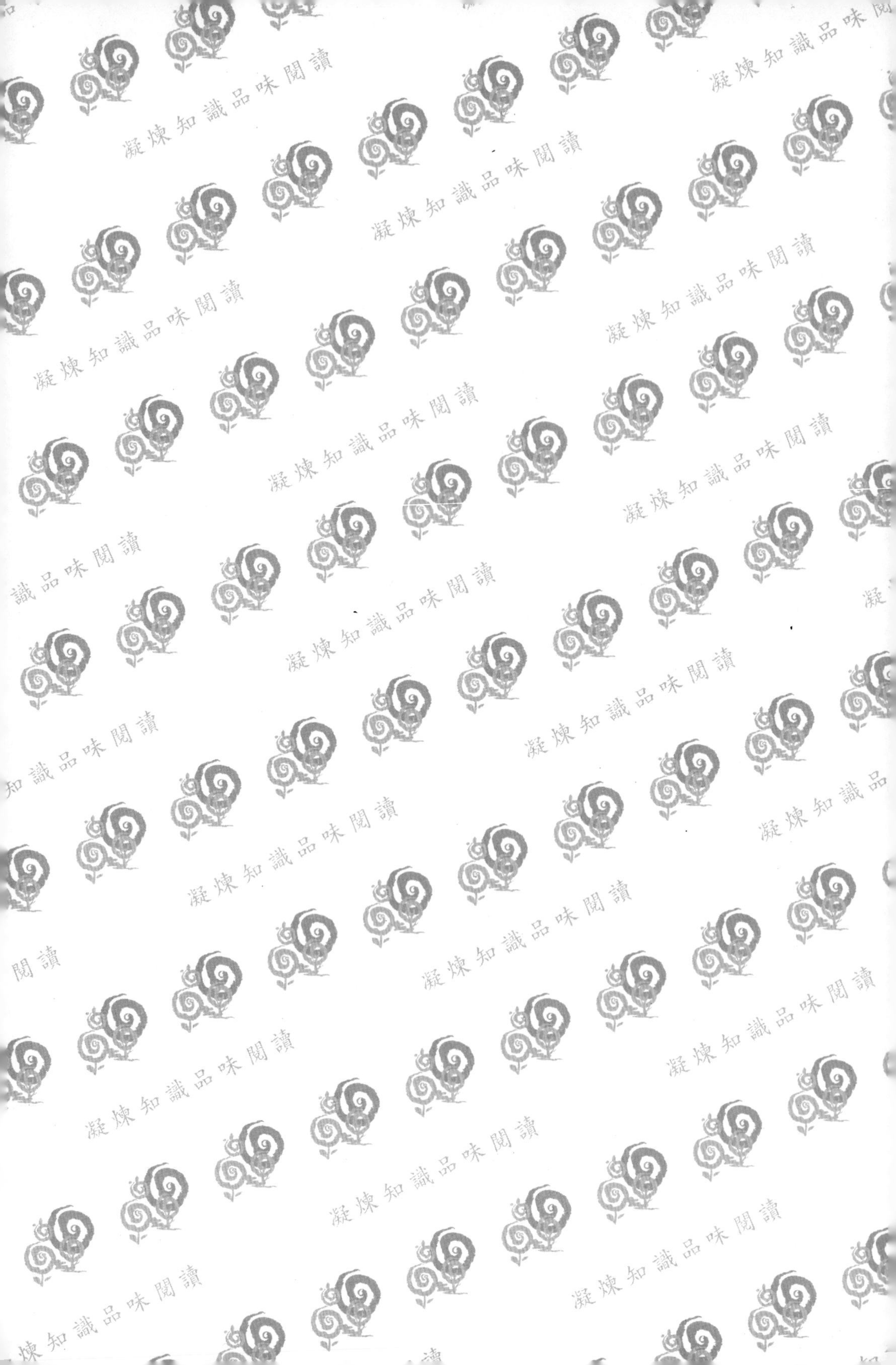

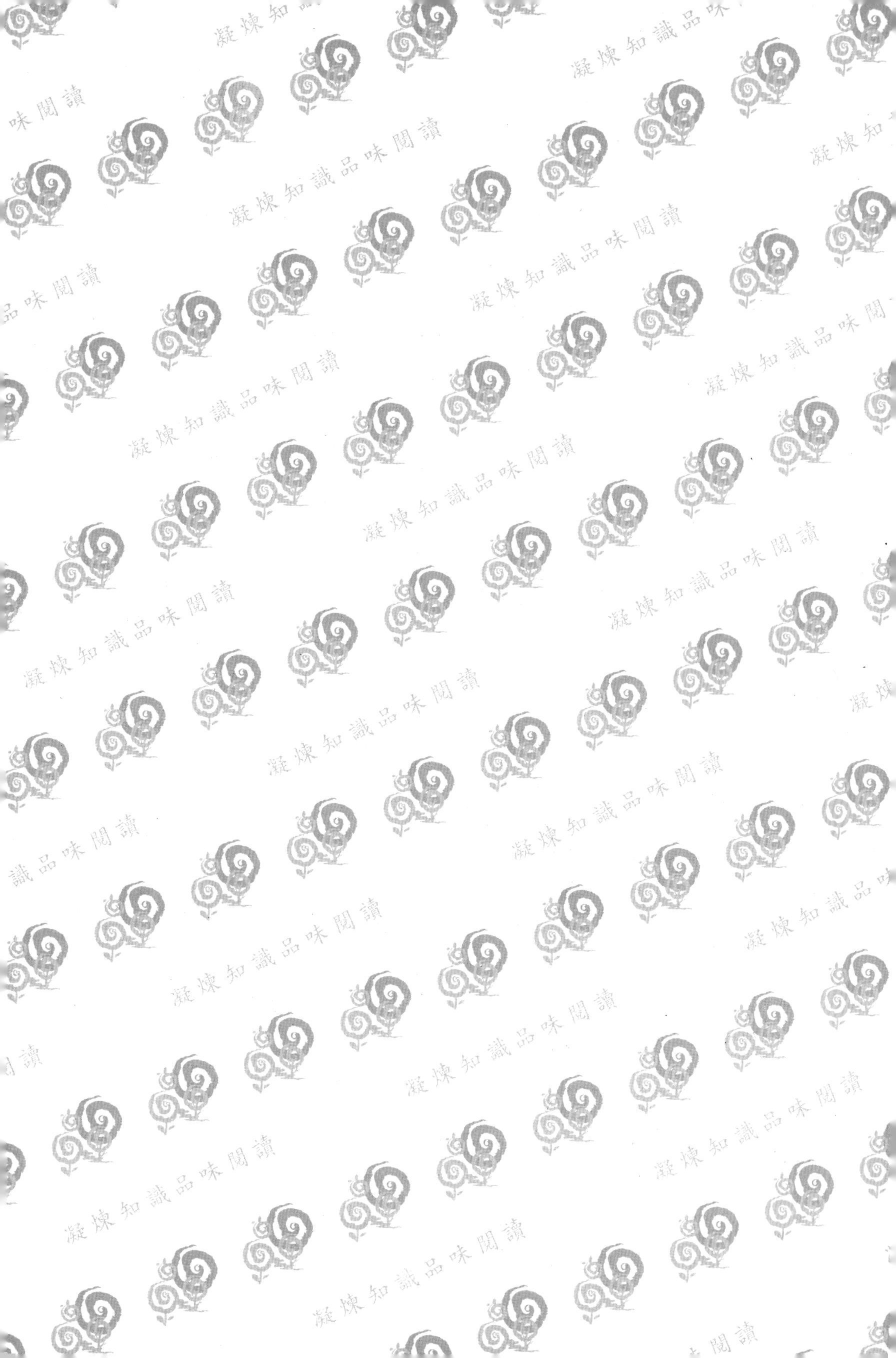